Simon Peng-Keller/David Neuhold (Hg.)

Spiritual Care im globalisierten Gesundheitswesen

Simon Peng-Keller/David Neuhold (Hg.)

Spiritual Care im globalisierten Gesundheitswesen

Historische Hintergründe und aktuelle Entwicklungen

wbg Academic

Die Deutsche Nationalbibliothek verzeichnet diese Publikation
in der Deutschen Nationalbibliographie; detaillierte bibliographische
Daten sind im Internet über http://dnd.d-nb.de abrufbar

wbg Academic ist ein Imprint der Verlag Herder GmbH

Satz und eBook: Satzweiss.com Print, Web, Software GmbH
Einbandabbildung: © Noemi Neuhold
Gedruckt auf säurefreiem und alterungsbeständigem Papier
Printed in Germany

Besuchen Sie uns im Internet: www.wbg-wissenverbindet.de

ISBN 978-3-534-40222-9

Elektronisch sind folgende Ausgaben erhältlich:
eBook (PDF): 978-3-534-40224-3
eBook (epub): 978-3-534-40223-6

Inhalt

Vorwort (Simon Peng-Keller/David Neuhold) ... 7

I. Historische Hintergründe ... 11

Simon Peng-Keller
Spiritual Care im Gesundheitswesen des 20. Jahrhunderts. Vorgeschichte und Hintergründe der WHO-Diskussion um die ‹spirituelle Dimension› ... 13

Raphael Rauch
Von A wie Alkohol-Prävention bis Z wie Zakat: die spirituelle Dimension von Gesundheit in der WHO-Region Östliches Mittelmeer ... 73

Martina Holder
Cicely Saunders – Von Spiritual Pain zu Spiritual Care. Partikularität und Universalität von Spiritualität ... 121

II. Gegenwärtige Entwicklungen ... 143

Walter Bruchhausen
Traditionelle Medizin und Spiritual Care in afrikanischen Ländern ... 145

Ilana Berlowitz
Traditionelle Medizin in Peru und dessen Amazonasgebiet: Die spirituelle Dimension der Pflanzen ... 169

Dilek Uçak Ekinci
Spiritual Care in muslimischen Kontexten. Ein Überblick über aktuelle Entwicklungen 207

Joris Gielen/Komal Kashyap
Spiritual Care in India 231

Fabian Winiger
Who Cares? Health, Religion, and «Spiritual Care» in the People's Republic of China 251

Vorwort

Simon Peng-Keller/David Neuhold

Das Gesundheitswesen ist gegenwärtig in einem starken Wandel begriffen. Der vorliegende Band fokussiert auf zwei Faktoren, die zu diesem Wandel gehören. Sie lassen sich unter die Stichworte ‹Spiritual Care› und ‹Globalisierung› fassen. Auf den ersten Blick haben die beiden Faktoren wenig miteinander zu tun. Geht es doch bei ersterem um einen Reintegrationsprozess, der die westliche Ausdifferenzierung von Medizin und Religion voraussetzt, während die wachsende globale Vernetzung auf gesellschaftliche und technologische Entwicklungen zurückzuführen ist. Entgegen dem Eindruck, dass wir es mit zwei nur lose miteinander verbundenen Entwicklungen zu tun haben, wird auf den folgenden Seiten aufgezeigt, dass die Genese moderner Spiritual Care eng mit Globalisierungsprozessen verknüpft ist. Das hat zum einen, wie die Geschichte der Weltgesundheitsorganisation belegt, historische Gründe. Zum anderen ist der Zusammenhang im schlichten Sachverhalt begründet, dass für die große Mehrheit der Weltbevölkerung Gesundheit, Krankheit, Sterben und Tod mit spirituellen Überzeugungen und Praktiken verbunden sind, und durch Migration sich diese globale Normalität künftig auch in Gesellschaften, die als säkular beschrieben werden, deutlicher bemerkbar machen wird.

Um sich zu Wandlungsprozessen bewusst verhalten zu können, müssen diese möglichst präzise wahrgenommen und verstanden werden. Die hier versammelten Texte möchten dazu beitragen. Sie vermitteln *erstens* in kompakter Weise historisches und empirisches Wissen und ermöglichen es, die genannte Entwicklung umfassender in den Blick zu nehmen, als es gewöhnlich geschieht. So werden beispielsweise die Diskussionen innerhalb der WHO meist nur verkürzt, ohne ihre historischen und gesundheitspolitischen Hintergründe wahrgenommen. *Zweitens* bieten die Beiträge vielfältige Anregungen zur weiteren Diskussion. An die historischen und empirischen Darstellungen schließen sich konzeptuelle, evaluative und ethische Fragen an, die der weiteren Klärung und Aushandlung bedürfen.

Zur besseren Übersicht wurden die Beiträge in zwei Hauptteile aufgeteilt. Die Beiträge des ersten Teils rekonstruieren die historischen Hintergründe der gegenwärtigen Entwicklung, während im zweiten Teil stärker die globale Gegenwart in ihrer spannungsvollen Vielfalt in den Blick kommt.

Der erste Beitrag zeigt auf, dass die Anfänge heutiger Spiritual Care in die erste Hälfte des 20. Jahrhunderts zurückgehen. Nachgezeichnet werden insbesondere die Diskussionen innerhalb der Weltgesundheitsorganisation, die 1984 zu einer Resolution zu diesem Thema geführt haben. Daran schließt ein Beitrag an, der auf das *Eastern Mediterranean Regional Office* der WHO fokussiert und die komplexen Fragen hinter dessen Unterstützung der spirituellen Dimension in den Blick nimmt. Ein Beitrag zur Begründerin der modernen Hospiz-Bewegung schließt den ersten Teil ab. Cicely Saunders wird dabei biografisch in den Blick genommen, aber auch auf ihr Spiritualitätskonzept hin befragt.

Der zweite Teil greift stärker gegenwärtige Entwicklungen auf und bringt gezielt globale Perspektiven in Fragen vielgestaltiger Spiritual Care ins Spiel. Rückt der erste Beitrag des zweiten Teils die traditionelle afrikanische Medizin ins Zentrum, so beschäftigt sich der zweite Beitrag mit der amazonischen Medizin, in welcher den Kräften von Pflanzen eine spirituelle Bedeutung zugemessen wird. Anschließend werden neuere Entwicklungen im Bereich muslimischer Spiritual Care nachgezeichnet. Der Beitrag konzentriert sich exemplarisch auf die Türkei, den Iran, Großbritannien und die Niederlande. Die beiden letzten Beiträge sind den beiden größten asiatischen Ländern gewidmet: Indien (am Beispiel Varanasis) und China. Während sich in Varanasi Spiritual Care im Horizont traditioneller religiöser Sterberituale vollzieht, zeichnet sich die chinesische Entwicklung durch eine starke, auch historisch bedingte Ausprägung einer immanenten Spiritualität aus.

Dass ‹Spiritual Care› und ‹Globalisierung› für zwei Transformationsprozesse stehen, die eng miteinander verflochten sind, belegen die Beiträge in vielfältiger Weise. In der Zusammenschau ergibt sich das Bild einer spannungsreichen Entwicklung, die in der Grundrichtung bei allen gegenläufigen Faktoren nicht umkehrbar sein dürfte. Sowohl die wachsenden empirischen Grundlagen für die therapeutische Relevanz der spirituellen Dimension als auch ihr Einbezug in die Gesundheitspolitik der WHO dürften den Charakter eines Sperrklinkeneffekts[1] haben, der

1 Im Sinne von Charles Taylor, Ein säkulares Zeitalter, Frankfurt a. M. 2009, 465.

es verhindert, dass die in diesem Prozess gewonnenen Einsichten wieder verloren gehen.

Der vorliegende Band ist Teil eines vom Schweizerischen Nationalfonds geförderten Forschungsprojekts, das an der Professur für Spiritual Care der Universität Zürich verankert ist und die Integration spiritueller Aspekte in die Gesundheitspolitik der WHO untersucht. Wir danken dem Schweizerischen Nationalfonds für die großzügige Förderung dieses Projekts und dem Publikationsfonds der Universität Zürich für die Unterstützung der vorliegenden Veröffentlichung.

Zürich, 04.03.2019 — Simon Peng-Keller/David Neuhold

I. Historische Hintergründe

Spiritual Care im Gesundheitswesen des 20. Jahrhunderts. Vorgeschichte und Hintergründe der WHO-Diskussion um die ‹spirituelle Dimension›

Simon Peng-Keller

If the nineteenth century was materialistic and critical
the first half of the twentieth century promises to be mystical and spiritual.
Elwood Worcester et al. 1908[1]

Rekonstruiert man die Geschichte heutiger Spiritual Care, stößt man auf komplexe Vernetzungen, die gängige Vorstellungen und Abgrenzungen in Frage stellen. Der folgende Versuch, ein unübersichtliches und teilweise noch wenig erforschtes Terrain zu überblicken, wendet sich gegen die verbreitete Vorstellung, die Entdeckung der ‹spirituellen Dimension› im Gesundheitswesen sei ein Vorgang, der sich erst gegen Ende des 20. Jahrhunderts ereignet habe. Demgegenüber möchte ich belegen, dass die Vorgeschichte heutiger Spiritual Care erheblich weiter zurückreicht. Das eingängige Narrativ, der Aufstieg moderner Medizin sei durchgängig mit einer Ausblendung der spirituellen Dimension verbunden gewesen,[2] ist historisch betrachtet in dreierlei Hinsicht problematisch. *Zum einen* war die Medizin bis ins 19. Jahrhundert (also bis in die Moderne hinein) einem aus der Antike stammenden kosmologischen Gesundheitsparadigma verpflichtet,

1 Worcester/McComb/Coriat, Religion and medicine, 8.

2 Vgl. jüngst Balboni/Balboni, Hostility to Hospitality.

das erst durch die Erfolge der Laborforschung erodierte. *Zweitens* finden sich in der modernen Medizin selbst innovative Strömungen, die im Namen des Fortschritts Heilmethoden entwickelten, die wissenschaftlich *und* spirituell zu sein beanspruchten. So wurden etwa die therapeutischen Verfahren, die der Wiener Arzt Franz Anton Messmer Ende des 18. Jahrhunderts entwickelte, teilweise auch an medizinischen Fakultäten gelehrt und übten eine kaum zu unterschätzende Fernwirkung bis ins 20. Jahrhundert aus.[3] *Drittens* sollte nicht ausgeklammert werden, dass religiöse Gemeinschaften maßgeblich zur Implementierung und Verbreitung moderndner Medizin und Pflege im 19. und 20. Jahrhundert beitrugen und Seelsorger in pastoralmedizinischen[4] und missionarischen Kontexten teilweise selbst in die ärztliche Rolle schlüpften. Die komplexe Vorgeschichte heutiger Spiritual Care ist, wie in diesem Beitrag gezeigt werden soll, eng verwoben mit den medizin- und gesundheitsreformerischen Bewegungen, die in den ersten Jahrzehnten des 20. Jahrhunderts angesiedelt sind. Die im Jahre 1984 veröffentlichte WHO-Resolution WHA37.13 ist in dieser Geschichte ein bislang zu wenig beachteter Meilenstein.

Um einen Überblick über heterogene Entwicklungsstränge zu ermöglichen, konzentriere ich mich auf zentrale Strömungen und exemplarische Gestalten. Mit Blick auf die erste Hälfte des 20. Jahrhunderts wende ich mich im ersten Teil vier unterschiedlichen Entwicklungsfeldern zu. Das Spektrum reicht von den holistisch orientierten Lebens- und Gesundheitsreformbewegungen, zu denen ich auch die Vertreter der sozialen Medizin zähle, über erste Ansätze einer ärztlichen Spiritual Care zu christlichen Heilungsbewegungen, religiös motivierterPflege und ärztlicher Mission. Im zweiten Teil resümiere ich die Entwicklungen nach 1945, die im Zeichen neuer Institutionen wie der WHO, der Entkolonialisierung und schließlich auch eines gesundheitspolitischen Klimawandels stehen. Dieser ermöglicht dann auch die im dritten Teil nachgezeichnete Diskussion um die spirituelle Dimension der Gesundheitsversorgung, die in den Jahren 1983–1984 in der 36. und 37. Weltgesundheitsversammlung geführt wurde.

---

3 Vgl. Baier, Meditation und Moderne, 179–252.

4 Vgl. Nolte, Todkrank.

Zur benutzten Terminologie: ‹Spiritual Care› wird im Folgenden in einem weiten Sinne als *bewusster Einbezug der spirituellen Dimension in die Gesundheitsversorgung* verstanden, was auf sehr unterschiedliche Weise geschehen kann. Um dem Sachverhalt Rechnung zu tragen, dass damit ein Tätigkeitsfeld bezeichnet ist, das zum einen unterschiedliche Professionen miteinander verbindet und zum anderen nicht auf den klinischen Bereich begrenzt ist, wird häufiger von ‹Gesundheitsversorgung› als von ‹Medizin› die Rede sein. Der auch von der Weltgesundheitsorganisation benutzte Begriff der ‹spirituellen Dimension› öffnet das Verständnis des Menschen auf eine Transzendenzdimension, ohne diese inhaltlich festzulegen.

Das Anliegen, die spirituelle Dimension in die Gesundheitsversorgung einzubeziehen, wird in der ersten Hälfte des 20. Jahrhunderts von verschiedenen Bewegungen vertreten, die in je anderer Weise als ‹holistisch› zu charakterisieren sind. Der durch Jan Smuts im Jahre 1926 geprägte Begriff des ‹Holismus› kann für sehr unterschiedliche (trans-)medizinische Leitvorstellungen in Anspruch genommen werden. Charles E. Rosenberg unterscheidet zwischen vier Typen:[5] Der *historische Holismus*, den Rosenberg auch als «world-we-have-lost holism» beschreibt, bemüht sich um eine Wiedergewinnung vergangener ganzheitlicher Heilungsansätze; der *organismische Holismus* geht von einer Weisheit des beseelten Leibes in seiner Einheit aus und sucht diese zu kultivieren; der *ökologische Holismus* betont die Einbettung von Patienten in ihrer Mit- und Umwelt, während der *weltanschauliche Holismus* Gesundheit und Heilung auf ganze Gesellschaften bezieht.

In Rosenbergs Typologie fehlen all jene Ansätze, die nicht allein die Einheit von Körper und Seele oder Mensch und Um-/Mitwelt betonen, sondern mit der spirituellen Dimension einen weiteren Aspekt ins Spiel bringen, der sich mit jedem der genannten Typen verbinden lässt – und im letzten Jahrhundert auch tatsächlich verbunden hat. Der Gedanke, dass das Ganze mehr ist als seine Teile, verbindet die unterschiedlichen holistischen Ansätze, die im Folgenden genauer dargestellt werden. Mit je anderen Akzenten wenden sie sich gegen reduktionistische und atomistische Tendenzen, die nicht nur den Blick auf die Ganzheit der Person, sondern auch ihre Einbettung in ein ‹größeres Ganzes› verstellen. Entsprechend

---

[5] Rosenberg, Holism in Twentieth-Century Medicine.

dazu wird die spirituelle Dimension zweifach thematisiert. Einerseits wird sie als *einheitsstiftende und identitätsverbürgende Kraft* gesehen, die es ermöglicht, inmitten von Krankheit und Vulnerabilität neu zu sich selbst zu finden; andererseits steht sie für die *Transzendenzdimension menschlichen Lebens*, die religiös oder nicht-religiös verstanden werden kann.

1. Aufbrüche und Reformbewegungen in der ersten Hälfte des 20. Jahrhunderts

Die in einer jüngeren Publikation zu findende Aussage, das medizinische Interesse für die spirituelle Dimension reiche bis Mitte des 20. Jahrhunderts zurück,[6] muss um einige Jahrzehnte vordatiert werden. Die Genese moderner Spiritual Care beginnt spätestens mit der noch näher zu beleuchtenden Emmanuel-Bewegung im ersten Jahrzehnt des 20. Jahrhunderts. In den darauffolgenden Jahrzehnten finden sich, wie im Folgenden zu zeigen sein wird, vielfältige weitere Innovationen in diesem Bereich. Um die heterogenen und parallel verlaufenden Entwicklungen zu bündeln, ordne ich sie vier Bereichen zu: der Lebens- und Medizinreform; der ärztlichen Spiritual Care; den christlichen Heilungs- und Seelsorgebewegungen; und der christlich inspirierten Pflege und der ärztlichen Mission. Wie sich zeigen wird, gibt es zwischen diesen vier schwer einzugrenzenden Feldern vielfältige Überschneidungen.

Lebens- und medizinreformerische Bewegungen

Die im späten 19. Jahrhundert aufkommende Suche nach einem gesunden und ganzheitlichen Lebensstil lässt sich als romantisch gefärbte Antwort auf die Herausforderungen des industriellen Zeitalters verstehen. Gesunde Ernährung und Gymnastik paarten sich mit naturheilkundlichen Ansätzen und der Rezeption vielfältiger spirituell-religiöser Vorstellungen. Das soll, in exemplarischer

---

6 Kim et al., Back to the future, 1603.

Verdichtung, an vier Beispielen veranschaulicht werden: der Ordnungstherapie von Maximilian Bircher-Benner, der Fastenkur von Otto Buchinger, der New-Thought-Bewegung und Henry E. Sigerists Beiträgen zur sozialen Medizin. Während die ersten drei Beispiele leicht durch andere ersetzt werden könnten, spielt Sigerist für die vorliegende Rekonstruktion insofern eine Schlüsselrolle, als das von ihm skizzierte Gesundheitsverständnis die WHO-Gesundheitsdefinition beeinflusste.

In der holistischen Ordnungstherapie, die der Schweizer Arzt Maximilian Bircher-Benner in den ersten Jahrzehnten des 20. Jahrhunderts entwickelt und in seiner Zürcher Klinik umsetzt, erscheinen spirituelle Aspekte eher indirekt. Der Name «Sanatorium Lebendige Kraft» spielt nicht auf spirituelle Ressourcen an, sondern auf Bircher-Benners medizinische Energielehre, die Sonnen- und Lichttherapie mit Rohkost-Diät verknüpfte. In der wenige Monate vor seinem Tod veröffentlichten Programmschrift *Vom Werden des neuen Arztes* tritt der spirituelle Hintergrund der Ordnungstherapie jedoch deutlich hervor. Bircher-Benner kritisiert reduktionistische Tendenzen in der Schulmedizin seiner Zeit und umreißt, vor dem Hintergrund autobiographischer Erinnerungen, die Vision einer neuen Einheit von somatischer, psychotherapeutischer und spiritueller Heilpraxis. Wichtige Inspirationen könne der «neue Arzt» aus der Lektüre buddhistischer, daoistischer und zoroastrischer Weisheitsliteratur gewinnen. Auch die christliche Mystik, theosophische Traditionen und das New Thought werden genannt. Bircher-Benner beschränkt sich nicht auf theoretische Erörterungen, sondern gibt auch praktische Anleitungen. Seinen Ärztekollegen legt er nahe, den Tag mit «systematischen Übungen in der Aufmerksamkeit auf die Einströmungen aus dem inneren geistigen Pol» zu beginnen:

> «Es handelt sich bei diesen Übungen um eine zeitlich begrenzte Ablösung von der Wirklichkeit, um ein absichtliches Abstellen des bewussten Denkens, um die Herstellung einer Leere im Bewusstseinsfeld, um eine innere Stille, ein inneres Schweigen, um die Konzentration auf einen einzigen großen Gedanken, auch auf die Betrachtung einer Blume und schließlich um die Aufmerksamkeit auf Eingebungen. Aus dieser Übungsstunde geht der Mensch gestärkt, furchtlos und geklärt an sein Tagewerk.»[7]

---

[7] Bircher-Benner, Vom Werden des neuen Arztes, 150.

Ähnliche Gedanken finden sich auch bei Otto Buchinger, dessen Heilfasten-Methode maßgeblich zur Neuentdeckung des Fastens im deutschen Sprachraum beitrug. Ein fachkundig unterstütztes Fasten sei nicht allein auf der körperlichen Ebene heilsam, sondern es öffne auch «die Türe zu Meditation und Gebet, zu einem Raum, in dem die letzte und eigentliche Genesung winkt».[8] In seiner 1947 publizierten Schrift *Zur Hygiene des inneren Menschen* empfiehlt Buchinger, auch im geistigen Bereich eine Diät zu pflegen, wozu «memorierte Sprüche, Mantren, Stoßgebete, glückliche eigene Prägungen, passende Lyrikstellen, Verse aus Psalmen und Hymnen [...] und – last not least – Strophen herzhafter alter Kirchenlieder» hilfreich seien.[9] Mit Verweis auf Émile Coués Autosuggestion versichert Buchinger, dass solche Stoßgebete und Mantras «sogar dem metaphysisch Impotenten, dem verbohrtesten Zweifler, dem stumpfesten Glaubenslosen noch zu helfen vermag».[10]

Die salutogenetische Bedeutung «positiver Gedanken» und mantrisch wiederholter Suggestionen wurde in den ersten Jahrzehnten des 20. Jahrhunderts in vielfältiger Weise erkannt und genutzt. Neben dem französischen Apotheker Coué war es insbesondere die New-Thought- bzw. Neugeist-Bewegung, die diesen Aspekt in den Vordergrund rückte. Sie bereitete die breite Rezeption der psychoanalytischen Lehre des Unbewussten und des psychosomatischen Denkens vor und nahm in mancherlei Hinsicht die gegenwärtige Achtsamkeitsbewegung vorweg.[11] Die Ursprünge dieser Bewegung gehen auf die 1870er-Jahre zurück. Anfangs des 20. Jahrhunderts zählte *New Thought* in den USA bereits über eine Million Anhänger. Durch die 1908 gegründete *International New Thought Alliance* erreichte die Bewegung schließlich auch Europa und fand in der Zwischenkriegszeit eine starke Verbreitung in Deutschland.[12] Ihre Bedeutung spiegelt sich nicht zuletzt auch darin, dass William James in seinem bahnbrechenden Werk *The Varieties of Religious Experience* (1902) wie bereits in *The Gospel of Relaxation*

---

8 Buchinger, Vom Marinearzt zum Fastenarzt, 152.

9 Buchinger, Zur Hygiene des inneren Menschen, 5.

10 Buchinger, Zur Hygiene des inneren Menschen, 6.

11 Baier, Meditation und Moderne, 433.

12 Baier, Meditation und Moderne, 524; Wedemeyer-Kolwe, «Der neue Mensch», 164–174.

(1899) dieser «Religion of Healthy-Mindedness» große Aufmerksamkeit und Sympathie zukommen lässt.[13]

New Thought lässt sich charakterisieren als «eine vor allem von protestantischen weißen Mittelstands-Amerikanerinnen getragene religiöse Heilmethode, die auf der Meinung basierte, dass alle Krankheiten dem menschlichen Geist entspringen».[14] In seinem Bestseller *In Tune with the Infinite* hatte der Sozialreformer Ralph Waldo Trine bereits 1897 die Leitgedanken dieser Bewegung formuliert: «Gedanken sind subtile, vitale und kreative Kräfte, die unser Leben kontinuierlich gemäß ihrer Natur bilden und formen.»[15] Was wir denken, beeinflusse unsere geistige und körperliche Gesundheit. Die Unordnung des Geistes manifestiere sich körperlich. Durch autosuggestive Verfahren, meditative Sammlung und kontemplative Versenkung lässt sich der Geist von solch negativen Einflüssen befreien oder schützen. Aus diesen Voraussetzungen entstanden meditative Formen der Psychotherapie:

> «Das schweigende Miteinander-Sitzen von Heiler und Patient in der Geistheilungs-Sitzung hat von sich aus einen kontemplativen Zug, der den New-Thought-Anhängerinnen die Bedeutung des ‹In-die-Stille-Gehens› (going into the silence) bzw. des ‹Sitzens in der Stille› (*sitting in the silence*) erschloss und den Weg zum Meditieren außerhalb der therapeutischen Situation öffnete. Gerne verweisen die New-Thought-Bücher dabei auf Ps 46,10: *Be still and know that I am God*, eine Stelle, die auch als Meditationsformel verwendet wurde.»[16]

Die Lebens- und Gesundheitsreformbewegungen des 20. Jahrhunderts beriefen sich gerne auf historisch weit zurückliegende Heilungsparadigmen, um gegenwärtige Erneuerungsprozesse zu begründen. Während es sich dabei in der Regel um punktuelle und offenkundig legitimierende Rückverweise handelte, findet sich im Werk von Henry E. Sigerist ein gesundheitspolitisch motivierter Rückgriff, der

---

13 James, Die Vielfalt religiöser Erfahrung; James, On vital reserves.

14 Baier, Meditation und Moderne, 430.

15 Zit. nach: Schmidt, Restless Souls, 154 (meine Übersetzung, S.P.-K.).

16 Baier, Meditation und Moderne, 429.

aus dem Fundus sorgfältiger Quellenforschung schöpfen konnte. Wie bereits angedeutet, spielte dieser Beitrag für die hier rekonstruierte Entwicklung eine Schlüsselrolle, weshalb ich etwas ausführlicher auf ihn eingehe. Nach seinem Medizinstudium an der Universität Zürich spezialisierte sich Sigerist in Medizingeschichte und wurde 1932 nach Baltimore an die Johns Hopkins University berufen. Seine Studien zur älteren und jüngeren Medizingeschichte, die auch die religiösen Hintergründe abendländischer Medizin nachzeichnen, verstand Sigerist als Beitrag zur Klärung aktueller gesundheitspolitischer Fragen. In einer Ansprache vor Medizinstudierenden erläuterte er seinen Ansatz auf pointierte Weise: «History teaches us where we stand today and what tasks have been assigned to us.»[17]

Diesem Programm waren auch Sigerists Terry Lectures zu *Religion in the Light of Science and Philosophy* verpflichtet. Gemäß der Stiftungsurkunde sollte die Vorlesungsreihe, zu der Sigerist 1938 eingeladen wurde, dazu beitragen, den christlichen Geist («Christian spirit») zu nähren. Wissenschaftliche Erkenntnisse seien zu diesem Zwecke mit Blick auf die menschliche Wohlfahrt auszuwerten, wobei die wissenschaftlichen und philosophischen Erkenntnisse einer «broadened and purified religion» zu Gute kommen sollten.[18] Mit Blick auf diese ambitionierte Vorgabe fühlte sich Sigerist genötigt, seinen Vorlesungen eine persönliche Bemerkung voranzustellen. Er habe gezögert, die Einladung anzunehmen, sei er doch weder Theologe noch Philosoph, «nor even a religious man, at least not in the conventional sense of the word».[19] Mit der philanthropischen Ausrichtung der Stiftung könne er sich jedoch uneingeschränkt identifizieren, stehe doch die Medizin im Dienste menschlicher Wohlfahrt. Gesundheit sei zwar nicht ein Ziel in sich selbst, doch sei Krankheit eine Fessel, die Menschen oft daran gehindert habe, ihre Lebensaufgabe zu erfüllen. «The world has been deprived of endless spiritual values by the illness and premature death of creative individuals.»[20] Dabei hebt Sigerist hervor, dass es eine enge historische Verbindung zwischen Medizin

---

17 Sigerist, The medical student and social problems, 415. Vgl. auch Sigerists persönliches Bekenntnis in ders., Krankheit und Zivilisation, 248: «Je mehr ich mich in das Studium der Geschichte vertiefe, desto mehr Glauben habe ich an die Zukunft der Menschheit».

18 Sigerist, Medicine and Human Welfare, v–vi. Der Auszug aus der Gründungsurkunde und das ursprüngliche Vorwort fehlen in der deutschen Ausgabe.

19 Sigerist, Medicine and Human Welfare, vii.

20 Sigerist, Medicine and Human Welfare, vii.

und Religion gebe, die bis in die Gegenwart reiche. Seine eigene Sicht verpackt Sigerist in eine umständlich formulierte rhetorische Frage: «And even in our day, when medicine has become a matter of science, is not the attempt to promote human welfare, to help in building a better world not in heaven but on earth, an effort that is not so very far from religion, although it excludes the transcendental?»[21]

Der von Sigerist gewählte Vorlesungstitel *Die Heilkunst im Dienste der Menschheit* ist vor diesem Hintergrund als programmatische Forderung zu verstehen. Die auf den ersten Blick medizinhistorisch angelegten Ausführungen entpuppen sich mehr und mehr als Plädoyer für eine soziale Medizin. Sigerist fordert eine Heilkunst, die auch die sozialen Aspekte von Krankheit und Gesundheit anerkennt und einbezieht. Dabei baut das leitende Argument auf die christliche Rezeption antiker griechischer Medizin auf. Sigerist stellt zunächst heraus, dass die griechische Medizin sich nicht auf Heilung von Krankheiten beschränkt habe. Auch die Stärkung der Gesundheit, die ‹Hygiene›, sei als ärztliche Aufgabe betrachtet worden.[22] Die hippokratischen Vorschriften zu Diätik und gesunder Lebensführung, die ausführlich zitiert werden, erinnern an die Lebensreformbewegungen des frühen 20. Jahrhunderts. So sehr Sigerist mit dem ‹salutogenetischen› Ansatz altgriechischer Diätik sympathisiert, so deutlich macht er auf ihre Grenzen aufmerksam: «Nur die Reichen, die der Muße pflegen konnten, hatten die Möglichkeit, ein gesundes Leben zu führen.»[23] An dieser Stelle bringt Sigerist den christlichen Universalismus ins Spiel. Im Gegensatz zur aristokratischen Gesundheitsfürsorge der griechischen Welt «war die christliche Auffassung von Gesundheit vor allem geistig [spiritual], und die Hygiene war universal [catholic] und wendete sich an alle.»[24] Die kostenfreie christliche Heilpraxis wird als Vorläufer der sozialen Medizin porträtiert. Sie verbindet den medizinischen Holismus griechischer Provenienz mit einem christlich inspirierten Engagement für soziale Gerechtigkeit:

---

21 Sigerist, Medicine and Human Welfare, ix.

22 Sigerist, Die Heilkunst im Dienste der Menschheit, 49.

23 Sigerist, Die Heilkunst im Dienste der Menschheit, 53.

24 Sigerist, Die Heilkunst im Dienste der Menschheit, 62. Die Begriffe in den eckigen Klammern verweisen auf das englische Original.

«Ein Mensch ist gesund, wenn er sich körperlich und geistig [mentally] im Gleichgewicht befindet und in seine physische und soziale Umwelt richtig eingefügt ist. Er beherrscht seine physischen und geistigen [mental] Fähigkeiten und kann sich veränderten Lebensverhältnissen anpassen, solange diese Veränderungen in normalen Grenzen bleiben; er trägt entsprechend seinen Fähigkeiten zum Wohl der Allgemeinheit bei. Gesundheit ist also nicht nur Freisein von Krankheit: es ist etwas Positives, es ist eine freudige Einstellung des Menschen zum Leben, eine zuversichtliche Bejahung der Verantwortung, die ihm das Leben auferlegt.»[25]

Die Vorstellung, dass Gesundheit ein körperlicher und mentaler Gleichgewichtszustand darstellt, verbindet Sigerist mit der antiken Hygiene ebenso wie mit den Gesundheitsreformern seiner Zeit. Mit seiner Betonung der sozialen Rahmenbedingungen wird die Perspektive zudem auf die öffentliche Gesundheitsversorgung gelenkt. Damit verknüpft Sigerist das Postulat, dass es ein Grundrecht gebe «auf Anwendung aller vorhandenen Möglichkeiten zum Schutze und zur Pflege seiner Gesundheit».[26] Diesem Grundrecht, aus dem Sigerist die Forderung nach einer allgemeinen Krankenversicherung ableitet, entspreche eine Pflicht zur Gesundheit, zu einer gesunden Lebensführung, die nicht zuletzt auch schulisch zu fördern sei.

Mit seinem medizinhistorisch unterlegten Plädoyer für eine soziale Medizin stieß Sigerist in den USA auf heftigen Widerstand. Insbesondere mit seiner Überzeugung, es gebe ein Recht auf Gesundheit(sversorgung),[27] und mit seiner Forderung nach einer allgemeinen Krankenversicherung machte er sich unbeliebt. Dennoch zeitigen seine Terry Lectures eine beachtliche, wenn auch verdeckte und deshalb bislang kaum bemerkte Wirkungsgeschichte. Das in ihnen skizzierte gesundheitspolitische Reformprogramm bildete die Keimzelle für eine neue Weltgesundheitspolitik. Wie zu zeigen sein wird, war der eben zitierte Abschnitt aus

---

25 Sigerist, Die Heilkunst im Dienste der Menschheit, 79.

26 Sigerist, Die Heilkunst im Dienste der Menschheit, 80.

27 Vgl. Sigerist, The medical student and social problems, 413: «The conception that all inhabitants of a country, regardless of their race, social status and earning capacity, are entitled to the best medical care that the country has to give is beginning to crystallize today.»

Sigerists Vorlesungen die Grundlage zur viel diskutierten Gesundheitsdefinition der Weltgesundheitsorganisation. Im Gesamtkontext von Sigerists Ausführungen zeigt sich deutlich, dass sich das von ihm skizzierte Verständnis von Gesundheit (als leiblich-geistiges Gleichgewicht und «freudige Einstellung des Menschen zum Leben» sowie als «zuversichtliche Bejahung der Verantwortung, die ihm das Leben auflegt») auch religiös-spirituellen Quellen verdankt. Sigerists modifizierende und in gewissem Sinne auch säkularisierende Anverwandlung antik-spiritueller Gesundheitsförderung ist ein frühes Beispiel dessen, was Arthur Kleinman und Hanna Bridget als die verborgene Präsenz religiöser Werte in heutiger Global Health bezeichneten.[28] Sigerists an Medizinstudenten adressierter Aufruf, sich ohne Rücksicht auf eigene Interessen für eine soziale Medizin und eine bessere Welt einzusetzen,[29] kann als Ausdruck dessen verstanden werden, was er in seinen einleitenden Bemerkungen mit Blick auf sich selbst als unkonventionelle Religiosität bezeichnete.

Ansätze zu einer ärztlichen Spiritual Care

Kennzeichnend für die Auseinandersetzungen, die um frühe Ansätze zu einer ärztlichen Spiritual Care kreisen, ist eine Metapher, die Sigmund Freud in einem am 8. Oktober 1936 verfassten Brief an Ludwig Binswanger entwickelte, um sein Verhältnis zu seinem jüngeren Kollegen richtigzustellen: «Ich habe mich immer nur im Parterre und Souterrain des Gebäudes aufgehalten», während Binswanger behaupte, «auch ein oberes Stockwerk, in dem so geistige Gäste wie Religion, Kunst und anderes hausen», in den psychiatrischen Blick rücken zu können.[30] So sehr

---

28 Kleinman/Bridget, Religious Values and Global Health, 74f.: «These values are the source of the impulse to give care and to protect others, especially the poor and the marginal. Yet, because these sources of global health practice are usually hidden or, better put, unvoiced, we routinely fail to understand the deepest motivation for global health.»

29 Vgl. Sigerist, The medical student and social problems, 413 und 415.

30 Freud, Briefe, 446. Freud fährt fort: «Sie sind nicht der Einzige darin, die meisten Kulturexemplare des Homo natura denken so. Sie sind darin konservativ, ich revolutionär. Hätte ich noch ein Arbeitsleben vor mir, so getraute ich mich, auch jenen Hochgeborenen eine Wohnstatt in meinem niedrigen Häuschen anzuweisen. Für die Religion habe ich es schon gefunden, seitdem ich auf die Kategorie Menschheitsneurose gestoßen bin» (ebd., 446f.).

auch Freud entschieden dafür eintrat, alle wissenschaftliche und therapeutische Energie auf Parterre und Souterrain zu konzentrieren, so sah er sich zeitlebens mit Fachkollegen konfrontiert, die sich nicht allein persönlich sehr für das «obere Stockwerk» und seine «geistigen Gäste» interessierten, sondern darüber hinaus der Überzeugung waren, dass diese Dimension therapeutisch bedeutsam ist. Der einflussreichste unter ihnen war von Freud selbst geschult und gefördert worden: Carl Gustav Jung. Wie immer man dessen eigenwilligen Versuch, religiös-spirituelle Vorstellungen tiefenpsychologisch zu deuten und psychotherapeutisch fruchtbar zu machen, beurteilen mag: kaum zu bestreiten ist, dass er damit auf breite Resonanz stieß. So wurde Jung beispielsweise bereits 1937, ein Jahr vor Sigerist, zu den Terry Lectures nach Yale eingeladen, die er später unter dem Titel *Psychologie und Religion* veröffentlichte.[31] Im Vergleich zu Jungs kreativer Aneignung unterschiedlicher spiritueller Traditionen ist Binswangers Annäherung an die spirituelle Dimension äußerst zurückhaltend. Seine von Heidegger inspirierte Existenzanalyse ist darum bemüht, menschliches Selbstverstehen in den therapeutischen Prozess einzubeziehen, ohne sich dabei inhaltlich auf bestimmte religiös-spirituelle Traditionen einlassen zu müssen.

Ähnliches gilt für Viktor Frankls Existenzanalyse und Logotherapie, auf die viele heutige Spiritual-Care-Ansätze zurückgreifen und deren Entstehung in die Zwischenkriegszeit zu datieren ist.[32] Anders als Binswanger war Frankl nicht von Heideggers Daseinsanalyse, sondern von Max Schelers Wertphilosophie beeinflusst. Nach Frankl bewegt sich menschliches Leben in der Spannung zwischen seiner Faktizität (leiblicher und seelischer Art) und den geistigen Möglichkeiten, die sich durch freie Stellungnahmen auftun.[33] Die von Freud entwickelte Tiefenpsychologie sei zwar der menschlichen Triebhaftigkeit bis in deren unbewusste Tiefe gefolgt, habe jedoch die «Geistigkeit des Menschen», seine Höhendimension, vernachlässigt.[34] Damit werde jedoch nicht allein eine zentrale Quelle von seelischer Not übersehen, das Leiden unter Sinnverlust, sondern es werde darüber

---

31 Henning/Murken/Nestler, Einführung in die Religionspsychologie, 47.

32 Vgl. Frankl, Dem Leben Antwort geben, 77.

33 Frankl, Der unbewusste Gott, 18f.

34 Frankl, Der unbewusste Gott, 22.

hinaus versäumt, eine wichtige Ressource im Umgang mit Krankheitssituationen in die therapeutische Unterstützung einzubeziehen.

Wenn Frankl der ‹geistigen Dimension› die menschliche Möglichkeit zuordnet, sich auf Ziele und Werthorizonte auszurichten und dadurch den eigenen Lebensvollzug sinnhaft einzubetten, verzichtet er darauf, diese inhaltlich zu qualifizieren. Dass in den englischen Übersetzungen von Frankls Werken ‹geistig› mit ‹spiritual› (und nicht, was sprachlich naheliegender wäre, mit ‹mental›) übersetzt wird, ist dennoch passend – entspricht es doch Frankls Überzeugung, dass der menschliche Geist offen ist für einen sinnstiftenden Logos: «im Zusammenhang mit Logotherapie meint Logos Geist und, darüber hinaus, Sinn.»[35] Die ärztliche Zuständigkeit beschränkt sich darauf, im Zusammenhang mit Lebensproblemen auf diese Sinnmöglichkeiten hinzuweisen. Entsprechend klassisch fällt Frankls Unterscheidung zwischen ärztlicher und religiöser Seelsorge aus: die eine bemühe sich um seelische Heilung, die andere um Seelenheil.

So klar Frankl zwischen diesen beiden Formen von Spiritual Care unterscheidet, so mehrdeutig sind seine Aussagen zur menschlichen Sinnbezogenheit. Sie treten in mindestens drei Varianten auf. In der vorsichtigsten Version wird sie als die menschliche *Möglichkeit* verstanden, in unterschiedlicher Ausprägung sinnbezogen zu leben. Die zweite Variante findet sich dort, wo Frankl vom «Sinnglauben» spricht und darin eine transzendentale Kategorie zu erkennen glaubt. Menschliches Dasein sei «immer schon ein Sein auf den Sinn hin, mag es ihn auch noch so wenig kennen [...]. Ob er es will oder nicht, ob er es wahr hat oder nicht – der Mensch glaubt an einen Sinn, solange er atmet.»[36] Nochmals einen Schritt weiter geht Frankl, wenn er diese Sinnbezogenheit als eine mehr oder weniger bewusste Form von Religiosität interpretiert und postuliert, «daß wir eine, wenn auch unbewußte, so doch intentionale Beziehung zu Gott immer schon haben».[37] Im selben Zusammenhang distanziert Frankl sich auch von C.G. Jungs Versuch, das spirituell-religiöse Feld psychotherapeutisch einzubeziehen. Jung habe «die unbewußte Religiösität ins Es verlagert».[38] Insofern er das Religiöse in einem deterministisch

---

[35] Frankl, Ärztliche Seelsorge, 273.

[36] Frankl, Ärztliche Seelsorge, 274.

[37] Frankl, Der unbewusste Gott, 55.

[38] Frankl, Der unbewusste Gott, 58.

gedachten kollektiven Unterbewussten verortet habe, statt es mit den persönlichsten und darum ich-haften Entscheidungen zu verknüpfen, sei Jung dem Reduktionismus Freuds verhaftet geblieben.

Die Annäherung an eine spezifisch ärztliche Spiritual Care beschränkte sich nicht auf den psychiatrischen Fachbereich. Das belegt das 1940 veröffentlichte Werk *Médecine de la Personne* des Genfer Internisten Paul Tournier. Zu dessen Inspirationsquellen gehörte die Bewegung zur «moralischen und geistigen Aufrüstung», auf die ich später noch zurückkommen werde. An der ersten Weltkonferenz zur «Moralischen Aufrüstung», die 1938 in Interlaken durchgeführt wurde, verfasste eine Gruppe von Ärzten, zu der auch Tournier gehörte, ein unveröffentlicht gebliebenes Manifest. Tourniers Grundüberzeugung ist in diesem Dokument vorgezeichnet: «Die moralische, spirituelle und körperliche Gesundheit bilden ein untrennbares Ganzes.»[39] Ähnlich wie Frankl plädierte Tournier für eine neue Form ärztlicher Seelsorge. Er begründete sie pragmatisch: «Alles, was zur Heilung beiträgt, gehört also zur Medizin. Es kann nicht in Abrede gestellt werden, daß Tatsachen geistiger Ordnung [*des faits d'ordre spirituel*[40]] zur Heilung beitragen können. Sie dürfen also vom Arzt nicht übergangen werden. Wie dieser in seinen Behandlungen Kurzwellen anwenden kann, ohne Physiker zu sein, oder Morphium einspritzen, ohne Chemiker zu sein, so kann er in gleicher Weise Seelsorge ausüben, ohne Theologe zu sein.»[41]

Die Praxis ärztlicher Seelsorge war von Beginn an vielgestaltig. Während Frankl und Tournier die heilsame Kraft der Begegnung und des Gesprächs betonten, entwickelten Ärzte wie Johann H. Schultz, Carl Happich und Carl Albrecht meditative Verfahren, um psychotherapeutische Prozesse zu unterstützen und die Gesundheit in einem umfassenden Sinn zu fördern. Nicht weniger als Frankls und Tourniers ärztliche Seelsorge fügten sich diese meditativen Verfahren in die konventionelle ärztliche Tätigkeit ein: Schultz gehörte zu den einflussreichsten Psychiatern Deutschlands, Carl Happich arbeitete als Chefarzt am Elisabeth-Stift

---

39 Tournier, Médecine de la personne, 183: «La santé morale, la santé spirituelle et la santé physique forment un tout inséparable.»

40 Tournier, Médecine de la personne, 135.

41 Tournier, Krankheit und Lebensprobleme, 141.

in Darmstadt[42] und Carl Albrecht war als Hausarzt in Bremen tätig.[43] Schultz verstand das von ihm entwickelte *Autogene Training* als Streben «zum großen gemeinsamen Ziel von Psychotherapie und Pädagogik: zur *Selbstverwirklichung*, zur Entwicklung und Geltung des gelöst-harmonischen *Vollmenschentums*».[44] Im Hintergrund der ärztlich-therapeutischen Entspannungsverfahren, die Schultz, Happich und Albrecht entwickelten, standen nicht nur messmeristische und hypnotherapeutische Methoden, sondern ebenso meditative Traditionen, die in eigenwilliger Weise angeeignet wurden. Sowohl bei Happich wie bei Albrecht führte dies schließlich dazu, dass die zu psychotherapeutischen Zwecken entwickelten Verfahren schließlich wieder in den Dienst einer spirituellen Praxis gestellt wurden. Bei Albrecht beschränkte sich dies auf die persönliche Praxis, bei Happich hingegen führte diese Wende dazu, sich in der Evangelischen Michaelsbruderschaft zu engagieren und 1938 eine *Anleitung zur Meditation* zu publizieren.[45] In ihrem Bemühen, die spirituelle Dimension in ihre therapeutische Tätigkeit einzubeziehen, waren Ärzte wie Tournier, Albrecht und Happich von einem ausgeprägten christlichen Ethos geleitet. Das verbindet sie mit den christlichen Heilungsbewegungen, die im nächsten Abschnitt näher beleuchtet werden.

Christliche Heilungsbewegungen und die Clinical Pastoral Education

Was im Folgenden unter der Überschrift «christliche Heilungsbewegungen» behandelt werden soll, geht auf vielfältige Initiativen zurück, die ein gemeinsames Anliegen verband: den Heilungsauftrag Jesu weiterzuführen oder neu zu beleben. Mit Blick auf die medizinischen und gesundheitspolitischen Entwicklungen wurde er auf sehr unterschiedliche Weise ausgelegt. In einer ersten Annäherung lässt sich zwischen zwei Extremmodellen unterscheiden: Am einen Ende des

---

42 Baier, Meditation und Moderne, 660.

43 Zu Albrechts Leben und Werk s. Peng-Keller, Gottespassion in Versunkenheit.

44 Schultz, Autogenes Training, 390; zum Hintergrund von Schultz vgl. Baier, Meditation und Moderne, 653–658.

45 Baier, Meditation und Moderne, 673–685.

Spektrums stehen christlich-therapeutische Ansätze, die sich in schroffer Abgrenzung gegenüber biomedizinischen Methoden profilieren. Exemplarisch für diese Extremposition steht die von Mary Baker Eddy (1821–1910) gegründete Glaubensgemeinschaft, die unter dem Namen ‹Christliche Wissenschaft› Heilungsprinzipien des New Thought radikalisierte. Am anderen Ende sind all jene anzusiedeln, die die Verbreitung einer guten biomedizinischen Versorgung als Teil ihrer christlichen Berufung betrachteten. Zwischen diesen beiden Polen bewegten sich all jene Ansätze, die beanspruchten, in einem komplementären Verhältnis zu biomedizinischen Verfahren zu stehen.

Dabei bemühte man sich in den traditionellen Kirchen, das eingespielte, wenn auch nie spannungsfreie Neben- und Miteinander von Ärzten und Seelsorgern nicht zu gefährden. Grenzgänger wie der Ostschweizer Kräuterpfarrer Johann Künzle (1857–1945) wurden argwöhnisch beobachtet. Wenn sie, wie der anglikanische Heiler James Moore Hickson (1868–1933),[46] offiziell anerkannt wurden, dann erst nach eingehender theologischer und medizinischer Prüfung. Zudem wurde unter ‹spiritueller Heilung› Unterschiedliches verstanden. Darunter konnten, wie etwa in Lourdes, physische und psychische Heilungen fallen, die sich in spezifischen religiösen Kontexten ereigneten. Doch ließ sie sich auch als Heilung verstehen, die auf einer spirituellen Ebene geschah, oder schlicht als spirituelle Reifung im Umgang mit lebenseinschränkendem physischem und psychischem Leiden. Nicht zuletzt gehört auch das Bemühen um spirituelle Hygiene und einen gesunden Lebensstil in diesen Zusammenhang. Gesundheit und Heilung, so wie sie von christlich inspirierten Bewegungen gedeutet wurden, waren verknüpft mit Fragen der Lebensführung und damit auch mit existenziellen und moralischen Konflikten.

Unter den christlich inspirierten Heilungsbewegungen, die sich im 20. Jahrhundert formierten, ist die 1906 in Los Angeles entstandene Pfingstbewegung in wirkungsgeschichtlicher Hinsicht besonders bedeutsam. Impulse aus den Erweckungsbewegungen des 19. Jahrhunderts und afroamerikanischen Traditionen miteinander verschmelzend entwickelte sie sich rasch zu einer weltweiten Bewe-

---

[46] Um dessen Heilungspraxis zu überprüfen, setzte die Church of England eine Expertenkommission ein, die Theologen und Ärzte umfasste und 1924 zu einem positiven Urteil kam, s. Klassen, Spirits of Protestantism, 88.

gung. Von außen betrachtet setzt sich die pfingstkirchlich-charismatische Heilungspraxis aus unterschiedlichen Elementen zusammen. Neben den Heilungsgottesdiensten verschiedenster Art sind auch die soziale Einbettung in eine pfingstkirchliche Gemeinde und die damit verbundene Veränderung des Lebensstils als therapeutisch zu beschreiben. Vielerorts fungieren Pfingstkirchen als soziale Bewegung, die Migranten eine neue Heimat geben und ihnen ein geregelteres und gesünderes Leben ermöglichen.[47]

Parallel zu den ersten Pfingstkirchen entwickelten sich auf dem afrikanischen Kontinent verschiedene Heilungsbewegungen, die christliche und indigene Elemente miteinander verbanden. Amanda Porterfield verweist in ihrem Überblick über diese Bewegungen insbesondere auf Patrick Kwesha, der in Simbabwe den Katholizismus afrikanisierte, sowie auf den liberianischen Prediger William Wade Harris, der nach einer visionären Erfahrung 1913 eine Mission an der Elfenbeinküste begann. Harris, der als Endzeitprophet von Dorf zu Dorf zog, verband seine Umkehrpredigt mit exorzistischen Praktiken und soll um die 100'000 Menschen getauft haben, bevor er 1914 von französischen Beamten ausgewiesen wurde. Inspiriert durch Harris und andere Charismatiker kam es in den darauf folgenden Jahrzehnten zur Gründung zahlreicher autochthoner Kirchen und zu vielfältigen Varianten, traditionelle Medizin und christliche Heilung miteinander zu verbinden.[48]

In ganz anderen Bahnen bewegten sich jene christlichen Heilungsbewegungen, die sich in der ersten Hälfte des 20. Jahrhunderts innerhalb der traditionellen Kirchen entwickelten. Zumeist waren sie eng mit den Strömungen verbunden, die in den beiden vorangehenden Abschnitten bereits genannt wurden. Exemplarisch für viele Versuche, den christlichen Heilungsauftrag unter den Bedingungen der Moderne und in Kooperation mit schulmedizinischen Ansätzen zu verwirklichen, steht die von Elwood Worcester gegründete *Emmanuel Bewegung*. Ihren Namen verdankt sie einer episkopalen Pfarrkirche in Boston, die von Worcester geleitet wurde. Während seiner Ausbildung hatte sich Worcester in Leipzig bei Wilhelm Wundt und Gustav Theodor Fechner mit der experimentellen Psychologie seiner

---

[47] Porterfield, Healing in the History of Christianity, 173; Brown, Global Pentecostal and Charismatic Healing.

[48] Porterfield, Healing in the History of Christianity, 135.

Zeit vertraut gemacht. Die Emmanuel-Bewegung entwickelte sich aus einem Gemeindeprojekt, das zunächst Menschen mit Tuberkulose unterstützte und dann auch auf Menschen mit psychischen Belastungen und Suchterkrankungen ausgedehnt wurde. In wöchentlichen Zusammenkünften wurde Betroffenen seitens eines interprofessionellen Teams psychologische und spirituelle Unterstützung angeboten. Auch psychoedukative Elemente wurden hochgeschätzt. Die wöchentlichen Treffen, die bald schon Aufsehen erregten, begannen mit spirituellen und medizinischen Vorträgen, an die sich eine Einladung zu therapeutischer Behandlung, Beichte, Gebet und spirituellem Austausch anschloss.

Seinen neuartigen Versuch, psychotherapeutische Unterstützung mit spirituellen Praktiken zu verknüpfen, legitimierte Worcester in dem wegweisenden Buch *Religion and Medicine*, das er 1908 zusammen mit dem anglikanischen Theologen Samuel McComb und dem jüdischen Psychiater Isador Coriat veröffentlichte.[49] In einer Zeit, in der die Kraft des Gebets und gesundheitsförderliche Wirkung von «religiösen und spirituellen Zuständen»[50] erkannt worden sei, versuchen die Autoren, spirituelle Heilungspraxis und moderne Wissenschaft in reflektierter Weise aufeinander zu beziehen. Die therapeutische Methodik, die mit Blick auf unterschiedliche Erkrankungen entfaltet wird, setzt auf der mentalen Ebene an. In Ausrichtung auf Gottes Gegenwart sollen negative Gedanken durch positive ersetzt werden. Für psychische Störungen wie Neurasthenie und Hysterie sowie für Alkoholismus gebe es, so wird herausgestellt, bislang keine wirksameren Therapien als jene, die die Macht der Gedanken positiv zu nutzen verstehen. Die vom New Thought inspirierten (auto-)suggestiven Verfahren werden von Worcester und seinen Mitautoren doppelt kontextualisiert, indem sie sowohl in den Zusammenhang moderner psychologischer Wissenschaft gestellt als auch mit religiösen Überzeugungen und Praktiken verbunden werden. Der therapeutische Ansatz, den das Buch vertritt, nimmt Einsichten und Verfahren der späteren kognitiven Verhaltenstherapie vorweg. Ein Beispiel dafür ist die folgende Anleitung zum Umgang mit sorgenvollen Gedanken:

---

49 Worcester/McComb/Coriat, Religion and medicine. Die Mitarbeit des jüdischen Psychiaters Coriat belegt die transreligiöse Offenheit der Emmanuel-Bewegung.

50 Worcester/McComb/Coriat, Religion and medicine, 8.

«Substitute for the fear the thought of some duty not yet achieved, or the thought of the Divine presence which is near us alike in our going out and in our coming in. Cultivate that condition of mind which, conscious of God's fatherly regard, feels safe in His hands, and is willing to meet good or evil as He wills it. In a word, re-educate yourself, morally and spiritually. Summon the forces of your nature against this debasing fear, and through prayer, through obedience to law moral and law physiological, through concentration on some enterprise that carries you beyond your petty interests, win back the gift of self-control which is the secret of every life worth living.»[51]

Auch wenn die Emmanuel-Bewegung ein zeitlich begrenztes Experiment darstellte, so wirkte sie doch als inspirierendes Modell für weitere Entwicklungen. Es ist kein Zufall, dass die Seelsorgebewegung des 20. Jahrhunderts, die in der *Clinical Pastoral Education* (CPE) ihre institutionelle Gestalt fand, nicht nur ideell, sondern auch örtlich und personell an die Emmanuel-Bewegung anknüpfte.[52] War doch Richard Cabot, der Mitbegründer der CPE, einer der Ärzte, die die Emmanuel-Bewegung von Anfang an unterstützten. Cabot war, ähnlich wie später Henry Sigerist, ein entschiedener Vertreter der sozialen Medizin, die die Bedeutung des sozialen Kontexts für das Entstehen von Krankheiten und deren Therapie betonte. Zwei von Cabots Innovationen – die supervisorische Analyse von ‹case studies› und die klinische Sozialarbeit – dienten diesem Zwecke. In ähnlicher Weise sollte nach Cabot auch die spirituelle Dimension in die interprofessionelle Versorgung einbezogen werden: durch klinisch ausgebildete Seelsorger, die Teil des Behandlungsteams sind und ihre Erfahrungen in Seelsorgeprotokollen dokumentieren. Auch Anton Boisen, der zusammen mit Cabot die CPE begründete, ließ sich von der Emmanuel-Bewegung inspirieren, wenn auch in deutlich anderer Weise. Boisen fand in Worcesters christlich-therapeutischem Holismus ein wichtiges Leitbild für sein eigenes Bemühen, dem christlichen Heilungsauftrag innerhalb der Großkirchen neues Gewicht zu geben.

---

51 Worcester/McComb/Coriat, Religion and medicine, 272.

52 Zum Folgenden vgl. Stollberg, Therapeutische Seelsorge; Myers-Shirk, Helping the Good Shepherd.

Einem liberal-theologischen Ethos verpflichtet strebten die Protagonisten der CPE danach, die Gesellschaft durch eine Zuwendung zum einzelnen zu verbessern und menschliches Leiden durch die Kraft des Mitgefühls zu lindern. Bei allen Gemeinsamkeiten stehen die beiden Gründergestalten jedoch auch für zwei unterschiedliche Modelle einer christlich inspirierten Spiritual Care, die in der weiteren Geschichte der CPE und ihrer globalen Rezeption bis heute in einem spannungsvollen Verhältnis zueinander stehen. Cabot vertrat einen interprofessionellen Ansatz, der eine klare Aufgabenteilung vorsieht. Dem Seelsorger kommt in diesem Zusammenhang primär eine begleitende und beratende Aufgabe zu, deren Ziel es sein sollte, leidende Menschen dabei zu unterstützen, menschlich zu reifen und zu einem tieferen Glauben zu finden.[53] Demgegenüber suchte Boisen, der zeitlebens selbst an psychischen Belastungen litt, nach ganzheitlicher Heilung und deutete Krankheits- und Heilungserfahrungen im Horizont des christlichen Glaubens. Cabot betonte die leitende Rolle des Arztes und die Bedeutung einer soliden schulmedizinischen Grundlage, während Boisen mitunter Positionen vertrat, die die Antipsychiatrie-Bewegung der 1960er-Jahre vorwegnahm.

In der Zeit zwischen den beiden Weltkriegen, in der die CPE entstand und sich rasch in den USA ausbreitete, formierten sich zahlreiche weitere christlich inspirierte Bewegungen, die sich mit Idealen der Lebensreform und einer holistisch verstandenen Medizin verbanden.

Neben einflussreichen Persönlichkeiten wie dem bereits genannten James Moore Hickson, der als christlicher Heiler um die halbe Welt reiste,[54] spielte die *Young Men's Christian Association* (YMCA; dt. CVJM) eine zentrale Rolle. In markantem Unterschied zur Emmanuel-Bewegung, welche die therapeutische Kraft von Entspannung und Meditation betonte, predigten die Wortführer des YMCA ein ‹muskuläres› und männliches Christentum. Die gemeinsame sportliche Betätigung und die physische Fitness wurden als Schlüssel für die psychische, moralische und spirituelle Entwicklung gesehen.[55] Die in diesem Zusammenhang

53 Cabot/Dicks, The Art of Ministering to the Sick.

54 Vgl. Klassen, Spirits of Protestantism, 88: «Hickson's method was a careful blend of Anglican sacramentalism and medical appeasement. He usually led open services of laying on of hands and hymn singing in large cathedrals».

55 Vgl. White, Unsettled Minds; Putney, Muscular Christianity.

zu findende Tendenz, Gesundheit exklusiv männlich zu konturieren, macht darauf aufmerksam, dass in den holistischen Bewegungen, die im vorliegenden Beitrag nachgezeichnet werden, auch Genderfragen eine wichtige Rolle spielten.[56]

Die leitende Idee, dass zur Ausbildung eines ‹moralischen Charakters› besonders die Willenskraft zu schulen sei, findet sich auch in der bereits erwähnten Bewegung zur moralischen und spirituellen Aufrüstung, die der evangelische Prediger Frank Buchman 1921 in Oxford initiierte und die deshalb auch den Namen ‹Oxfordgruppen-Bewegung› trägt. Buchman war von 1905 bis 1915 in der YMCA tätig, entwickelte dann jedoch unter dem Eindruck des Ersten Weltkriegs seine eigene Mission. Sie ist vom Anliegen geleitet, im Gegenzug zur fortschreitenden Militarisierung eine moralische und spirituelle ‹Aufrüstung› zu fördern. Für den vorliegenden Zusammenhang bedeutsam ist, dass die Oxfordgruppen-Bewegung nicht nur holistisch gesinnte Ärzte wie Paul Tournier beeinflusste, sondern auch die Begründer einer neuartigen und bis heute einflussreichen spirituellen Gesundheitsbewegung inspirierte, jene der Anonymen Alkoholiker (AA).

Als modellbildende Selbsthilfeorganisation, die nicht im Feld professioneller Gesundheitsversorgung angesiedelt ist, waren die AA von Beginn an darauf bedacht, weder als alternativreligiöse noch als alternativmedizinische Bewegung aufzutreten. Zu einem innovativen therapeutischen Laboratorium wurden die AA nicht zuletzt dadurch, dass sie es sich zur Aufgabe machten, einen markant christlich geprägten Heilungsansatz für Suchtbetroffene mit unterschiedlichen weltanschaulichen Hintergründen zugänglich zu machen.[57] Das 12-Schritte-Programm, das Ende der 1930er-Jahre ausformuliert wurde, ist in seiner Endfassung ein Kompromiss zwischen evangelikalen, liberalen und agnostischen Mitgliedern. Gesucht wurde nach inklusiven Formulierungen, die hinreichend bestimmt und zugleich genügend offen waren.

Die Veränderungsvorschläge, die in die Endfassung aufgenommen wurden, betreffen insbesondere die zwölf Leitsätze. War in der ersten Fassung des zweiten Leitsatzes schlicht von «Gott» die Rede, heißt es nun: «eine Macht, größer als wir

---

56 Vgl. das Kapitel über «muskuläre Frauen» in Putney, Muscular Christianity, 144–161.

57 Vgl. zum Folgenden Taves, Revelatory events. Den deutschen Text des 12-Schritte-Programms zitiere ich nach Anonyme Alkoholiker, Ein Bericht. Darin wird ‹spirituality› mit ‹Spiritualität› übersetzt, ‹spiritual› hingegen mit ‹geistig›.

selbst». In der Formulierung des dritten Leitsatzes wurde ein relativierender Einschub hinzugefügt: «Wir fassten den Entschluss, unseren Willen und unser Leben der Sorge Gottes – wie wir Ihn verstanden – anzuvertrauen.»[58] Angepasst wurde auch die Formulierung des zwölften Schritts. War in der ersten Fassung von einer «spirituellen Erfahrung» die Rede, so ist in der revidierten und bis heute verbindlichen Fassung zu lesen: «Nachdem wir durch diese Schritte ein spirituelles Erwachen [spiritual awakening] erlebt hatten, versuchten wir, diese Botschaft an Alkoholiker weiterzugeben und unser tägliches Leben nach diesen Grundsätzen auszurichten.» Um den Eindruck zu vermeiden, eine besondere spirituelle Erfahrung sei die Voraussetzung für den Schritt zur Abstinenz, passte Bill Wilson («Bill W.») auch sein persönliches Zeugnis an, das im maßgeblichen Manual, dem «Big Book», der Beschreibung der 12 Schritte vorausgeht.[59] Nicht zuletzt veränderte sich der Sprachmodus. Was in der ersten Fassung des Programms noch wie eine Predigt klang, wurde zu einer solidarischen Ermutigung unter Betroffenen. An die Stelle der moralisierenden Sprache in der 2. Person Singular trat eine einladende und bezeugende Redeweise in der 1. Person Plural. In ihr äußert sich das Autorenkollektiv als inspirierte Gemeinschaft, die «Gott, wie er sich im Gewissen unserer Gruppe zu erkennen gibt», bezeugt, wie es am Ende des Buchs heißt.[60]

---

58 In der deutschen Ausgabe aus dem Jahr 2016 kommt das Wort ‹Gott› insgesamt 230 Mal vor.

59 Nach Taves, Revelatory events, 88 stand Bill Wilson zeitlebens in der Spannung zwischen dem Anspruch, den exemplarischen AA mit einer inhaltlich unbestimmten Spiritualität zu verkörpern, und seiner eigenen spirituellen Suche: «Whereas AA embodied a tacit perennialism in its structure and organization that could be overridden by various theological perspectives, Bill Wilson was an explicit perennialist with Catholic proclivities who viewed his own unusual experiences – spiritualist, mystical, and drug-induced – as different ways of entering into the unseen Reality.»

60 Anonyme Alkoholiker, Ein Bericht, 420.

Christlich inspirierte Pflege und ärztliche Mission

Die christlichen Pflegeinstitutionen und die ärztliche Mission des 19. und 20. Jahrhunderts entwickeln sich weitgehend unabhängig von den holistischen Bestrebungen, die in den vorangehenden Abschnitten skizziert wurden.[61] Das gilt insbesondere für die ersten modernen Hospize, die vor und nach der Jahrhundertwende entstanden und in ihrer Ausrichtung auf die Nöte verarmter Bevölkerungsgruppen karitativ und seelsorglich bestimmt waren.[62] Die pflegerische und medizinische Versorgung stand im Dienste einer guten spirituellen Sterbebegleitung und blieb deshalb weitgehend außerhalb des Aufmerksamkeitsfelds moderner Medizin und holistisch gesinnter Gesundheitsreformer.[63] Im Spannungsfeld zwischen Schulmedizin und kirchlich beauftragter Seelsorge kam der religiös motivierten Pflege eine anspruchsvolle Mittelposition zu. Der preußische Arzt und spätere Gesundheitsdirektor Eduard Dietrich, der an der Entwicklung des ersten Krankenpflegegesetzes mitwirkte, versuchte in einer 1919 veröffentlichten Schrift diese Rolle zu klären.[64] Demnach sollten Krankenpflegerinnen den «Seelenzustand des Kranken» beobachten und allfällige Wünsche, nach Rücksprache mit dem Arzt, an den zuständigen Pfarrer weiterleiten und diesen bei gottesdienstlichen Handlungen unterstützen. Nur mit ärztlicher Erlaubnis dürfe eine Krankenpflegerin selbst seelsorgliche Aufgaben wahrnehmen. Zudem habe dies im Sinne des Pfarrers zu geschehen. Auch den prekären Grenzfall, dass ein Patient nach seelsorglichem Beistand verlangt, der Arzt es jedoch ablehnt, einen Pfarrer beizuziehen, wird von Dietrich diskutiert. In diesem Falle könne eine Krankenpflegerin den Patienten «nach ihrem bescheidenen Vermögen selbst zu trösten suchen», während sie dem Pfarrer gegenüber die ärztliche Entscheidung in «Sanftmut und Freundlichkeit» zu vertreten habe.

Eine deutlich andere Sicht entwirft der Bericht, der 1899 im Auftrag des Evangelischen Diakonievereins Berlin verfasst wurde und die affirmative Überschrift

---

61 Zu den Verflechtungen vgl. Klassen, Spirits of Protestantism.

62 Clark, To comfort always, 34f.; Humphreys, Waiting for the last summons.

63 Clark, To comfort always, 36f.

64 Eduard Dietrich, Das Verhältnis der Krankenpflegerin zum Arzt und zum Pfarrer; zit. im Folgenden nach: Häner-Rombach, Quellen zur Geschichte der Krankenpflege, 129f.

trägt: «Wann und auf welche Weise darf die Schwester Seelsorge an ihren Kranken ausüben?» Die Verfasserin dieses Berichts, Schwester Bertha Wiese, legt dar, dass christlich motivierte Krankenschwestern,[65] die selbst «richtig zu ihrem Gott» stehen, «nicht nur das Recht, sondern die Pflicht der Seelsorge an den ihr anvertrauten Kranken» und Sterbenden haben.[66] Die Diakonissin weist darauf hin, dass sich die Sorge für den Leib und jene für die Seele schwer trennen lassen: «Im kranken Körper wohnt oft auch eine kranke Seele voller Verzagtheit, Sorgen und Kleinglauben. Da soll die Schwester an ihrem Teil mit dazu beitragen helfen, den kranken Menschen an Leib und Seele wieder gesund zu machen.» Dem Bericht ist auch zu entnehmen, dass die Berliner Diakonissinnen ihre seelsorgliche Aufgabe in unterschiedlicher Weise wahrnahmen. Sie führten seelsorgliche Gespräche, versorgten die Patienten mit spiritueller Lektüre und führten gemeinsame Andachten durch, die nach Wieses Empfehlung keinen «streng konfessionellen Charakter» haben sollten.[67]

Während Diakonissinnen und katholische Ordensfrauen in Europa begründen mussten, weshalb sie die seelsorgliche Unterstützung als Teil ihrer pflegerischen Aufgaben verstanden, sahen sich manche ärztliche Missionare umgekehrt mit

---

65 Der 1863 veröffentlichte Bericht der Zürcher Kranken- und Diakonissenanstalt Neumünster begründete die Mitverantwortung der Diakonissinnen für das «Gebiet der Seelenpflege» ebenfalls mit einem Verweis auf die spezifisch christliche Berufung: «Wenn die Hebung oder Linderung körperlichen Leidens der Hauptzweck jeder Krankenpflege ist, so stellt sich der Dienst christlicher Diakonissen zugleich die Aufgabe, den Kranken das Wort Gottes mit seinen himmlischen Tröstungen nahe zu bringen.» Zitiert nach Knellwolf, Lebenshäuser, 27. Ich danke Franzisca Pilgram-Frühauf für den Hinweis auf diesen Text.

66 Bericht der Schwester Bertha Wiese, Oldenburg i. G., d. 15.10.1899. An den Verbandsausschuß des «Evangelischen Diakonie-Vereins» Berlin-Zehlendorf, Archiv des Ev. Diakonievereins Berlin-Zehlendorf e.V., Schwesternakte Anne Marie (Bertha) Wiese. Der unpaginierte Bericht ist enthalten in: Häner-Rombach, Quellen zur Geschichte der Krankenpflege (DVD-ROM).

67 Ähnliche Argumente finden sich auch in einer Publikation der Luzerner St.-Anna-Schwestern aus dem Jahre 1915, die die Überschrift trägt «Krankenpflege und Seelenpflege». Für beide Felder sollen die Schwestern sich in Aus- und Weiterbildung qualifizieren, um «auf der Höhe der Zeit zu bleiben» und «Freude und Befriedigung am Berufe» zu haben (Metzger, Die Geschichte der Gemeinschaft, 18).

dem Vorwurf konfrontiert, sich zu sehr auf die medizinische Versorgung zu konzentrieren und ihren Verkündigungsauftrag zu vernachlässigen. Die geschlechtsspezifische Rollenzuteilung wurde in diesem Kontext allerdings gleich doppelt durchbrochen: zum einen durch die vielen Krankenbrüder, die teilweise eigene Gemeinschaften bildeten (wie z.B. die Kongregation der Barmherzigen Brüder von Maria-Hilf), zum anderen durch eine beachtliche Zahl von Ärztinnen. Zu Beginn des 20. Jahrhunderts waren bereits 244 medizinische Missionarinnen weltweit im Einsatz und machten beinahe einen Drittel der missionsärztlichen Kohorte aus.[68] Dass in einer Zeit, in der Frauen nur sehr beschränkt zum Medizinstudium zugelassen waren, ärztliche Missionarinnen ausgebildet und in ferne Länder ausgesandt wurden, hatte einen einfachen Grund: Für die Mission in Ländern, in denen für eine ärztliche Versorgung der weiblichen Bevölkerung nur Frauen in Frage kamen, waren sie unersetzbare Vertrauensintermediäre. Wegweisend für die gesamte Entwicklung war Clara Swain (1834–1910), die 1869 am *Women's Medical College of Pennsylvania* promovierte und noch im selben Jahr von einer methodistischen Missionsgesellschaft nach Indien gesandt wurde, wo sie wenige Jahre später das erste moderne Frauenspital eröffnete. In die Geschichte der ärztlichen Mission ging Swain nicht zuletzt dadurch ein, dass sie für ihre Krankenbesuche einen königlichen Elefanten benutzen durfte.[69] Kennzeichnend für Swains Verständnis ihrer missionsärztlichen Aufgabe war es, dass sie auf der Rückseite von ärztlichen Rezepten Bibelzitate notierte und auf diese Weise medizinische Versorgung mit spiritueller Begleitung verband.[70]

Wie die meisten ihrer missionsärztlichen Kolleginnen und Kollegen ging Swain davon aus, dass sich die Verbreitung westlicher Medizin und christliche Mission in natürlicher Weise ergänzen. Die Ideale der Social-Gospel-Bewegung verbanden sich mit der Einsicht, dass viele Krankheiten durch moderne medizinische Methoden kurierbar waren und durch Prävention eingedämmt werden konnten.[71] Die Entwicklung und Legitimation der medizinischen Mission war in hohem Maße

---

[68] Grundmann, Gesandt zu heilen, 308. 111 Missionsärztinnen arbeiteten in Indien, 79 in China. Die restlichen waren in Sri Lanka, Korea, Thailand, Japan, Burma, in den Golf-Staaten, im Osmanischen Reich und in afrikanischen Ländern tätig (ebd., 248f.).

[69] Grundmann, Gesandt zu heilen, 246.

[70] Nalini, Pioneer Woman Physician as Medical Missionary, 150.

[71] Grundmann, Gesandt zu heilen, 307.

von den medizinischen und chirurgischen Fortschritten ihrer Zeit bestimmt. Die eigentümliche Synthese von Schulmedizin, Mission und Kolonialismus verwickelte ihre Vertreter in vielfältige Zielkonflikte. Während die meisten Missionsgesellschaften den Vorrang der Seelsorge vor der Sorge ums leibliche Wohl betonten und die medizinische Versorgung als Vorstufe zur eigentlichen Mission betrachteten, tendierten die ausgesandten Ärztinnen und Ärzte eher zu einem medizinischen Pragmatismus, der sich mit experimentellen theologischen Ideen verbinden konnte. Ein Beispiel dafür ist die kanadische Ärztin Belle Oliver (1875–1947), die einige Jahrzehnte nach Swain ebenfalls in Indien wirkte. Aufgrund ihrer Erfahrungen verabschiedete sich Oliver zunehmend von einer missionsstrategischen Instrumentalisierung medizinischer Versorgung. In den Büchern und Artikeln, in denen sie ihre missionsärztlichen Erfahrungen reflektierte und weiterzugeben suchte, vertrat sie ein holistisches Heilungsverständnis, das medizinische und seelsorgliche Anliegen miteinander verknüpfte. So wird mit Verweis auf die solidarische und heilsame Zuwendung Jesu betont: «God cares for the whole of a man – body, soul and spirit, and [...] through ministries directed in any of these channels His message may be transmitted».[72]

In ihrer Sicht der missionsärztlichen Aufgabe war Oliver beeinflusst durch William Ernest Hocking, der in Harvard Religionsphilosophie lehrte und seinerseits Schüler von William James war. Hocking war es auch, der 1932 einen vielbeachteten und kontrovers diskutierten Bericht veröffentlichte, der den programmatischen Titel trug *Re-Thinking Missions: A Laymen's Inquiry after One Hundred Years*. Auf der Grundlage von Feldforschungen in asiatischen Ländern evaluiert dieser Bericht die bisherigen missionarischen Strategien und plädiert für einen missionstheologischen Paradigmenwechsel. So wird empfohlen, die lokale Bevölkerung künftig stärker in Projekte einzubeziehen und indigenen Religionen und Traditionen mit größerer Wertschätzung zu begegnen. Ein Schlüsselsatz, den auch Oliver zitierte, lautet: «Ministry to the secular needs of men in the spirit of Christ [...] is evangelism, in the right sense of the word.»[73]

Wie das Beispiel von Belle Olivier zeigt, beschränkte sich der Holismus der ärztlichen Mission keineswegs darauf, westliche Schulmedizin und christliche

---

72 Zit. nach Klassen, Spirits of Protestantism, 113.

73 Zit. nach Klassen, Spirits of Protestantism, 113.

Glaubensverkündigung geschickt miteinander zu kombinieren. Er umfasste auch manche der gesundheitsreformerischen Ideale, die im ersten Abschnitt nachgezeichnet wurden.[74] Die verhängnisvolle Allianz mit einer kolonialistischen Politik verband die ärztliche Mission mit dem südafrikanischen Philosophen und Apartheidpolitiker Jan Christiaan Smuts, dessen 1926 erschienene Schrift *Holism and Evolution* die holistischen Ideale seiner Zeit auf den Begriff brachte.

Die Bedeutung der ärztlichen Mission für das hier behandelte Thema lässt sich am Beispiel Swazilands (bzw. Eswatinis) belegen.[75] Es dokumentiert zugleich die komplexe Transformationsgeschichte, die von einer kolonialistisch geprägten ärztlichen Mission zum Primary-Health-Care-Ansatz der 1970er und 1980er Jahre führte. Das Gesundheitswesen des zweitkleinsten Staats Afrikas, der von 1903 bis 1968 unter britischer Kolonialherrschaft stand, ist bis in die Gegenwart eng verknüpft mit der methodistisch geprägten und 1908 in Texas gegründeten *Kirche des Nazareners*. Bereits zwei Jahre nach ihrer Gründung wurde diese Kirche in Swaziland missionarisch tätig. Der erste Missionar, Harmon Schmelzenbach, bot den Swasi eine elementare (zahn-)medizinische Versorgung an und initiierte den Bau des ersten Krankenhauses, das 1917 mit finanzieller Unterstützung aus den USA errichtet wurde. Zehn Jahre später folgte die Eröffnung des bedeutend größeren und zentraler gelegenen Raleight Fitkin Memorial Hospital. Die Leitung dieses Krankenhauses, das mehrere Außenstationen umfasste, übernahm der schottische Arzt David Hynd. Seine medizinische Tätigkeit verstand Hynd im Horizont übergeordneter missionarischer Ziele:

> «There is no greater means of contact these days with the heathen African than the hospital and dispensary, and no greater force to unlock the door of their darkened minds and hearts to the reception of the gospel than the ministry of healing. Our doctors and nurses are evangelists of the first order and the local churches with their lay evangelistic groups are encouraged to

---

[74] Ein anderes Beispiel für die Verbindung von ärztlicher Mission und holistischer Praxis ist der Österreichische China-Missionar und Kräuterpfarrer Hermann-Josef Weidinger. Ich danke David Neuhold für diesen Hinweis.

[75] Zum Folgenden vgl. Hüsch, Die Entwicklung des Gesundheitswesens in Swaziland.

look upon the hospital ward and the dispensary as their greatest evangelistic opportunity.»[76]

Für seine medizinischen Aktivitäten konnte Hynd die Unterstützung von König Sobhuza II. gewinnen und wurde schließlich dessen Leibarzt. Neben der königlichen Anerkennung trug auch die Ausbildung einheimischer Pflegefachfrauen dazu bei, die Einführung westlicher Schulmedizin und Pflege in einem kulturellen Kontext zu legitimieren, der bis heute von traditionellen Heilmethoden bestimmt ist.[77] Die ersten drei Pflegefachfrauen Swazilands wurden 1931 zertifiziert und ausdrücklich auch mit seelsorglichen Aufgaben betraut. Lomagugu Magagula, die in den frühen 1950er-Jahren ihre Ausbildung am Raleight Fitkin Memorial Hospital absolviert hatte, berichtete in einem 2013 geführten Interview:

> «We were encouraged by the missionary teachers to preach to patients in order to cleanse our conscience from guilt and further prepare patients for a life after death in the event a patient died. We were told that the aim of the Church of the Nazarene was for patients to be healed physically, mentally and spiritually. So our duty was to make all these forms of healing available.»[78]

David Hynd, der für seine Verdienste sowohl durch König Georg VI. als auch durch König Sobhuza II. ausgezeichnet wurde, übergab 1962 die Leitung des Raleight Fitkin Memorial Hospital seinem Sohn Samuel, der die religiösen Überzeugungen

---

76 David Hynd, ‹Raleigh Fitkin Memorial Hospital›, The Other Sheep (1950), zitiert nach: Dlamini, The Introduction of Western Medicine in Southern Africa, 562.

77 Nach Hüsch, Die Entwicklung des Gesundheitswesens in Swaziland, 21 suchen schätzungsweise «achtzig Prozent der Swasis zuerst einen traditionellen Heiler auf, bevor sie sich an einen Schulmediziner wenden».

78 Dlamini, The Introduction of Western Medicine in Southern Africa, 557. Magagula betont auch die Bedeutung der Gottesdienste und des Gebets: «The Friday services really prepared us for one of our duties which was evangelism. During the ward sessions, it was a matter of must to share Christ with the patients while bathing them, or making their beds or even when administering their medication» (ebd., 571).

teilte.[79] Als Gesundheitsminister Swazilands vertrat Samuel Hynd 1983 sein Land an der 36. Weltgesundheitsversammlung. Die Rede, die Samuel Hynd am 4. Mai 1983 in der Plenarversammlung hielt und die eine intensive Diskussion über die ‹spirituelle Dimension› der Gesundheitsversorgung initiierte, belegt die Fernwirkung ärztlich-missionarischer Ideale und deren Adaption an die Rahmenbedingungen einer säkularen Gesundheitsorganisation. Ohne sich direkt auf seine eigenen religiösen Überzeugungen zu beziehen, transformierte Hynd das christliche Idiom in eine Sprache, die sich in der weiteren Diskussion als konsensfähig erweisen sollte.

2. Die Entwicklungen nach 1945

Für die Entwicklung des modernen Gesundheitswesens bedeuten die 1940er und 1950er Jahre eine Zeit des Übergangs. Mit der Gründung der Weltgesundheitsorganisation im Jahre 1946 sowie der Entkolonialisierung und der Neuordnung der nationalen Gesundheitsversorgung in verschiedenen Ländern entstehen neue Rahmenbedingungen, die auch die Entwicklungen in dem hier beleuchteten Bereich beeinflussen. Dabei kommt es zu markanten Verschiebungen. Die Diskussionen innerhalb der Weltgesundheitsorganisation, auf die ich weiter unten eingehen werde, stehen im Kontext eines gesundheitspolitischen Klimawandels, der wenigstens in groben Zügen skizziert werden soll. Die antikolonialistischen, sozialpolitischen und kulturrevolutionären Bewegungen dieser Zeit knüpften vielfach an die Ideale der älteren Lebensreformbewegungen an und popularisierten sie. So brachte beispielsweise die Suche nach einem alternativen, naturverbundenen Lebensstil in den 1960er Jahren eine breite Meditationsbewegung hervor, in der sich klassische spirituelle Übungswege mit modernen Gesundheits- und Ganzheitsidealen in ähnlicher Weise verknüpften wie Jahrzehnte zuvor im New Thought. Exemplarisch dafür ist Maharishi Maheshs Transzendentale Meditation, eine Bewegung, die im Jahre 1957 ins Leben gerufen wurde und sich rasch international verbreitete. Maharishis Versprechen, durch eine wissenschaftlich

---

79 Vgl. Ellis/Hynd, Footprints on African Hearts and Lands.

überprüfte Meditationsmethode zu körperlicher Gesundheit, innerer Harmonie und spiritueller Erleuchtung zu gelangen, traf einen Nerv der Zeit und verband sich mit den Sehnsüchten und der Pop-Kultur der späten 1960er-Jahre. Zu den wichtigen Umbrüchen dieser Zeit gehörte nicht zuletzt auch die Enttabuisierung des Sterbens, die durch Pioniergestalten wie Cicely Saunders[80] und Elisabeth Kübler-Ross vorangetrieben wurde.

Weniger bekannt ist, dass sich in den «long sixties»[81] auch schulmedizinische Kreise der spirituellen Dimension der Gesundheitsversorgung öffneten. Ein prominentes Beispiel dafür ist die *American Medical Association* (AMA). Die AMA, die zu diesem Zeitpunkt 97% aller registrierten Ärzte umfasste, etablierte 1962 ein paritätisch besetztes *Committee on Medicine and Religion* (CMR), dem zehn Ärzte und zehn Repräsentanten unterschiedlicher Konfessionen bzw. Religionen angehörten.[82] Angestrebt wurde eine verbesserte interprofessionelle Zusammenarbeit zwischen ärztlichen und seelsorglichen Fachpersonen. Paul McCleave, der erste Direktor der neugeschaffenen Abteilung, verwies dazu auf ein holistisches Gesundheitsverständnis, das er als «total care» beschrieb: «[M]an is a whole being. He is physical; he is spiritual; he is mental; and he is social in his total health. It is widely recognized that a weakness in any one of the four factors of his health can and does militate toward ill health in any one or all three of the other factors.»[83] Innerhalb weniger Jahren wurden vielfältige Fortbildungsprogramme für Ärzte und Seelsorger entwickelt, an denen sich schließlich gegen 40% aller bundesstaatlichen Vereinigungen beteiligten. So rasch der Einfluss der CMR in den 1960er-Jahren wuchs, so abrupt wurde er wieder beendet. Nach internen Auseinandersetzungen um Schwangerschaftsabbruch und andere bioethische Streitpunkte stoppte die AMA die gut laufenden Programme und löste 1972 die CMR wieder auf.

---

80 Vgl. Martina Holders Beitrag zu Cicely Saunders, die ihre berufliche Laufbahn als christlich inspirierte Krankenschwester begann.

81 Vgl. McLeod, A Religious Watershed.

82 Dass im selben Jahr, in dem die AMA die Grundlagen für das CMR legte, die US-amerikanische *Joint Commission on Mental Illness and Health* ihren nationalen Report *The Churches and Mental Health* vorlegte, lässt vermuten, dass die genannten Entwicklungen sich auch einem besonderen gesellschaftlichen Umfeld verdanken.

83 Zit. nach Kim et al., Religion in organized Medicine, 396.

Gleichzeitig kam es im missionsärztlichen Feld und dem Weltkirchenrat zu einer Neuvermessung des christlichen Heilungsauftrags, die im Gefolge der Entkolonialisierung unabdingbar geworden war. Wichtige theologische Grundsteine dazu wurden mit einer Konsultation gelegt, die 1964 vom Deutschen Institut für ärztliche Mission in Tübingen durchgeführt wurde. Die unterschiedlichen Vorstellungen und Visionen trafen sich in einer gemeinsamen Überzeugung: «Die Kirche kann ihre Verantwortung im Bereich des Heilens nicht anderen Akteuren überlassen.»[84] Um den kirchlichen Auftrag in einer Zeit des Wandels zu stärken, setzte der an dieser Konsultation beteiligte Weltkirchenrat 1968 eine *Christian Medical Commission* (CMC) ein, die in den darauffolgenden Jahrzehnten einen intensiven Kontakt zu Vertretern der WHO pflegte und internationale Studien und Förderprogramme unterstützte.[85]

Nicht weniger als die ärztliche Mission machte auch die christlich inspirierte Krankenpflege in der zweiten Hälfte des 20. Jahrhunderts eine tiefgreifende und für die weitere Entwicklung folgenreiche Wandlung durch. Je nach Perspektive kann man sie als schrittweise Säkularisierung oder als Generalisierung christlicher Praktiken und Ideale beschreiben, eine Entwicklung, die in ähnlicher Weise auch die moderne Hospizbewegung durchlief.[86] Wie das Beispiel der *Nurses Christian Fellowship* belegt, erfolgte die Professionalisierung pflegefachlicher Spiritual Care zunächst in einem ausdrücklich christlichen Horizont. Diese US-amerikanische Organisation, die Mitte der 1930er-Jahre gegründet wurde und die 1948 zu einer nationalen Organisation mutierte,[87] führte in den 1960er-Jahren nicht nur in verschiedenen Bundesstaaten Workshops zu spirituellen Bedürfnissen von Patienten durch, sondern initiierte auch erste Forschungsprojekte in diesem Bereich. Die reife Frucht dieser Bestrebungen findet sich in dem 1978 erstmals erschienenen und danach mehrfach aufgelegten Buch von Sharon Fish und Judith A. Shelly mit dem Titel *Spiritual Care: The nurse's role.*[88]

---

84 Vgl. World Council of Churches, Witnessing to Christ today, 14 («The church cannot surrender its responsibility in the field of healing to other agencies.»)

85 Zur CMC vgl. Bersagel Braley, The Christian Medical Commission and the World Health Organization; Jakob/Bartmann, Gesundheit und Gesundheitsförderung.

86 Vgl. Bradshaw, The spiritual Dimension of Hospice.

87 Zur Geschichte des NCF vgl. http://ncf-jcn.org/about-ncf/history-ncf (Zugriff: 16.02.2019).

88 Shelly/Fish, Spiritual Care.

Im deutschsprachigen Bereich lässt sich der Übergang von einer christlich inspirierten Krankenpflege zur säkularen Profession an Liliane Juchlis 1973 erstmals erschienenem Standardwerk *Allgemeine und spezielle Krankenpflege* beobachten.[89] Im Vergleich zu Fish und Shelly sind die Ausführungen knapp gehalten. Das entsprechende Kapitel ist mit «Religion und Glaube» überschrieben und thematisiert neben den großen Weltreligionen auch «philosophische Richtungen» sowie die Möglichkeit, sich zur «Religionslosigkeit [zu] bekennen».[90] Obwohl sich zu diesem Zeitpunkt die Rede von Spiritualität und spirituellen Haltungen im deutschen Sprachraum längst eingebürgert hatte und sie Liliane Juchli als katholischer Ordensfrau vertraut gewesen sein dürfte, taucht sie in ihrem Lehrbuch nicht auf.[91] Dennoch zeichnen sich in Juchlis Werk die Grundanliegen heutiger Spiritual Care schon deutlich ab: die Bedeutung der Interprofessionalität, die spirituelle Anamnese und die Unterstützung von spirituellen Anliegen durch Gesundheitsfachleute.

3. Die Aufnahme der «spirituellen Dimension» durch die WHO

Die in den vorangegangenen Abschnitten in groben Strichen vergegenwärtigten Entwicklungen trugen dazu bei, dass die spirituelle Dimension der Gesundheitsversorgung schließlich auch innerhalb der WHO diskutiert wurde. Ich vergegenwärtige den kontroversen Diskussionsprozess in vier Schritten. Nach einem kurzen Blick in die Anfänge der WHO werden drei Phasen näher untersucht: die

---

89 Zum Folgenden vgl. Peng-Keller/Rettke, Spiritual Care und Pflegewissenschaft.

90 Juchli, Allgemeine und spezielle Krankenpflege, 264f.

91 Auch das Adjektiv *geistlich*, die herkömmliche deutsche Übersetzung von *spirituell*, sucht man vergebens. Stattdessen wird von religiösen und *geistigen* Einstellungen und Gedanken gesprochen. In der 7. Auflage von 1994 findet sich neben einer weiteren Entfaltung der diesbezüglichen Aspekte vereinzelt auch eine neue Terminologie. So wird die geistige Dimension des Menschen mit der spirituellen Dimension gleichgesetzt (Juchli, 1994, 33).

Auseinandersetzung um den ersten Entwurf der Resolution während der 36. Weltgesundheitsversammlung im Jahre 1983, die Zwischenphase, in der der damalige Generaldirektor der WHO eine ausführliche Stellungnahme verfasste, und schließlich die abschließende Diskussion während der 37. Weltgesundheitsversammlung.

Hinweise zur Vorgeschichte (1943–1983)

Die Vorgeschichte der Resolution WHA37.13 ist zugleich die Vor- und Nachgeschichte der WHO-Gesundheitsdefinition. Angesichts der kontroversen Diskussionen, die diese Definition hervorrief, ist es erstaunlich, dass ihre Herkunft erst in jüngster Zeit geklärt wurde. Mittels Archivrecherchen konnte Lars Thorup Larsen 2017 belegen, dass die Definition vor der Gründungsphase der WHO entstand. Die erste Version dieser Definition, die der jugoslawische Delegierte Andrija Stampar 1946 einbrachte, war noch während des Zweiten Weltkriegs durch den damaligen Generaldirektor der *League of Nations Health Organization* Raymond Gautier verfasst worden. In einer auf den 15. März 1943 datierten Skizze zu einer neuen internationalen Gesundheitsinstitution notierte dieser: «For health is more than the absence of illness: the word ‹health› implies something positive, namely physical, mental and moral fitness».[92] Die gesundheitspolitischen Implikationen eines solchen umfassenden Gesundheitsverständnisses stellte Gautier deutlich heraus. Gefördert werden müsse eine allgemeine Krankenversicherung und eine für alle zugängliche medizinische Versorgung.[93]

---

92 Larsen, Legitimizing Positive Health for All, 10.

93 In einer weiteren Skizze zu einer künftigen Gesundheitsorganisation vom 31. Mai 1943 präzisiert Gautier: «This self-supporting Health Organization should not only be a clearing house for public health questions of international bearing, but also an organism, aware of the importance of the medico-social problems of the hour, which it should approach with one object in view: the promotion of health for all, which means something quite different than the mere absence of disease» (zitiert nach Donald S. Burke, Origins of the WHO Definition of Health; www.pitt.edu/~super7/56011-57001/56051.pdf; Zugriff: 04.02.2019).

Wovon ließ sich der Genfer Gesundheitspolitiker Gautier inspirieren, als er während des Zweiten Weltkriegs über eine künftige internationale Gesundheitsinstitution nachdachte? Larsen vermutet die entscheidende Quelle in Henry Sigerists Terry Lectures. Wie oben erwähnt, findet sich in diesen Vorlesungen nicht allein Gautiers Plädoyer für eine soziale Medizin vorgezeichnet, sondern ebenso dessen Gesundheitsverständnis: «Gesundheit ist also nicht nur Freisein von Krankheit: es ist etwas Positives, es ist eine freudige Einstellung des Menschen zum Leben, eine zuversichtliche Bejahung der Verantwortung, die ihm das Leben auferlegt.»[94]

Vor dem Hintergrund ihrer Entstehungsgeschichte, die aus diplomatischen Gründen geheim gehalten wurde,[95] zeigt die WHO-Gesundheitsdefinition eine klare Programmatik. Gesundheitspolitik kann sich nicht auf die physische Dimension der Gesundheit beschränken, sondern muss auch auf soziale und mentale Faktoren achten. Auffällig ist, dass der in den Vorentwürfen noch zu findende ethische Bezug schließlich nicht in die WHO-Definition aufgenommen wurde. Weder Gautiers «moral fitness» noch Sigerists «freudige Einstellung des Menschen zum Leben, eine zuversichtliche Bejahung der Verantwortung, die ihm das Leben auferlegt», werden in der Definition genannt.[96] In der weiteren Diskussion

---

94 Sigerist, Die Heilkunst im Dienste der Menschheit, 79.

95 Die von Gautier, Sigerist und Yves Biraud propagierte soziale Medizin stieß insbesondere in den USA auf heftigen Widerstand. Larsen, Legitimizing Positive Health for All, 11 kommentiert: «This may explain why both Gautier and later also Biraud stayed silent on their role in drafting the WHO constitution and, in effect, also in authoring the health definition: They believed their ideas would be more influential if they were introduced by someone less associated with the failing League of Nations such as Stampar». Diese Zusammenhänge werden in der Dissertation von Thomas Zimmer, Welt ohne Krankheit. Geschichte der Internationalen Gesundheitspolitik 1940–1970 übersehen. Zimmers Einschätzung, dass Gautier zur «alten Völkerbundgarde» gehörte, die nach dem Krieg ihren Einfluss gänzlich eingebüßt hatte (ebd., 81), bedürfte einer gründlichen Revision.

96 In der Vorlage, die Gautier im Dezember 1945 zusammen mit seinem französischen Kollegen Yves Biraud verfasste und Andrija Stampar übermittelte, hieß es noch: «Health, however, is something more than absence of disease and although curative and preventive medicine have not said their last word, they cannot endow the individual with that physical perfection which ensures joy of living. For this, the action of positive factors is required» (Larsen, Legitimizing Positive Health for All, 14).

sollte sich die Rede von ‹mental health› als eine Art Residualkategorie für diese nicht-integrierten Aspekte erweisen. So zeigt sich bereits in den offiziellen Übersetzungen der WHO-Präambel eine bemerkenswerte semantische Oszillation. Auf Deutsch lautet die besagte Definition: «Gesundheit ist ein Zustand des vollständigen körperlichen, geistigen und sozialen Wohlergehens und nicht nur das Fehlen von Krankheit oder Gebrechen.»[97] ‹Mental› wird hier mit ‹geistig› übersetzt. Würde man heute die deutsche Fassung ins Englische zurückübersetzen, läge es nahe, für ‹geistig› das Adjektiv ‹spiritual› zu benutzen. Die im Folgenden zu rekonstruierende Diskussion dreht sich nicht zuletzt um die Frage, ob die spirituelle Dimension in der ursprünglichen Gesundheitsdefinition der WHO bereits enthalten oder aber als vierte Dimension zu ergänzen ist.

Ausdrückliche Bezüge auf die spirituelle Dimension sind bereits in der Gründungszeit der WHO zu verzeichnen. So ist in einem am 14. Januar 1948 veröffentlichten Dokument von der «welfare of children, physically, mentally and spiritually» die Rede.[98] Und in seiner Ansprache zur Eröffnung der ersten Plenarsitzung der ersten Weltgesundheitsversammlung am 24. Juni desselben Jahres charakterisiert der Schweizer Innenminister Philipp Etter die Aufgabe der WHO folgendermaßen: «Its efforts tend not only towards combating dangers which menace the health of the peoples, but more especially towards the development of general health and physical well-being, thus embracing the whole conception of man in his bodily and spiritual aspects.»[99] Der Dual körperlich/spirituell wird, wie zu zeigen sein wird, die weitere Diskussion begleiten.

Der Vorschlag, die Gesundheitsdefinition um die «spirituelle Dimension» zu erweitern, wurde 1978 erstmals in den Exekutivrat der WHO eingebracht, ohne dort auf Resonanz zu stoßen. Zunächst war es der libysche Delegierte A. M. Abdulhadi, der in der 61. Sitzung einen Bericht über die Gesundheitsbedürfnisse junger Menschen kritisierte, weil er es versäumte, sich auf die «spiritual values

97 Weltgesundheitsorganisation (WHO, 1946), Verfassung, https://www.admin.ch/opc/de/classified-compilation/19460131/201405080000/0.810.1.pdf (Zugriff: 22.05.2018).

98 World Health Organization, Official records No. 7, Geneva 1948, 187.

99 World Health Organization, Official records No. 13, Geneva 1948, 24. Die Rede, die gespickt ist mit historischen Bezügen, liegt sachlich sehr nahe bei Gautier und könnte von ihm selbst verfasst worden sein.

and their impact on adolescent development»[100] zu beziehen. Einige Tage später meldete sich der indische Delegierte D. B. Bisht mit einem ähnlichen Anliegen zu Wort: «If the ultimate aim of health was peace and happiness for mankind, then the spiritual parameter should be added to those already included, namely, physical, mental and social health.»[101]

Zeitgleich zu Bishts erfolglosem Bemühen, den Exekutivrat von seinem Anliegen zu überzeugen, vollzog sich an der Gesundheitskonferenz, die unter dem Namen der kasachischen Stadt Alma Ata (heute Almaty) in die Geschichte eingegangen ist, ein folgenreicher gesundheitspolitischer Durchbruch. Unter der Führung der WHO und der UNICEF verpflichteten sich die Vertreter von 134 Ländern auf ein Aktionsprogramm, das das Konzept der Primären Gesundheitsversorgung («primary health care») verbindlich machte. Dieses Konzept, das in den Jahren zuvor innerhalb der WHO entwickelt wurde und auch durch die *Christian Medical Commission* unterstützt wurde, bedeutete eine Abkehr von der bisherigen, auf die Ausrottung bestimmter Krankheiten fokussierten Gesundheitspolitik der WHO. Das Anliegen einer gerechten Gesundheitsversorgung wurde mit einem integrativen, kultursensitiven und partizipativen Ansatz verknüpft, der sich an sozialen Netzwerken orientierte und erstmals auch traditionelle Heiler und Gemeindearbeiter gesundheitspolitisch berücksichtigte.

Zu den Architekten der Primären Gesundheitsversorgung und der Alma-Ata-Deklaration gehörte der damalige Generaldirektor Halfdan Mahler.[102] Als Sohn eines freikirchlichen Predigers griff Mahler in Ansprachen und Interviews wiederholt auf religiöse Sprachformen zurück, um die Bedeutung einer gerechten Gesundheitsversorgung zu unterstreichen. So sprach er vom «Alma-Ata gospel of health for all» und beschreibt den Abschluss der Konferenz als «a sacred moment.»[103] Das Programm «Gesundheit für alle bis zum Jahr 2000», das Mahler innerhalb der WHO durchsetzte, war von einem humanistischen Ethos getragen.

---

[100] World Health Organization, Executive Board 61th session, Geneva, 11–26 January 1978, summary records. Geneva 1978, 15.

[101] Ebd., 161.

[102] Zur Alma-Ata-Konferenz, dem Health-for-All-Programme und Mahler vgl. Basilico et al., Health for All.

[103] http://www.who.int/bulletin/volumes/86/10/08-041008/en/ (abgerufen am 24.05.2018).

Es bildete den Resonanzraum, in dem sich die Diskussion, die im Folgenden näher untersucht werden soll, entwickeln konnte.

Der entscheidende Anstoß dazu kam allerdings nicht aus den Kreisen jener, die sich in vorderster Reihe für die Primäre Gesundheitsversorgung einsetzten. Es waren mehrheitlich Delegierte aus islamisch geprägten Staaten, die sich für eine Integration der spirituellen Dimension aussprachen. Abdul Rahman Al-Awadi, der als kuwaitischer Gesundheitsminister selbst eine wichtige Rolle in diesem Prozess spielte, weist in einem 2000 veröffentlichten Bericht darauf hin, dass das damalige islamische Engagement im Kontext eines Bewusstseinswandels stand, der sich in der Entstehung der *Islamic Organization for Medical Sciences* (IOMS) manifestierte. Die IOMS war 1981 in Kuwait gegründet worden, um die islamische Haltung gegenüber neuen medizinischen Praktiken zu klären.[104] Die Rückbesinnung auf die islamischen Traditionen geschah in kritischer Abgrenzung gegenüber der westlichen Medizin und war mit dem Anliegen verknüpft, die verloren gegangene spirituelle Dimension zurückzugewinnen. In seinem Rückblick hält Al-Awadi fest: «[The] IOMS was successful in including the spiritual component in the definition of the human being at World Health Organization (WHO).»[105] Lässt sich dieses selbstbewusste Statement an den vorhandenen Quellen belegen?

Die Diskussionen während der 36. Weltgesundheitsversammlung (1983)

Al-Awadi lässt es offen, welche Rolle er selbst in diesem Prozess spielte. Anders als seine Aussage vermuten lassen könnte, kam die Initiative nicht aus dem Kreise der Länder, die sich in der IOMS zwei Jahre zuvor zusammengeschlossen hatten.

---

[104] Dass die IOMS in Kuwait gegründet wurde, mag mit der besonders raschen Entwicklung zu tun haben, die das Gesundheitswesen in diesem Land in den Jahrzehnten zuvor durchlaufen hatte, vgl. James McGilvray, Die verlorene Gesundheit – das verheißene Heil, Stuttgart 1982, 18f.: «Im Jahre 1949 gab es in Kuwait nur ein Hospital mit 4 Ärzten von der reformierten Kirche in Amerika. Im Jahre 1967 gab es 16 Hospitäler und 189 Kliniken mit mehr als 500 Ärzten.»

[105] Ebd., 68. Für eine ausführliche Analyse dieser Entwicklung vgl. den Beitrag von Raphael Rauch in diesem Band.

Vielmehr war es, wie bereits erwähnt, der Gesundheitsminister Swazilands Samuel Hynd, der mit Blick auf das Gesundheit-für-alle-Programm am 4. Mai 1983 einen kühnen Vorschlag in die Plenarversammlung einbrachte. Hynd schicke eine Bemerkung zur Gesundheitsdefinition der WHO voraus. Sie sei unvollständig, weil sie den ‹spirit› vergesse, der als motivationale Kraft für menschliche Lebensführung entscheidend sei.[106] Damit hatte Hynd die «spirituelle Dimension» in einer Weise profiliert, die sich unmittelbar mit dem Einsatz für eine effektivere und gerechtere Gesundheitsversorgung verknüpfen ließ. Ein solcher bedürfe spiritueller Quellen.

Damit hatte Hynd einen ambitionierten Plan vorgelegt. Unterstützt wurde er von einigen Vertretern afrikanischer Staaten, insbesondere aber von Delegierten aus arabischen Ländern. Unter ihnen war auch Al-Awadi, mit dem Hynd nach Auskunft seines Tagebuchs[107] noch am selben Tage sprach und der sich am 6. Mai zu Wort meldete. Ohne Hynd zu nennen, schließt er sich in seiner Ansprache dessen Anliegen an. Dabei setzt er gleich auch eigene, zivilisationskritische Akzente. Die Angst und Unsicherheit, die die Gegenwart charakterisiere, sei auf ein spirituelles Vakuum zurückzuführen.[108] Anders als in späteren Aussagen argumentierte Al-Awadi zunächst nicht mit dem Kontrast zwischen spirituell und materiell/materialistisch, sondern interpretierte den «spiritual aspect of life» als etwas, was die «health care for the body and the mind» ergänze. Im weiteren Verlauf der 9. Plenarversammlung, die sich vor allem durch hitzige Wortwechsel zum israelisch-palästinensischen Konflikt auszeichnete, wurde Al-Awadis Vorstoß nicht weiter aufgenommen. Einzig in Mahlers abschließender Rede, die auf das gemeinsame Ethos der Religionen und einen aktuellen «spiritual resource gap» aufmerksam machte, klang das Thema nochmals an.[109]

Hynd war von Al-Awadis Rede sehr angetan und notierte in seine Agenda: «Kuwait Minister gave a very strong speech in the need for spiritual Dimension to be

---

106 World Health Organization, 36th World Health Assembly 2–16 May 1983. Verbatim records of plenary meetings, reports of committees, Geneva 1983, 109.

107 Ich danke Elizabeth Hynd und Thomas A. Noble für ihre Bereitschaft, uns Auszüge aus dem Tagebuch Samuel Hynds zur Verfügung zu stellen und uns bei der Entzifferung zu unterstützen.

108 World Health Organization, 36th World Health Assembly 2–16 May 1983. Verbatim records of plenary meetings, reports of committees, Geneva 1983, 224f.

109 Ebd., 245f.

included in health. As a former President of Assembly his word carries much more weight than mine.» Tatsächlich scheint Al-Awadi den weiteren Verlauf der Diskussion bestimmt zu haben. Hatte Hynd vorgeschlagen, eine Resolution im Hinblick auf die 37. Weltgesundheitsversammlung auszuarbeiten, legte Al-Awadi wenige Tage später bereits eine solche vor. Auch der Vertreter der *Christian Medical Commission* unterstützte Hynds Vorschlag. In seiner Wortmeldung machte Eric R. Ram gleichzeitig auf eine interreligiöse Konsultation aufmerksam, die die CMC in verschiedenen Ländern der Welt durchgeführt hatte.[110]

Doch meldete sich auch Widerstand gegen das Anliegen. Als Wortführer trat M. N. Savel'ev auf, der die Sowjetunion vertrat. Sein Land respektiere die religiösen Ansichten der Delegierten. Da sie jedoch nicht allgemein geteilt würden, sei es heikel, sie in die Gesundheitsprogramme der WHO einzubeziehen. Er werde deshalb im Namen seines Landes eine Reihe von Veränderungsvorschlägen einbringen, die allerdings nicht den Kernbestand der Resolution betreffen würden.[111] Savel'evs Stellungnahme belegt indirekt, dass der Resolutionsentwurf bereits unter der Hand verbreitet worden war. Nach Hynds Tagebuch war sie von der Delegation Kuwaits vorbereitet worden, wohl von Al-Awadi selbst.

Die Diskussion des Resolutionsentwurfs wurde für die 15. Sitzung des *Commitee A* festgelegt, die am folgenden Tag stattfand. Eingebracht wurde dieser Entwurf von einem Teil der Länder, die sich bereits in den Jahren zuvor in strategischen Bündnissen gegen die Dominanz der Bretton-Woods-Staaten zusammengeschlossen hatten.[112] Der provisorische Text, der alle vier von Hynd eingebrachten Aspekte enthält, trug den Titel *The spiritual dimension in health care programmes*.[113]

---

110 Committee A, Provisional summary record of the fourteenth meeting, A36/A/SR/14, 10f.: «One clear factor had emerged from the study: body, mind and spirit were inseparable and, consequently, all dimensions, including the spiritual, had to be taken into consideration in the provision of health care.»

111 Ebd., 12.

112 Ägypten, Bahrain, Botswana, Chile, (Süd-)Jemen, Kenia, Kuwait, Malawi, Mauretanien, Marokko, Oman, Katar, Sambia, Saudi-Arabien, Somalia, Sudan, Swaziland, Syrien, Tunesien, Vereinigte Arabische Emirate, Venezuela. Zum politischen Hintergrund vgl. den Beitrag von Raphael Rauch in diesem Band.

113 World Health Organization, 36th World Health Assembly 2–16 May 1983. Summary reports of committees, Geneva 1983, 221f.

Nach intensiver Diskussion wurde der Exekutivrat damit beauftragt, die Sache weiter zu klären. Wenige Tage nach Abschluss der 36. Weltgesundheitsversammlung fasste der westdeutsche Delegierte seine Wahrnehmung des Diskussionsverlaufs zusammen. In seinem Schreiben an das Auswärtige Amt in Bonn berichtet er:

> «Ein neues Thema verwirrte die Delegierten in den letzten zwei Tagen der 36. WGV [Weltgesundheitsversammlung]: 22 Delegationen der Dritten Welt, vor allem afrikanische und arabische, hatten zu TOP 21 Res[olutions] entwurf eingebracht, der den WHO-GD [Generaldirektor] aufforderte, bei der Entwicklung von Gesundheitsprogrammen die ‹spiritual dimension› zu berücksichtigen. Debatte und auch selbst GD selbst konnten Begriff ‹spiritual› nicht eindeutig definieren. KUW [Kuwait], einer der starken Befürworter des Res[solutions]entwurfes, erläuterte, ‹spiritual› sei weder ‹religiös› noch ‹ideologisch› zu verstehen. SOW [Sowjetunion] stellte im Ausschuss Änderungsanträge zum Res[olutions]entwurf, die jedoch bei großer Zahl von Enthaltungen abgelehnt wurden. Ursprünglicher Res[solutions]text wurde im Ausschuss mit 42:9:38 angenommen. Im Plenum des letzten Konferenztages ereignete sich der für WGV seltene Fall, dass der vom Ausschuss angenommene Text nicht verabschiedet wurde. Auf Antrag MOS [Mozambique] wurde durch Abstimmung entschieden, dass Res[solutions]entwurf noch nicht ‹reif› zur Annahme im Plenum sei und WHO-Exekutivrat zunächst Definitionsfrage klären soll. Auch wir stimmten für diesen Antrag.»[114]

---

114 Fernschreiben von Genf nach Bonn AA, 19.05.1983. In: Politisches Archiv des Auswärtigen Amtes, 654.20/61/1–3, 5–6. Zu einem ähnlichen Urteil kam der Berichterstatter der Schweizer Delegation: «Quant à la préparation et le développement des programmes de soins de santé primaires, 21 délégations (dont un certain nombre de pays islamiques) ont présenté un projet de résolution selon lequel le Directeur Général serait prié de ‹tenir compte de la dimension spirituelle dans la préparation et le développement› de ces programmes. Après un débat confus, le Comité A qui était saisi de ce projet l'a adopté mais l'Assemblée, estimant que la question n'était pas mûre, a décidé de prier le Conseil exécutif de l'examiner.» Bericht über die 36. Weltgesundheitsversammlung der Weltgesundheitsorganisation 2.–6. Mai 1983 in Genf, S. 35, in: Schweizerisches Bundesarchiv, E2023A#1993/129#2981*, Az. o.721.21(36e). Ich danke Raphael Rauch für den Hinweis auf diese Dokumente.

Halfdan Mahlers Bericht (1983)

Als Grundlage für die weitere Diskussion erarbeitete Mahler einen ausführlichen Bericht, der am 21. Oktober 1983 abgeschlossen wurde.[115] Drei Monate später, am 16. Januar 1984, diskutierte der Exekutivrat diesen Bericht und stimmte ihm vorbehaltlos zu. Einige Formulierungen Mahlers gehen schließlich in den Resolutionstext ein. Um das Thema einzukreisen, zitiert der Bericht zunächst einige Wörterbücher. Das Adjektiv ‹spiritual› verweise auf «a phenomenon that is not material in nature but belongs to the realm of ideas that have arisen in the minds of human beings, particularly ennobling ideas.» Die spirituelle Dimension wird so in zweifacher Weise eingegrenzt: zum einen durch die Abgrenzung von materiellen Phänomenen (spirituell vs. materiell), zum anderen durch die Zuordnung zum Bereich der «ennobling ideas».

Was darunter zu verstehen ist, erläutert Mahler in einem Abschnitt, der mit «Historical overview» überschrieben ist und eine Art historischer Anthropologie umfasst. Was den Menschen zum Menschen werden ließ und als solchen ausmacht, sei dessen Fähigkeit, Ideen zu entwickeln und sich von ihnen leiten zu lassen. Mahler unterscheidet zwischen Ideen, durch die Menschen ihre materielle Lebenswelt verbessern, und solchen, die um die Fragen des Ursprungs des Lebens kreisen und zu religiösen, moralischen und philosophischen Konzepten führen. Mahlers Genealogie führt von der Urgeschichte direkt zu den neuzeitlich-modernen Freiheits- und Demokratisierungsbewegungen. Was als «ennobling ideas» benannt wurde, wird mit Verweis auf jene politische Ideale konkretisiert, in denen sich unterschiedliche Adressaten des Berichts wiederfinden konnten: «Alle Menschen sind frei geboren»; «Freiheit, Gleichheit, Brüderlichkeit»; «Proletarier aller Länder, vereinigt euch!»

Der Bericht unterstreicht schließlich auch die praktischen, sozial- und gesundheitspolitischen Implikationen der genannten Konzepte und Ideale. Das Gesundheit-für-alle-Programm wird als Fortsetzung der genannten humanitären Konzepte gedeutet: «It was greatly influenced by such humane qualities as a sense of decency, empathy with the world's health underprivileged, compassion, and the desire for

---

115 World Health Organization, Executive Board, seventy-third session Geneva, 11–20 January 1984, resolutions and decisions annexes, Geneva 1984, 23–25.

social justice regarding health.» Mahlers Argumentation tendiert dazu, die «spirituelle Dimension» mit jenen «nicht-materiellen» Werten zu identifizieren, die einen «signifikanten materiellen Wert für Menschen» haben. Um einer wert- und gerechtigkeitssensiblen Gesundheitsversorgung Geltung zu verschaffen, bedürfe sie einer Anpassung an unterschiedliche Kulturen und Gemeinschaften. Nach Mahler umfasst die spirituelle Dimension wertgenerative Überzeugungen und Praktiken aller Art.

Mahlers Stellungnahme oszilliert, diplomatisch bedingt, zwischen Begriffsschärfung und konzeptueller Entgrenzung. Der Gefahr, die spirituelle Dimension zur unverbindlichen Residualkategorie zu machen, entgeht Mahler einzig dadurch, dass er das zu klärende Konzept mit einem humanistischen Ethos verknüpft, das sich gesundheitspolitisch im Einsatz für eine gerechte Gesundheitsversorgung konkretisiert. Die «ennobling ideas» in Gestalt universalistischer ethischer Prinzipien und Haltungen bilden das unausgesprochene Kriterium dafür, was der spirituellen Dimension zuzurechnen ist und was nicht.

Die Verabschiedung der Resolution während der 37. Weltgesundheitsversammlung

Mahlers Bericht ebnete den Weg zur Resolution WHA37.13. Es waren die Vertreter Bahrains, Iraks, Kuwaits, Omans und der Vereinigten Arabischen Emirate, die die Diskussion weiterführten und dabei an Mahlers Argumentation anknüpften. Al-Awadi eröffnete am 14. Mai 1984 die Diskussion in der 5. Sitzung des *Commitee A*. Der kuwaitische Gesundheitsminister stellte heraus, dass die spirituelle Dimension nicht auf religiöse Lehren festzulegen sei, sondern auf ein humanistisches Ethos in Mahlers Sinne verweise und der Einsatz für eine gerechte Gesundheitsversorgung beinhalte.

Am Nachmittag desselben Tages brachte Al-Awadi einen revidierten Resolutionsentwurf ein, der weitgehend dem später verabschiedeten Resolutionstext entspricht und an Mahlers konzeptionelle Überlegungen anschließt:

> «The Thirty-seventh World Health Assembly Having considered the Director-General's report on the spiritual dimension in the Global Strategy for Health for All by the Year 2000 and the recommendation of the Executive Board thereon contained in resolution EB73.R3; Understanding the spiritual

dimension to imply a phenomenon that is not material in nature but belongs to the realm of ideas, beliefs, values and ethics that have arisen in the minds and conscience of human beings, particularly ennobling ideas;

1. THANKS the Director-General for his report and the Executive Board for its recommendation;

2. CONCURS with the reflections contained in the report;

3. NOTES that ennobling ideas have given rise to health ideals which have led to a practical strategy for health for all that aims at attaining a goal that has both a material and non-material component;

4. RECOGNIZES that if the material component of the strategy can be provided to people, the non-material or spiritual one is something that has to arise within people and communities in keeping with their social and cultural patterns;

5. CONSIDERS that the realization of the health ideals that form the moral basis of the goal of health for all by the year 2000 will itself contribute to people's feelings of wellbeing;

6. RECOGNIZES that the spiritual dimension plays a great role in motivating people's achievement in all aspects of life;

7. AFFIRMS that ennobling ideas have not only stimulated worldwide action for health but have also given to health, as defined in WHO's Constitution, an added spiritual dimension;

8. INVITES Member States to consider including in their strategies for health for all a spiritual dimension as defined in this resolution in accordance with their social and cultural patterns;

9. REQUESTS the Director-General to study further the role of the spiritual dimension in promoting the attainment of the goal of health for all by the year 2000.»[116]

---

[116] World Health Organization, 37th World Health Assembly 7–17 May 1984. Summary Records of Commitees, Genf 1984, 82f.

Der Resolutionstext ist relativ unverbindlich. Die Mitgliedsstaaten werden nicht verpflichtet, sondern lediglich eingeladen, die spirituelle Dimension in ihre Gesundheitsversorgung einzubeziehen. Dennoch stand mit dem Vorschlag, das Gesundheitsverständnis im Hinblick auf eine umfassendere Gesundheitsversorgung zu erweitern, das Selbstverständnis der WHO zur Debatte. Das erklärt die kontroverse Diskussion über den neuen Entwurfstext. Wie schon ein Jahr zuvor trat Savel'ev als Wortführer der Kritiker auf, ohne allerdings neue Argumente einzubringen. In seiner Stellungnahme würdigte er zunächst Mahlers Bericht und unterstrich, dass auch er «moralische, ethische und soziale Aspekte sowie kulturelle Traditionen» für die Implementierung einer globalen Gesundheitsstrategie für sehr bedeutsam halte. Schließlich stimmten 55 Delegierte dem um Ziffer 9 gekürzten Resolutionsentwurf zu, während sich 31 der Stimme enthielten. Der hohe Anteil an Enthaltungen deutet darauf hin, dass Mahlers Bemühen, dem Anliegen durch die Ausweitung und ethische Imprägnierung des umstrittenen Konzepts einen breiten Konsens zu verschaffen, nur ansatzweise erfolgreich war. Am folgenden Tag wurde die Resolution durch die Plenarversammlung verabschiedet.

Nachgeschichte

Um zu eruieren, ob und inwiefern die Resolution für die in den folgenden Jahren sich vollziehenden Entwicklungen im Bereich Spiritual Care bedeutsam war, müsste ihre Rezeption innerhalb und außerhalb der WHO untersucht werden. Im Rahmen dieses Beitrags beschränke ich mich auf zwei kurze Hinweise auf den weiteren Diskussionsverlauf. Im Jahre 1998 bekräftigte die WHO auf ihrer 51. *Weltgesundheitsversammlung* das Gesundheit-für-alle-Programm, das in den Jahren zuvor nur ansatzweise umgesetzt worden war.[117] Das Dokument *Health-for-all in the twenty-first century* (A51/5) identifiziert die spirituelle Dimension mit einer Suche nach Sinn und Zugehörigkeit: «Health for All acknowledges the uniqueness of each person and the need to respond to each individual's spiritual quest for meaning, purpose and belonging.» Parallel dazu brachte das Regionalbüro für den östlichen Mittelmeerraum das Votum ein, diese Dimension auch in der WHO-Charta zu

---

[117] Zu den Hintergründen dieses Scheiterns vgl. Basilico et al., Health for All.

verankern und Gesundheit neu als «a dynamic state of complete physical, mental, spiritual and social well-being» zu definieren (Resolution EB 101), worauf die *Weltgesundheitsversammlung* jedoch nicht einging.

Exemplarisch für die Skepsis gegen eine solche Erweiterung der Gesundheitsdefinition ist die japanische Stellungnahme, die vom *Health Science Council* des japanischen Gesundheitsministeriums vorbereitet wurde.[118] Die Mehrheit dieses Gremiums, das sich zum größeren Teil aus Wissenschaftlern aus dem Bereich medizinischer Forschung zusammensetzte, kam zum Schluss, dass eine Inklusion der spirituellen Dimension in die WHO-Gesundheitsdefinition mehr Probleme schaffen als lösen würde. Die naturwissenschaftlich geprägte Ratsmehrheit empfand das diskutierte Konzept als zu unklar, um in nützlicher Weise in die Gesundheitsversorgung einbezogen werden zu können. Eingewandt wurde auch, dass das Votum, das hauptsächlich von islamisch geprägten Ländern unterstützt wurde, von einer (zu) engen Verknüpfung von Staat und Religion ausgehe. Trotz der Dissemination des Themas in verschiedene Förderbereiche der WHO (Palliative Care, Traditionelle Medizin u.a.m.) ist bislang keine Einigung darüber zu verzeichnen, wie sich die spirituelle Dimension zur Gesundheitsdefinition der WHO verhält.[119] Wie die bisherige Entwicklung gezeigt hat, ist eine solche konzeptuelle Einigung auch gar nicht unbedingt nötig. Es ist zu vermuten, dass auch die Gesundheitsdefinition selbst, würde sie heute neu diskutiert werden, zu intensiven Auseinandersetzungen führen würde.

Kritische Würdigung

Im historischen Rückblick stellt die Resolution WHA37.13 einen bemerkenswerten Meilenstein in der Genese spätmoderner Spiritual Care dar. Abschließend soll versucht werden, die zentralen Aspekte der Diskussion nochmals zu vergegenwärtigen und kritisch zu würdigen.

Dass weitreichende Entscheidungen nicht selten Konstellationen entspringen, die im Rückblick als in hohem Maße kontingent erscheinen, trifft für die hier

---

118 Vgl. Nagase, Does a Multi-Dimensional Concept of Health Include Spirituality?

119 Dass die Diskussion längst nicht abgeschlossen ist, zeigt eine jüngere Initiative: Charlier, A new definition of health.

rekonstruierte Diskussion in besonderem Maße zu. Sie ist auf eine Einzelinitiative Samuel Hynds zurückzuführen, der mit Swaziland einen Kleinstaat vertrat, welcher nicht zu den einflussreichen policy-makers der WHO gehörte. Zu den Kontingenzen, die zum Erfolg dieser Initiative beitrugen, gehörte zum einen das humanistische Ethos, das das Gesundheit-für-alle-Programm inspirierte. Zum anderen war es bedeutsam, dass zwei Jahre zuvor Vertreter der Golfstaaten eine Organisation ins Leben gerufen hatten, die im Rückgriff auf islamisch-medizinische Traditionen die spirituelle Dimension auf neue Weise in die Gesundheitsversorgung einbringen wollte. Die untersuchten Dokumente weisen darauf hin, dass der kuwaitische Gesundheitsminister Al-Awadi dieses Anliegen in Hynds Vorschlag wiedererkannte. Die Unterstützung von muslimischer Seite, ohne die es dieser Initiative vermutlich ähnlich ergangen wäre wie jener Bishts einige Jahre zuvor, brachte das Anliegen gleichzeitig in Gefahr. Es konnte nämlich als Versuch betrachtet werden, religiös gefärbte Partikularinteressen in die Weltgesundheitspolitik einbringen zu wollen. Entsprechend konzentrierte sich der von Mahler verfasste Bericht darauf, die spirituelle Dimension anthropologisch zu fundieren und so das Anliegen auch für kommunistisch regierte Länder rezipierbar zu machen.

Dass es die Vertreter zweier Kleinstaaten waren, die als Wortführer der Befürworter auftreten, ist ebenso bemerkenswert wie der Sachverhalt, dass weder die USA noch westeuropäische Staaten (von vereinzelten Wortmeldungen abgesehen) sich an der Diskussion beteiligten oder einen der beiden Resolutionsentwürfe mitunterzeichneten.[120] Was auch immer die Gründe gewesen sein mögen, sich aus der Debatte herauszuhalten, ihre Abstinenz könnte dazu beigetragen haben, dass der Widerstand der kommunistisch regierten Staaten vergleichsweise moderat ausfiel und diese sich schließlich damit begnügten, die Resolution leicht zu entschärfen und sich der Stimme zu enthalten.

Wie immer man die Resolution WHA37.13 inhaltlich beurteilen mag, sie ist in konzeptueller Hinsicht innovativ. Der Begriff der spirituellen Dimension, der sich in der vorauslaufenden Diskussion mit unterschiedlichen Akzentsetzungen herauskristallisierte, wird durch eine dreifache Unterscheidung konturiert:

---

120 Zu den politischen Hintergründen vgl. den Beitrag von Raphael Rauch in diesem Band.

1. spirituell/religiös: Dass selbst Al-Awadi, der seine Reden bisweilen mit einer Anrufung Allahs eröffnete, sich für die Unterscheidung zwischen der spirituellen Dimension und religiösen Bezügen stark machte, ist bemerkenswert. Die Unterscheidung diente zunächst einmal der gesundheitspolitischen Konsensfindung. Die Rede von der «spirituellen Dimension» stellt eine diplomatische Kompromissformel dar, die den Gegensatz zwischen «religiös» und «säkular» überbrückte und mit unterschiedlichen weltanschaulichen Horizonten in Einklang gebracht werden konnte.

2. spirituell/materiell: Die Unterscheidung zwischen «materiell» und «spirituell», an der sich auch die Vertreter der IOMS orientierten, trat in mehreren, argumentativ miteinander verflochtenen Varianten auf: als ontologische Differenz zwischen unterschiedlichen Wirklichkeitssphären (materielle vs. geistige Wirklichkeit), als anthropologische Differenz (Leib/Seele) und als ethische Unterscheidung (materialistisch vs. nicht-materialistisch). Zu den merkwürdigen Paradoxen der analysierten Diskussion um eine umfassendere Gesundheitsversorgung gehört, dass sich die «spirituelle Dimension» fugenlos in den vorherrschenden Leib-Seele-Dualismus einfügen konnte.[121]

3. spirituell/egozentrisch: Wie sich deutlich zeigte, war die im Rahmen des Gesundheit-für-alle-Programms geführte Debatte in hohem Maße durch ein humanistisches Ethos inspiriert. In Mahlers affirmativer Genealogie ist dieses Programm selbst Ausdruck jener «ennobling ideas», die zur Wohlfahrt und zur geistigen Entwicklung der Menschheit beitragen. Insofern betrifft die «spirituelle Dimension» nicht allein die spirituellen Bedürfnisse und Nöte bestimmter Zielgruppen, sondern auch den Modus der Gesundheitsversorgung selbst und damit alle, die eine professionelle oder politische Verantwortung dafür tragen: Gesundheitsfachleute ebenso wie Gesundheitspolitiker und -manager. Was für das Gesundheitsverständnis der WHO gilt, trifft ebenso für die damit verknüpfte «spirituelle Dimension» zu: es handelt sich dabei nicht um ein deskriptives, sondern um ein normatives Konzept, das mit jenem des Rechts auf Gesundheit verbunden ist. Entgegen der Tendenz, spirituelle Einstellungen zu privatisieren,

---

121 In diese Richtung geht auch die Kritik von Shui-Man Kwan, Negotiating the meaning of spirituality.

manifestiert sich die spirituelle Dimension nach dem untersuchten Dokument in sozialen und gemeinschaftsstiftenden Praktiken. Insofern lässt es sich als programmatische Grundlegung eines sozialen Modells von Spiritual Care lesen.[122]

Alle drei konzeptuellen Bestimmungen bedürfen der weiteren Diskussion und Konkretion. Dass die von der Weltgesundheitsversammlung eingeführte Terminologie sich einer komplexen Begriffsgeschichte verdankte und dass sie vermutlich nicht ohne größere semantische Verschiebungen in nicht-europäische Sprachen zu übersetzen ist, fand bislang noch wenig Aufmerksamkeit. Wie stark solche Verschiebungen den Blick auf die Sache prägten, zeigt sich bereits in der Übersetzung der deutschsprachigen Rede von «der geistigen Natur des Menschen» mit «the spiritual nature of the human being». Die Oszillation zwischen ‹mind› und ‹spirit› verbindet die untersuchten Texte mit der ihr vorauslaufenden abendländischen Geistes- und Begriffsgeschichte.[123]

Dem Terminus der «spirituellen Dimension» war in den rekonstruierten Diskussionen eine semantische Offenheit zu eigen, die innovative Prozesse ermöglichte. Doch was bedeutete es, das Konzept der «spirituellen Dimension» ins terminologische Inventar der WHO einzuführen? Man kann den Prozess, welcher in der Verabschiedung der Resolution WHA37.13 gipfelte, als gesundheitspolitische Kompromissbildung beschreiben, in dem der mehrdeutigen Kategorie der «spirituellen Dimension» die Funktion zukam, gegensätzliche Weltanschauungen zu überbrücken und hinsichtlich eines konkreten Gesundheitsprogramms zu einer praktischen Übereinkunft zu gelangen. Noch näher beim Selbstverständnis der maßgeblichen Akteure dürfte es liegen, den Diskussionsverlauf als einen Explikationsprozess zu deuten, bei dem ein Aspekt, der bereits in der WHO-Gesundheitsdimension angelegt ist, ausdrücklich und verbindlich zur Sprache gebracht wird. Die beschriebene Diskussion kann schließlich auch als ein kreativer Prozess der Wertegeneralisierung beschrieben werden, in dem sich die Idee eines Rechts auf Gesundheitsversorgung vertiefte und mit einem humanistischen,

---

[122] Zur Konzeption eines solchen Modells in Unterscheidung zu anderen Modellen vgl. Rumbold, Models of spiritual care.

[123] Vgl. Peng-Keller, Zur Herkunft des Spiritualitätsbegriffs; Peng-Keller, Genealogies of ‹spirituality›.

für religiöse Selbstdeutungen offenen Verständnis des Menschen und seiner Geschichte verknüpfte.[124]

4. Fazit

Versucht man die in diesem Beitrag analysierten Entwicklungen zu resümieren, so kann bei aller Vorsicht gesagt werden, dass die ‹spirituelle Dimension› der Gesundheitsversorgung zwar nicht erst in der zweiten Hälfte des 20. Jahrhunderts entdeckt wurde, in dieser Zeit jedoch einen neuen Institutionalisierungsgrad erhielt. Die auf den vorangegangenen Seiten nachgezeichnete Entwicklung kann als ‹re-entry› einer Dimension beschrieben werden, die im Prozess der funktionalen Ausdifferenzierung von Medizin und Religion in vielen, wenn auch nicht allen Bereichen moderner Gesundheitsversorgung ausgeblendet wurde oder zumindest in eine randständige Position geriet. Was diese Reintegration für die unterschiedlichen Akteure im gesundheitsberuflichen Feld bedeutet, ist Gegenstand intensiver Diskussionen.[125] Sie betreffen nicht zuletzt auch die Frage, ob eine solche Reintegration nicht zwangsweise dazu führt, spirituelle Heilungsvorstellungen und -praktiken auf psychologisch nutzbare Ressourcen zu reduzieren und sie zu medikalisieren. Jenseits der Alternative zwischen biomedizinischer Trennung von Medizin und Religion einerseits und reflektierter Reintegration der spirituellen Dimension andererseits stehen all jene Heilungsbewegungen und therapeutischen Traditionen, die die funktionale Ausdifferenzierungen dieser Wirklichkeitssphären von vornherein unterlaufen. Das gilt für pfingstkirchliche und esoterische Heilungspraktiken nicht weniger als für die unterschiedlichen Formen traditioneller Medizin, die im vorliegenden Band zur Sprache kommen.[126] Die Persistenz, mit der sich diese therapeutischen Holismen gegen vielfältige Ausgrenzungs- und Integrationsversuche behauptet haben, macht es auch nötig, die Rede von einer

---

[124] Zu dieser Interpretation vgl. Joas, Die Sakralität der Person.

[125] Vgl. z.B. Balboni/Balboni, Hostility to Hospitality; Karle, Chancen und Risiken differenter Systemlogiken im Krankenhaus.

[126] Vgl. die Beiträge von Ilana Berlowitz, Walter Bruchhausen und Fabian Winiger.

Reintegration der spirituellen Dimension zu differenzieren. So passend diese Beschreibung für den klinischen Bereich sein mag, so unzutreffend ist sie, wie die Beiträge dieses Bandes zeigen, für die globale Gesundheitsversorgung im weiten Sinne. Entsprechend vielfältig ist denn auch, was mit ‹spirituell› als gesundheitsrelevant ausgezeichnet wird. ‹Spirituell› steht in den hier untersuchten Bewegungen ebenso für Formen menschlicher Selbsttranszendenz wie für eine Präsenz,[127] die Menschen inspiriert und übersteigt. Beide Bedeutungen können auch in nicht-religiösen Deutungszusammenhängen auftreten, womit die gängige Gegenüberstellung von religiösen und säkularen Lebensentwürfen unterlaufen wird.[128]

---

127 Zum Verständnis der ‹spirituellen› Dimension als lebensbestimmende Präsenz vgl. Fischer, Theologie und Medizin im Dialog.

128 Vgl. Bender, Spirit; Meyer, Religious and Secular.

Literatur

Al-Awadi, Abdul Rahman, The Role of the Islamic Organization for Medical Sciences in Reviving Islamic Medicine, in: Journal of the Islamic Medical Association of North America, 32 (2000), 68–72.

Anonyme Alkoholiker, Ein Bericht über die Genesung alkoholkranker Männer und Frauen. Marktoberdorf 2016.

Baier, Karl, Meditation und Moderne. Zur Genese eines Kernbereichs moderner Spiritualität in der Wechselwirkung zwischen Westeuropa, Nordamerika und Asien. Würzburg 2009.

Balboni, Michael J./Balboni, Tracy A., Hostility to Hospitality. Spirituality and Professional Socialization within Medicine. Oxford 2019.

Basilico, Matthew/Weigel, Jonathan/Motgi, Anjali/Bor, Jacob/Keshavjee Salmaan, Health for All? Competing Theories and Geopolitics, in: Farmer, Paul/Kim, Jim Yong/Arthur Kleinman, Arthur/Basilico, Matthew, Reimagining Global Health. An Introduction. Berkeley/Los Angeles/London 2013, 74–110.

Bender, Courtney, Spirit, in: Aubry, Timothy/Travis, Trysh, Rethinking therapeutic Culture. Chicago/London 2015, 46–58.

Bersagel Braley, Matthew, The Christian Medical Commission and the World Health Organization, in: Idler, Ellen L. (Ed.), Religion as a Social Determinant of Public Health. Oxford 2014, 298–320.

Bircher-Benner, Max, Vom Werden des neuen Arztes. Bern [5]2013 [1938].

Bisht, D. B., The spiritual dimension of health. New Delhi 1985.

Bradshaw, Ann, The spiritual Dimension of Hospice. The Secularization of an Ideal, in: Social Science & Medicine, 43 (1996), 409–419.

Brown, Candy Gunther (Hg.), Global Pentecostal and Charismatic Healing. Oxford/New York 2011.

Buchinger, Otto, Vom Marinearzt zum Fastenarzt. Freiburg i. Br. 1955.

Buchinger, Otto, Zur Hygiene des inneren Menschen. Bad Pyrmont 1947.

Cabot, Richard C./Dicks, Russell L., The Art of Ministering to the Sick. New York 1936.

Charlier, Philippe et al., A new definition of health? An open letter of autochthonous peoples and medical anthropologists to the WHO, in: European Journal of Internal Medicine, 37 (2017), 33–37. doi: 10.1016/j.ejim.2016.06.027.

Clark, David, To comfort always. A history of palliative medicine since the nineteenth century. Oxford 2016.

Dlamini, Shokahle R., The Introduction of Western Medicine in Southern Africa: The Case of Ainsworth Dickson Nursing Training School in Bremersdorp, Swaziland, 1927–1949, in: South African Historical Journal, 68/4 (2016), 557–572. doi 10.1080/02582473.2016.1246594.

Ellis, Gwen/Hynd, Elizabeth, Footprints on African Hearts and Lands. The Live and Work of Dr. Samuel W. Hynd. Nashwille 2014.

Engel, George, The Need for a New Medical Model: A Challenge for Biomedicine, in: Science, 196 (1977), 129–136.

Fischer, Johannes, Theologie und Medizin im Dialog. Suche nach einem ganzheitlichen Menschenbild, in: Hagen, T./Groß, N./Jacobs, W./Seidl, C. (Hg.), Seelsorge im Krankenhaus und Gesundheitswesen. Auftrag – Vernetzung – Perspektiven. Freiburg i. Br. 2017, 31–41.

Frankl, Viktor E., Ärztliche Seelsorge. Grundlagen der Logotherapie und Existenzanalyse. Frankfurt a. M. [4]1987.

Frankl, Viktor E., Der unbewusste Gott. Psychotherapie und Religion. München [7]1988.

Frankl, Viktor E., Dem Leben Antwort geben. Autobiografie. Weinheim 2017.

Freud, Sigmund, Briefe 1873–1939. Ausgewählt und herausgegeben von Ernst und Lucie Freud. Frankfurt a. M. [3]1980.

Grundmann, Christoffer H., Gesandt zu heilen! Aufkommen und Entwicklung der ärztlichen Mission im neuzehnten Jahrhundert. Gütersloh 1992.

Häner-Rombach, Sylvelyn (Hg.), Quellen zur Geschichte der Krankenpflege. Mit Einführungen und Kommentaren. Frankfurt a. M. [4]2017.

Henning, Christian/Murken, Sebastian/Nestler, Erich (Hg.), Einführung in die Religionspsychologie. Paderborn 2003.

Humphreys, Clare, «Waiting for the last summons». The establishment of the first hospices in England 1878–1914, in: Mortality, 6/2 (2001), 146–166.

Hüsch, Wilhelm, Die Entwicklung des Gesundheitswesens in Swaziland am Beispiel des Raleigh Fitkin Memorial Hospitals. Düsseldorf 1999.

Jakob, Beate/Bartmann, Peter, Gesundheit und Gesundheitsförderung. Ansätze zur Integration der spirituellen Dimension in Konzepte und die Arbeit der WHO, in: Armbruster, J. u.a. (Hg.), Spiritualität und seelische Gesundheit. Köln 2013, 48–62.

James, William, On vital reserves: The energies of men. The gospel of relaxation. New York 1922.

James, William, Die Vielfalt religiöser Erfahrung. Eine Studie über die menschlich Natur, übers. v. Herms, E./Stahlhut, Ch. Frankfurt a. M./Leipzig 1997.

Joas, Hans, Die Sakralität der Person. Eine neue Genealogie der Menschenrechte. Berlin 2015.

Juchli, Liliane, Allgemeine und spezielle Krankenpflege. Ein Lehr- und Lernbuch. Stuttgart [3]1979.

Juchli, Liliane (unter Mitarbeit von Müggler, E. und Dudli, M.-L.), Pflege. Praxis und Theorie der Gesundheits- und Krankenpflege. Stuttgart/New York [7]1994.

Karle, Isolde, Chancen und Risiken differenter Systemlogiken im Krankenhaus: Perspektiven einer Kooperation von Seelsorge und Spiritual Care, in: Spiritual Care, 7 (2018), 57–67.

Klassen, Pamela E., Spirits of Protestantism. Medicine, Healing, and liberal Christianity. Berkeley/Los Angeles/London 2011.

Kim, Daniel/Curlin, Farr/Wolenberg, Kelly/Sulmasy, Daniel, Back to the future: The AMA and religion, 1961–1974, in: Academic Medicine, 89/12 (2014), 1603–1609. doi: 10.1097/ACM.0000000000000370.

Kim, Daniel/Curlin, Farr/Wolenberg, Kelly/Sulmasy, Daniel, Religion in Organized Medicine: The AMA's Committee and Department of Medicine and Religion, 1961–1974, in: Perspectives in Biology and Medicine, 57/3 (2014), 393–414.

Knellwolf, Ulrich, Lebenshäuser. Vom Krankenasyl zum Sozialunternehmen – 150 Jahre Diakoniewerk Neumünster. Zürich 2007.

Kleinman, Arthur/Bridget, Hanna, Religious Values and Global Health, in: Swearer, Donald K./Mc Garry, Susan L. (Hg.), Ecologies of Human Flourishing. Cambridge MA 2011, 73–90.

McLeod, Hugh, A Religious Watershed? The «Long Sixties» in Long-Term Perspective, in: Schweizerische Zeitschrift für Religions- und Kulturgeschichte, 107 (2013), 15–31.

Metzger, Franziska, Die Geschichte der Gemeinschaft, in: Gemeinschaft der St. Anna-Schwestern (Hg.), Die St. Anna-Schwestern. Geschichte einer Gemeinschaft. Luzern 2015, 7–49.

Meyer, Birgit, Religious and Secular, «Spiritual» and «Physical» in Ghana, in: Bender, C./Taves, A. (Ed.), What matters? Ethnographies of value in a not so secular age. New York 2012, 86–118.

Myers-Shirk, Susan E., Helping the Good Shepherd. Pastoral Counselors in a Psychotherapeutic Culture 1925–1975. Baltimore 2009.

Nagase, Masako, Does a Multi-Dimensional Concept of Health Include Spirituality? Analysis of Japan Health Science Council's Discussions on WHO's ‹Definition of Health› (1998), in: International Journal of Applied Sociology, 2/6 (2012), 71–77.

Nalini, Marthal, Pioneer Woman Physician as Medical Missionary to the Women of the Orient Clara A. Swain, M. D (1834–1910), in: International Journal of Innovation, Management and Technology, 1/2 (2010), 147–151.

Nolte, Karen, Todkrank. Sterbebegleitung im 19. Jahrhundert: Medizin, Krankenpflege und Religion. Göttingen 2016.

Peng-Keller, Simon, Gottespassion in Versunkenheit. Die psychologische Mystikforschung Carl Albrechts aus theologischer Perspektive. Würzburg 2003.

Peng-Keller, Simon, Zur Herkunft des Spiritualitätsbegriffs. Begriffs- und spiritualitätsgeschichtliche Erkundungen im Hinblick auf das Selbstverständnis von Spiritual Care, in: Spiritual Care, 3 (2014), 36–47.

Peng-Keller, Simon, Genealogies of ‹spirituality›. An historical analysis of a travelling term, in: Journal for the Study of Spirituality (im Druck).

Peng-Keller, Simon/Rettke, Horst, Spiritual Care und Pflegewissenschaft. Ein Beitrag zum aktuellen Diskussionsstand im deutschsprachigen Raum, in: Spiritual Care, 6 (2017), 405–410.

Porterfield, Amanda, Healing in the History of Christianity. Oxford 2005.

Putney, Clifford, Muscular Christianity. Manhood and sports in protestant America 1880–1920. Cambridge 2001.

Rosenberg, Charles E., Holism in Twentieth-Century Medicine, in: Lawrence, Christopher/Weisz, George (Hg.), Greater than the Parts. Holism in Biomedicine, 1920–1950. New York/Oxford 1998, 335–355.

Rumbold, Bruce, Models of spiritual care, in: Cobb, M./Puchalski, C. M./Rumbold, B. (Ed.), Oxford Textbook of Spirituality in Healthcare. Oxford 2012, 177–183.

Schmidt, Eric Leigh, Restless souls. The making of American spirituality. Berkeley ^{2}2012.

Schultz, Johannes Heinrich, Autogenes Training, Konzentrative Selbstentspannung. Versuch einer klinisch-praktischen Darstellung. Stuttgart/New York ^{18}1987.

Sigerist, Henry, The medical student and social problems confronting medicine today, in: Bulletin of the Institute of the History of Medicine, 4/5 (1936), 411–422.

Sigerist, Henry, Medicine and Human Welfare. New Haven 1941.

Sigerist, Henry, Die Heilkunst im Dienste der Menschheit. Stuttgart 1954.

Sigerist, Henry, Krankheit und Zivilisation. Geschichte der Zerstörung der menschlichen Gesundheit. Frankfurt a. M./Berlin 1952.

Shelly, Judith A./Fish, Sharon, Spiritual Care. The Nurse's Role. Downers Grove 1978.

Shui-Man Kwan, Simon, Negotiating the meaning of spirituality in holistic health care from a Chinese perspective, in: Practical Theology, 11/1 (2018), 17–28. doi: 10.1080/1756073X.2017.1413227.

Stollberg, Dietrich, Therapeutische Seelsorge. Die amerikanische Seelsorgebewegung. Darstellung und Kritik. München 1969.

Taves, Anne, Revelatory events. Three case studies of the emergence of new spiritual paths. Princeton 2017.

Thorup Larsen, Lars, Legitimizing Positive Health for All: A Genealogy of the World Health Organization's Definition of Health. Paper presented at APSA Annual Meeting. San Francisco 2017.

Tournier, Paul, Krankheit und Lebensprobleme. Basel/Stuttgart 1967.

Tournier, Paul, Médecine de la personne. Neuchâtel [12]1983.

Wedemeyer-Kolwe, Bernd, «Der neue Mensch». Körperkultur im Kaiserreich und in der Weimarer Republik. Würzburg 2004.

White, Christopher G., Unsettled Minds. Psychology and the American Search for Spiritual Assurance, 1830–1940. Berkeley 2009.

Worcester, Elwood/ McComb, Samuel/Coriat, Isador H., Religion and medicine: The moral control of nervous disorders. New York 1908.

World Council of Churches, Witnessing to Christ today. Promoting health and healing for all. Tübingen 2010.

Zimmer, Thomas, Welt ohne Krankheit. Geschichte der Internationalen Gesundheitspolitik 1940–1970. Göttingen 2017

Zusammenfassung

Der Beitrag untersucht die historischen Hintergründe heutiger Spiritual Care. Er zeigt auf, dass die Grundlagen für die aktuellen Entwicklungen in diesem Bereich bereits in der ersten Hälfte des 20. Jahrhunderts gelegt wurden. Analysiert werden vier Bereiche: holistisch orientierte Lebens- und Gesundheitsreformbewegungen; Ansätze zu einer ärztlichen Spiritual Care; christliche Heilungsbewegungen; religiös motivierte Krankenpflege und die ärztliche Mission. Im zweiten Teil werden die gesundheitspolitischen Rahmenbedingungen beleuchtet, die die weiteren Entwicklungen bestimmten (Gründung der WHO, Entkolonialisierung, Säkularisierung christlicher Pflege etc.). Die im dritten Teil nachgezeichnete und analysierte Diskussion, die in den Jahren 1983–1984 in der 36. und 37. Weltgesundheitsversammlung geführt wurde, knüpft an gesundheitsreformerische Ideen an, die bereits in der ersten Jahrhunderthälfte entwickelt wurden und in die Gesundheitsdefinition der WHO eingegangen sind. Die Einführung der ‹spirituellen Dimension› in die Weltgesundheitspolitik steht im Zeichen eines humanistischen Ethos, das dem Ideal einer gerechten, ganzheitlichen und gemeinschaftsbezogenen Gesundheitsversorgung verpflichtet ist. Der Rede von der ‹spirituellen Dimension› ist eine semantische Offenheit zu eigen, die einen gesundheitsdiplomatischen Kompromiss ermöglichte. Die Diskussion kann als ein kreativer Prozess der Wertegeneralisierung beschrieben werden, in dem sich die Idee eines Rechts auf Gesundheitsversorgung vertiefte und mit einem humanistischen, für religiöse Selbstdeutungen offenen Verständnis des Menschen und seiner Geschichte verknüpfte.

Schlüsselwörter

Spirituelle Dimension der Gesundheit(sversorgung), Weltgesundheitsorganisation, Gesundheits- und Lebensreformbewegung, christliche Pflege, medizinische Mission, spirituelle Heilung, soziale Medizin.

Abstract

This contribution examines the historical background to contemporary Spiritual Care. It shows that the foundations for current developments in this field were laid in the first half of the 20th century. Four areas are analyzed: holistically oriented life- and health-reform movements; approaches to medical spiritual care; Christian healing movements; vocational nursing care and the medical mission. The second part examines the health policy framework which has determined the developments since 1945 (the foundation of the WHO, decolonialisation, secularisation of Christian nursing etc.). The third part outlines and analyses the debate at the 36th and 37th World Health Assemblies (1983–1984). This discussion takes up health reform ideas developed in the first half of the century and incorporated into the WHO's definition of health. The introduction of the ‹spiritual dimension› into world health policy is imbued with a humanist ethos and shaped by a commitment to the ideal of holistic and community-based healthcare for all. The polysemous term ‹spiritual dimension› made a diplomatic compromise possible. The discussion can be described as a creative process of value generalisation, in which the idea of a right to healthcare is deepened and connected to a humanistic (and optionally also religious) understanding of man and his history.

Keywords

Spiritual dimension of health(care), World Health Organization, health and life reform movement, Christian Nursing, medical mission, spiritual healing, social medicine.

Simon Peng-Keller, Dr. theol., ist Professor für Spiritual Care an der Universität Zürich und Studienleiter des SNF-Forschungsprojekts «Die Integration spiritueller Aspekte in die Gesundheitspolitik der WHO seit 1984. Spiritualitäts- und medizinhistorische Untersuchung zur Grundlegung interprofessioneller Spiritual Care» (Projekt-Nr. 169222). Weitere Informationen: www.theologie.uzh.ch/faecher/spiritual-care.html.

Von A wie Alkohol-Prävention bis Z wie Zakat: die spirituelle Dimension von Gesundheit in der WHO-Region Östliches Mittelmeer

Raphael Rauch

Diplomatie lebt von Vagheit. Semantische Unterbestimmtheit[1] erlaubt es, divergierende Interessen unter einen Begriff zu vereinen, die dann in unterschiedlichen Kontexten spezifiziert werden können. Spiritualität wird in vielen WHO-Publikationen als solch vager Begriff benutzt. Das gehört zum Leistungsprofil des Begriffs – wenn er nicht vage wäre, wäre er weder auf dem diplomatischen Parkett noch in der Gesundheitspraxis anschlussfähig, würde also seine Funktion nicht erfüllen. Auch wenn Politiker und Diplomaten immer wieder in WHO-Gremien gefordert haben, Spiritualität solle nicht mit Religion verwechselt werden,[2] ist die Möglichkeit dieser Verwechslung keine Gefahr oder kein Defizit, sondern eine Potentialität, die innerhalb der WHO-Region Östliches Mittelmeer und des Eastern Mediterranean Regional Office (EMRO) sehr wohl funktional wird. Aufschlussreich ist hierzu die Festschrift zum 50-jährigen Bestehen des EMRO 1989:

---

1 Unterbestimmtheit lässt vielschichtige Bedeutungen zu, Überbestimmtheit hingegen nur eine. Vgl. Meibauer, Einführung, 190–192.

2 Vgl. hierzu den Aufsatz von Peng-Keller in diesem Band. Ich danke David Neuhold, Simon Peng-Keller, Dilek Uçak-Ekinci und Fabian Winiger für ihre Anregungen.

«In the Eastern Mediterranean Region, however, the spiritual dimension is inseparable from Koranic guidance and daily life. It is incumbent on any newcomer to the Region to make an effort to understand this primary reality. This includes respecting the people and understanding their concern to prevent the introduction of ideas, behaviour, and the like, from outside the Region that might be incompatible with their time-honoured local practices and traditions.»[3]

Der Wechsel von einer tendenziell vagen Interpretation von Spiritualität auf der WHO-Ebene hin zu einer konkreteren auf der EMRO-Ebene wird in der Festschrift klar konzediert, denn mit einem entschiedenen religiösen Bekenntnis hätte die Resolution WHA37.13 zur spirituellen Dimension von Gesundheit auf dem diplomatischen Parkett keine Mehrheit gefunden:

«[...] with respect to the Organization's then 156 Member States, the ‹spiritual dimension› need not be equated with, or even related to, ‹religious belief›. It could not have been otherwise in a world in which, at the time, according to the World Christian Encyclopedia, there were more than a 1000 million ‹free-thinkers› (about 800 million agnostics and 200 million atheists), all of whom were entitled to as much respect for their feelings and opinions as those committed to some kind of religious belief.»[4]

Hier wird deutlich, dass vage Begriffe eine pragmatische Funktion erfüllen, eben indem sie gegen die Kommunikationsmaxime der Modalität nach Paul Grice verstoßen.[5] Spiritualität ist kein klar umgrenzter und eindeutiger Begriff und gerade deshalb so produktiv, weil er in verschiedenen Kontexten unterschiedlich ausgelegt und spezifiziert werden kann.

Ziel dieses Aufsatzes ist es, die Rezeption der WHA-Resolution von 1984 innerhalb der EM-Region anhand einer Typologie aufzuzeigen. Modellbildend für

3 World Health Organization, Regional Office for the Eastern Mediterranean. (1991). EMRO Partner in Health in the Eastern Mediterranean 1949–1989, 77–83, 83.

4 Ebd. Herv. i. O.

5 Grice, Logik und Konversation, bes. 250.

meine Typologie ist das Rhizom, wie Gilles Deleuze und Félix Guattari es beschreiben.[6] Ein Rhizom kann demnach «die verschiedensten Formen annehmen, von der Verästelung und Ausbreitung nach allen Richtungen an der Oberfläche bis zur Verdichtung in Knollen und Knötchen».[7] Ähnlich verhält es sich mit der spirituellen Dimension von Gesundheit; auch hier fallen die Bezüge zur Resolution selten eindeutig-explizit und oftmals lose aus. Das Rhizom erlaubt es einerseits, die verschiedenen semantischen Felder, die in den unterschiedlichen Kontexten mit dem Begriff ‹spirituell› eröffnet werden, zu rekonstruieren – und andererseits diese Felder zueinander in ein nicht-hierarchisiertes Verhältnis zu setzen.[8] Die Typologie gleicht entsprechend keinem linguistischen Baum mit unterschiedlichen Ebenen und Verzweigungen, sondern einem Rhizom von nicht genau voneinander zu differenzierenden und sich wechselseitig überlagernden Bedeutungen. Ich lasse mich dabei nicht von einem spezifischen Spiritualitätsbegriff leiten, sondern zeige vielmehr, in welch unterschiedlichen Kontexten das Wort ‹spirituell› mit unterschiedlichen Bedeutungen und Funktionen in Verbindung gebracht wird.

Quellengrundlage dieser Diskursanalyse sind die auf der WHO-Plattform IRIS online zugänglichen Dokumente aus der EM-Region, die in der englischen Übersetzung das Wort ‹spiritual› enthalten.[9] Das Korpus habe ich anhand der IRIS-Suchfunktion gebildet, die für die EMRO-Region 216 Treffer im Zeitraum 1984–2017 aufweist.[10]

Zunächst beschreibe ich das Verhältnis von Islam, Spiritualität und Gesundheit (1.) sowie den politischen Kontext in der EM-Region (2.). Anschließend zeige ich,

---

6 Vgl. Deleuze, Rhizom, bes. 11f.

7 Ebd., 11.

8 Vgl. ebd.

9 Vgl. apps.who.int/iris.

10 Stand 25.02.2019. Sucht man auf der WHO-Plattform IRIS nach ‹spiritual dimension›, kommt das Regional Office for the Eastern Mediterranean auf 53 Treffer, gefolgt von der Region South-East Asia (16), Western Pacific (12), Europe (4), Africa (3) und the Americas (0). Sucht man hingegen nur nach ‹spiritual›, so liegt das Regional Office for the Eastern Mediterranean gleichauf mit Western Pacific (jeweils 216 Treffer), gefolgt von South East Asia (189), Europe (77), Africa (14) und the Americas (1). Die Aussagekraft dieses methodisch unterkomplexen Verfahrens ist freilich begrenzt; der Vergleich dieser Zahlen soll lediglich ein grobes Verhältnis widerspiegeln.

wie das EMRO den Fokus der spirituellen Dimension von Gesundheit in den 1980er- und 1990er-Jahren vor allem auf Fragen der Prävention und Lebensführung legte (3.) und von 1997–1999 versuchte, die spirituelle Dimension in die WHO-Verfassung aufzunehmen (4.). Die vielfältige Rezeption, die bis heute andauert, bündle ich schließlich in einer Typologie (5.) und diskutiere zum Schluss die Ergebnisse (6.).

1. Islam, Spiritualität und Gesundheit

Die WHO-Resolution zur spirituellen Dimension von Gesundheit wird im Arabischen wörtlich mit البعد الروحي wiedergegeben.[11] Das Adjektiv ruhī (روحي) hat die Wurzel ruḥ (روح) und damit dieselbe Wurzel wie das Hebräische ruah (רוּחַ). In einem Glossar wird ruḥ als «The Spirit, including both the Supreme Spirit and the spirit within man» erläutert.[12] Der Jurist und Islamwissenschaftler Imranali Panjwani schreibt über ‹ruḥ›:

> «Ruḥ literally means breath of life, spirit, or soul but is often translated as spirit. The reality, however, is that the word has remained elusive in scripture; the Qur'ān states, ‹They question you concerning the Spirit. Say, 'The Spirit is of the command of my Lord, and you have not been given of the knowledge except a few [of you]'› (Qur'ān 17:85). Perhaps only those who have untertaken the task to discover the spirit, particularly in relation to one's soul, constitute the ‹few›.»[13]

Nicht nur in den jüdischen und christlichen, sondern auch in den islamischen Quellen ist somit eine gewisse Vagheit angelegt, was unter ‹ruḥ› zu verstehen ist.

Die enge Verbindung von Islam und Gesundheitspolitik spiegelt sich im Eingangsbereich des WHO-Regionalbüros in Kairo, wo zu lesen ist: «No blessing

11 Ich danke Dilek Uçak-Ekinci für ihre Hilfe bei der Übersetzung aus dem Arabischen.

12 Nasr, Islamic Spirituality, 749.

13 Panjwani, Soul, 269.

other than faith is better than well-being.»[14] Dieser Hadith wird öfter genannt, wenn es um die Perspektive des Propheten Mohammed auf das Thema Gesundheit geht.[15] Das Wohlbefinden gilt als zweitwichtigster Segen im Islam, gleich nach dem Glauben.[16] Der langjährige WHO-Regionaldirektor Hussein A. Gezairy (1982–2012) führte im Jahr 2002 aus:

> «You can read this last hadith at the entrance of our Regional Office in Cairo, and indeed it preceded, by fourteen centuries, the definition of health in the preamble of the WHO constitution as ‹complete physical, mental, social [and spiritual] well-being and not merely the absence of disease or infirmity.›»[17]

In diesem Zitat verdichten sich Selbstverständnis und Spannungsfeld des WHO-Regionalbüros östliches Mittelmeer: Auf der einen Seite ist das EMRO Teil der WHO-Familie und kann bestehende WHO-Definitionen nicht eigenmächtig ändern. Deswegen ist der bislang nicht erfolgte Wunsch der meisten EM-Länder, die Präambel der WHO-Konstitution um das Wort spirituell zu ergänzen, durch eckige Klammern ([and spiritual]) eingeschränkt. Auf der anderen Seite beruft sich das EMRO eben nicht nur auf die WHO-Konstitution, sondern auch auf die Traditionen des Zuständigkeitsgebiets: Bis auf wenige Ausnahmen sind das die mehrheitlich muslimisch geprägten Länder von Marokko bis Pakistan;[18] das

---

14 World Health Organization, Regional Office for the Eastern Mediterranean. (2002). Address by, Dr Hussein A. Gezairy, Regional Director, WHO Eastern Mediterranean Region, on the occasion of world AIDS day in the Islamic Republic of Iran, Teheran, Islamic Republic of Iran, 11 December 2002. www.who.int/iris/handle/10665/125852.

15 Vgl. exemplarisch Fowler, Religion, Religious Ethics, 231, oder Meier, Spirituality and Health, 91.

16 Vgl. World Health Organization, Regional Office for the Eastern Mediterranean. (2002). Address by, Dr Hussein A. Gezairy, Regional Director, WHO Eastern Mediterranean Region, on the occasion of world AIDS day in the Islamic Republic of Iran, Teheran, Islamic Republic of Iran, 11 December 2002. www.who.int/iris/handle/10665/125852.

17 Ebd. Herv. i. O.

18 Bis 2004 war Zypern Teil der EM-Region und wechselte dann zur europäischen Gruppe. Nicht alle muslimisch geprägten Staaten sind Teil der EM-Region: Algerien etwa hat sich Afrika zugeordnet, die Türkei Europa, Bangladesch und Indonesien der

EMRO geht in seiner Region von einer zu 90 Prozent muslimischen Bevölkerung aus.[19]

In Gezairys Selbstverständnis schwingt der Stolz mit, dass die islamische Tradition dank dem Propheten Mohammed und der arabischen Medizin zu wesentlichen Errungenschaften beitragen konnte – und das schon 14 Jahrhunderte vor der WHO. Zugleich schimmert die politische Kultur der Region durch: Hier gehört der rhetorische Rückbezug politischen Handelns auf islamische Werte mindestens zum guten Ton, wenn nicht gar zur Staatsräson. Laut der Islamwissenschaftlerin Ulrike Freitag beeinflussen «das historische islamische Erbe ebenso wie die politische Sprache des Islam [...] trotz aller regionalen Unterschiede die Diskussion politischer Fragen und die Konzeption von Lösungsansätzen».[20] Dies betrifft, wie ich zeigen werde, auch das Feld der Gesundheitspolitik am Beispiel der Resolution WHA37.13 zur spirituellen Dimension von Gesundheit.

Laut dem Medizinhistoriker Heinrich Schipperges ist «der Islam die einzige Hochreligion [...], die das Wort ‹Gesundheit› bereits in ihrem Titel trägt», denn «‹s l m› = ‹salam› bedeutet: ein rundum Wohlsein an Leib und Seele und Geist, das Heile eben».[21] Wie der Soziologe Cemil Şahinöz weiterführt, habe sich in «muslimischen Gemeinschaften ein ganzheitliches Gesundheitsverständnis entwickelt», bei dem «immer der gesamte Mensch im Vordergrund» stehe «und nicht nur bestimmte Körperteile».[22] Doch Kolonialismus und westliche Medizinvorstellungen haben auch die islamische Welt geprägt. Dies wiederum führte bereits um 1900 zu Gegenbewegungen, wie die Historikerin Nancy E. Gallagher ausführt: «Medical reformers are trying to reinforce the concept of caring for the

---

Region Südostasien und Malaysia der Region Westpazifik. Zum Vergleich: Während die EM-Region derzeit aus 22 Ländern besteht, hat die Organisation für Islamische Zusammenarbeit 56 Mitgliedsländer. In vielen muslimisch geprägten Staaten gibt es christliche Minderheiten, etwa die Kopten in Ägypten. Eine Besonderheit stellt der Libanon mit seinem paritätischen System dar.

19 World Health Organization, Regional Office for the Eastern Mediterranean. (2006). Mental health in the Eastern Mediterranean Region: reaching the unreached. www.who.int/iris/handle/10665/119812.

20 Freitag, Der Islam in der arabischen Welt, 31.

21 Schipperges, Gesundheit und Gesellschaft, 25.

22 Şahinöz, Seelsorge im Islam, 42.

whole person rather than treating one organ or an isolated ailment».[23] Dazu gehörten «natural remedies, nutritional regimens, and spiritual healing before more radical treatments and surgical intervention».[24]

2. Politischer Kontext: Die EM-Region seit den 1980er-Jahren

Die EM-Region hat mit klassischen Problemen von Entwicklungs- und Schwellenländern zu kämpfen, allerdings wird die Gesundheitsversorgung durch Kriege, Bürgerkriege, bewaffnete Konflikte, Terrorismus und andere Katastrophen zusätzlich erschwert.[25] Besonders prägend für die Region in den 1980er-Jahren waren außer dem Dauerbrenner Nahostkonflikt die Folgen der Islamischen Revolution in Iran und des Einmarsches der Sowjetunion in Afghanistan im Jahre 1979, der Erste Golfkrieg zwischen Irak und Iran (1980–1988), der Bürgerkrieg im Libanon (1975–1990) und der Zweite Golfkrieg zwischen Irak und Kuwait (1990–1991). Nach den verhältnismäßig friedlichen 1990er-Jahren veränderte der 11. September 2001 das geopolitische Klima; es folgten Interventionen in Afghanistan und in Irak. Die Ereignisse in Folge des Arabischen Frühlings 2010 haben die Hoffnung auf Demokratisierung und Regimewechsel größtenteils enttäuscht; in Libyen, Syrien und Jemen toben Bürgerkriege, deren Ausgang noch unklar ist. Sudan und Somalia gelten mittlerweile als ‹failed states›. Die Terrormiliz Islamischer Staat brachte zusätzliche Instabilität in die Region. Geopolitische Spannungen gibt es nach wie vor zwischen dem schiitischen Iran und den sunnitischen Nachbarländern oder zwischen Katar und den anderen Golfstaaten. Die prosperierenden Golfstaaten stellen eine ökonomische Besonderheit der EM-Region

---

23 Gallagher, Medicine, 9. Zu den medizin- und gesundheitsreformerischen Bewegungen in der ersten Hälfte des 20. Jahrhunderts siehe den einleitenden Beitrag von Peng-Keller in diesem Band.

24 Gallagher, Medicine, 9.

25 Zur Ereignisgeschichte der Region vgl. Schulze, Geschichte der islamischen Welt; Schweizer, Islam verstehen.

dar; aufgrund des Ölbooms konnten sie ein vergleichsweise gut entwickeltes Gesundheitssystem aufbauen.

Um den Rezeptionskontext der Resolution WHA37.13 besser zu verstehen, ist ein Blick auf die Modernisierungs- und Professionalisierungsstrategien der Medizin in der islamischen Welt hilfreich. Laut der Islamwissenschaftlerin Danja Bergmann wurden in den 1970er- und 1980er- Jahren eine Reihe von Institutionen mit dem Ziel gegründet, «sich im Lichte der Scharia mit Neuerungen der Moderne auseinanderzusetzen und das islamische Recht in Anbetracht historischer Veränderungen weiterzuentwickeln».[26] Eine dieser Institutionen ist die Islamic Organization for Medical Sciences (IOMS), deren Gründung 1981 erfolgte.

Gründungspräsident der IOMS war Abdul Rahman al-Awadi. Er hatte in Beirut, Aberdeen und Harvard studiert und war von 1975–1987 Gesundheitsminister von Kuwait. Als solcher engagierte er sich auf dem diplomatischen Parkett für die Resolution WHA37.13; unter anderem hatte er einen Entwurf des Resolutionstextes vorgelegt.[27] Al-Awadi war außerdem Generalsekretär des «Arab Centre for Medical Literature», das sich für eine Übersetzung medizinischer Werke ins Arabische einsetzte.[28] Da al-Awadi zu den Schlüsselfiguren der Resolution WHA37.13 gehört, lohnt es sich, sein Engagement innerhalb der IOMS zu beleuchten. Rückblickend beschrieb al-Awadi den Gründungsgeist der IOMS in bewusster Abgrenzung zur westlichen Schulmedizin:

---

26 Bergmann, Bioethik, 34.

27 Aufschluss über die Rolle al-Awadis geben die Tagebuchnotizen von Samuel Hynd, dem Gesundheitsminister Swazilands. Am 05.05.1983 schrieb er: «Kuwait Minister gave a very strong speech on the need for spiritual dimension to be included in health. As a former President of the Assembly his word carries much more weight than mine.» Am 09.05.1983 notierte er: «Mahler put us on Dr Owen and put resolution before WHO. [...] Started with co-sponsors of our joint resolution on spiritual dimension. Kuwait prepared a draft then Dr Owen made some corrections.» Ich danke Thomas A. Noble für den Tagebuchauszug und Elizabeth Hynd für ihre Hilfe beim Dechiffrieren. Zur Genese der Resolution WHA37.13 siehe Peng-Keller in diesem Band.

28 Vgl. AWADI (Abdul Rahman Abdulla, al, Dr.), in: Who's Who in the Arab World 2007–2008, München 2007, 127f.

> «The revival of Islamic teachings in the field of medicine is to restore for the Muslim heart its spirit that was lost after science had been detached from religion and the whole Muslim Ummah has become a Ummah of consumption importing everything, including medicine, from the West.»[29]

Die IOMS ist als Teil eines Prozesses zu werten, der sowohl der innermuslimischen Selbstverständigung als auch der Professionalisierung der Medizinberufe galt. Al-Awadi nannte in der Rückschau drei Hauptziele der IOMS: erstens die islamische Perspektive auf neue medizinische Phänomene hin zu klären, etwa Organtransplantationen, Gentechnik oder AIDS; zweitens das medizinische Erbe des Islams zu sammeln und vor allem der jungen Generation bekannt zu machen; sowie drittens zu überprüfen, inwiefern dieses Erbe mit wissenschaftlichen Standards des 21. Jahrhunderts kompatibel sei und einen praktischen Nutzwert habe.[30]

Al-Awadi legte in seiner Rückschau einen Fokus auf Heilpflanzen, deren Einsatz ihm nicht nur aus Traditionsbewusstsein, sondern aus ökonomischen Gründen sinnvoll erschien, denn «international organizations dictate trade rules and giant pharmaceutical companies monopolize this industry».[31] Hier spiegelt sich der Unmut über eine von den USA angeführte Politik: Wie der Historiker Thomas Zimmer ausführt, versuchte die WHO, «verbindliche Regularien für die Vermarktung und den Vertrieb von Medikamenten und Nahrungsmittelergänzungen zu erlassen».[32] Pharmaunternehmen und die USA sahen in der WHO-Strategie hingegen eine «Einschränkung des freien Handels».[33]

In einem Sammelband der IOMS von 1981, der eine Art Gründungsdokument darstellt, vermischen sich historische Fragen («What is Islamic Medicine»?) über konkrete medizinische Felder («Maternity Medicine in Islam») bis hin zu zivilisationskritischen Argumenten.[34] Folgen der Moderne wie Urbanisierung, Individualisierung und Säkularisierung werden warnend als falsches Entwicklungs-

29 Al-Awadi, The Role of the Islamic Organization, 69.

30 Ebd.

31 Ebd.

32 Zimmer, Welt ohne Krankheit, 377.

33 Ebd.

34 Vgl. Bulletin of Islamic Medicine, Vol. 1: Proceeding of the first International Conference on Islamic Medicine. Kuwait 1981.

modell angeführt. Stattdessen sollten sich Muslime auf ihre eigene Tradition und Stärke verlassen, forderte al-Awadi:

> «God wanted to retain to this nation the essence of its very being, namely, the pride Moslems take in their religion, which characterizes their nation as a homogeneous unique entity. He wanted to make this nation the best of all nations; a nation that seeks to restore its glory [...].»[35]

Allerdings dürfte al-Awadis Haltung nicht nur politisch und zivilisationskritisch motiviert gewesen sein, sondern auch mit Blick auf die Defizite der westlichen Schulmedizin:

> «The Islamic Medicine approach is all-embracing, since it caters for both the body and the soul. It, thus, enjoys a unique privilege over modern medicine, which lacks this property. Surely, this materialistic world of our present time must be in urgent need of this kind of treatment, in order to rid itself from its illnesses which are getting greater and greater in number as life gets more and more complicated.»[36]

Es gehe darum, die «hidden treasures of Islamic medical heritage» wieder zu entdecken und wiederzubeleben.[37] In diesem Zusammenhang sprach al-Awadi auch von einer Form des Dschihad, der hier allerdings nicht in der militanten Form zu verstehen ist, sondern allgemeiner eine Brücke zur Wissenschaft und zur Moderne schlägt:

> «We must regard the reviving of this heritage as a form of Holy War. It is a Holy War that aims at bringing the whole truth to light and restoring the due rights to their people. We should always stick to the scientific methods, and adapt ourselves to the modern styles of thinking, so that we may be able to counterbalance the modern ways of reasoning and induction. Nowadays,

---

35 Al-Awady [!]: Foreword, 13.

36 Al-Awady [!]: Foreword, 14.

37 Ebd.

> we cannot prove a cause to be right, unless we resort to scientific methods of thinking.»[38]

1982 folgte die «Second International Conference on Islamic Medicine» in Kuwait, auf der auch die Abgrenzung vom Westen Thema war, wie Nancy E. Gallagher ausführt: «The conference participants repeatedly expressed their discomfort with aspects for modern medicine and a nationalistic pride in the medical achievements of earlier centuries.»[39]

Das Spannungsfeld von Tradition und Moderne beschreibt die Anthropologin Soheir A. Morsy am Beispiel von sogenannten islamischen Kliniken als kultureller Hülle – und meint damit eine Tendenz, mit einer islamischen Verkleidung globale Fragen der Medizin für alle Seiten kompatibel zu machen:

> «Although connected to ancestral Islamic empirical/literate traditions [...], modern biomedical traditions originate in a fundamentally different global system, with its particular state institutions, regulatory mechanisms, and local modes of organization. In this regards, the ‹Islamic Clinics› established in recent years represent a cultural veneer overlaying the basic conceptual framework of cosmopolitan medicine.»[40]

Vor diesem Hintergrund erscheinen die Diskussionen über die spirituelle Dimension von Gesundheit auch innerislamisch als Mittel, das verschiedene Interessen zu bündeln erlaubt und teilweise entgegengesetzte Interessen überbrückt: etwa den Wunsch, an globale Entwicklungen anzuschließen, dies jedoch in Einklang mit der islamischen Tradition zu gestalten oder gar als islamischen Sonderweg zu deklarieren.

Politisch besonders heikel in der EM-Region ist der Nahostkonflikt; außer der Religion wirkt die Solidarität mit den Palästinensern bisweilen wie der kleinste gemeinsame Nenner, auf den sich die muslimisch geprägten Staaten zumindest nach außen hin verständigen können. Entsprechend schwierig war für das EMRO

---

38 Ebd.

39 Gallagher, Medicine, 9.

40 Morsy, Health Care, 102.

der israelisch-ägyptische Friedensvertrag von 1979. Die Palästinenser sind Teil der EM-Region; sie und andere arabische Staaten forderten, aus Protest über die Annäherung zwischen Kairo und Tel Aviv das Regionalbüro – damals noch in Alexandria und nicht in Kairo – ins jordanische Amman zu verlegen. «Ägypten soll für seine Israelpolitik ‹bestraft› werden», schrieben hierzu deutsche Diplomaten in einem Bericht an das Auswärtige Amt.[41] Deswegen wurden zeitweise auch «die Aktivitäten des Regionalbüros östliches Mittelmeer von Genf aus geführt».[42]

Der Nahostkonflikt überschattete immer wieder die Arbeit der WHO. Bemühungen, politische Fragen aus der WHO herauszuhalten, scheiterten regelmäßig, wie ein deutscher Diplomat etwa 1983 nicht frei von orientalistischen Klischees skizzierte:

> «Sanktionen gegenüber Israel, die Konsequenzen der USA nachzögen, wären für die WHO wegen der starken Zusammenarbeit der USA mit der WHO ein großer Schaden. Mahler gab zu erkennen, dass sein mäßigender Einfluss begrenzt sei. Arabische Emotionen könnten zu irrationalem Verhalten führen.»[43]

Ein Vertreter der Südseeinsel Tongas kritisierte 1985 in der Weltgesundheitsversammlung die politische Diskussion über den Nahostkonflikt und sah in der spirituellen Dimension von Gesundheit eine Aufforderung, der die Gesundheitspolitiker mit gutem Beispiel folgen sollten:

> «Only a year ago the Health Assembly had adopted resolution WHA37.13 concerning the spiritual dimension of the Global Strategy for Health for All, and he urged Member States to show genuine awareness of that spiritual dimension, and not merely to pay lip-service to it, before it was too late.

---

41 Betr.: 69. Sitzung des Exekutivrates der Weltgesundheitsorganisation (WHO) vom 13.–27.01.1982, in: Historisches Archiv AA, AZ 654.20/62.

42 Ebd. Der Nahostkonflikt beeinträchtigte seit der Gründung des EMRO 1949 immer wieder die Funktionsfähigkeit des Regionalbüros, sodass Gremiensitzungen nicht stattfinden konnten. Vgl. Lee, Historical Dictionary, 121.

43 Fernschreiben aus Genf an Bonn, Nr. 626 vom 24.03.1983, 17.40 OZ, in: Historisches Archiv AA, AZ 232.385.15/4.

> The goal of health for all would never be achieved by the year 2000 if the matter currently under debate was approached year after year in the same spirit.»[44]

Die spirituelle Dimension von Gesundheit erhält hier den Charakter eines Appells an die WHO-Community: Für den Vertreter Tongas war die spirituelle Dimension nicht nur eine Frage der richtigen Gesundheitsstrategie, sondern auch eine Frage der persönlichen Haltung. Umso erfreuter war WHO-Generaldirektor Halfdan Mahler, als sich 1986 die Staaten der EM-Region wieder zusammengerauft hatten – er würdigte dies ebenfalls mit Blick auf die spirituelle Dimension von Gesundheit:

> «Dr Halfdan Mahler [...] expressed his pleasure that the countries of the Region were meeting for the first time inside the Region in a united Regional Committee, since the physical, mental, and spiritual health of people transcended all political and ideological considerations.»[45]

Die spirituelle Dimension von Gesundheit als Appell an die WHO-Community, politische Fragen aus den Gremien möglichst herauszuhalten, ist ein seltener Rezeptionsstrang auf der WHO-Ebene. Im Folgenden wird der Fokus auf die EM-Region gerückt und ein dominanter Rezeptionsstrang beleuchtet: Fragen der Prävention und Lebensführung.

---

44 World Health Assembly, 38. (1985). Thirty-eighth World Health Assembly, Geneva, 6–20 May 1985: summary records of committees. World Health Organization. www.who.int/iris/handle/10665/161293.

45 World Health Organization, Regional Office for the Eastern Mediterranean. (1986). Report of the Thirty-third session of the Regional Committee for the Eastern Mediterranean, Kuwait, Kuwait, 4–7 October 1986. www.who.int/iris/handle/10665/120620.

3. Spirituelle Dimension in der EM-Region: Fokus auf Prävention und Lebensführung

Innerhalb der EM-Region hatte die spirituelle Dimension von Gesundheit ein Heimspiel – aus naheliegenden Gründen: Wie Simon Peng-Keller in seiner Rekonstruktion zur Resolution WHA37.13 zeigt, gab mit Samuel Hynd aus Swaziland ein christlich geprägter Gesundheitsminister den Anstoß zur Debatte über die spirituelle Dimension von Gesundheit; das tatsächliche Zustandekommen der Resolution ging jedoch hauptsächlich auf die Golfstaaten und weitere muslimisch geprägte Länder zurück.[46] Anders als beim ersten Vorstoß 1983, als auch noch Länder wie Venezuela oder Chile das Anliegen geteilt hatten, waren es 1984 dann ausschließlich muslimisch geprägte Länder, die die «draft resolution» einbrachten oder als «sponsor» fungierten.[47]

Die starke Rezeption innerhalb der EMRO-Region haben auch personelle Kontinuitäten begünstigt. Hussein A. Gezairy war 30 Jahre lang, von 1982 bis 2012, Direktor des EMRO. Gezairy wurde 1934 in Mekka/Saudi-Arabien geboren. Er studierte in Kairo und London. Laut WHO-Angaben gründete er 1969 die erste medizinische Fakultät in Riad. 1975 wurde er Gesundheitsminister von Saudi-Arabien; später war er an der Gründung dreier weiterer medizinischer Fakultäten in Saudi-Arabien beteiligt.[48] Gezairys Stellvertreter Muhammad Haytham Al-Khayat

---

46 Vgl. Peng-Keller in diesem Band.

47 Der Resolutionsentwurf wurde von Bahrain, Irak, Kuwait, Oman und den Vereinigten Arabischen Emiraten eingebracht; unterstützt wurde er von Algerien, Bangladesch, Jemen, Djibouti, Indonesien, Jordanien, Libanon, Libyen, Mauretanien, Marokko, Katar, Saudi-Arabien, Somalia, Sudan, Syrien und Tunesien. Vgl. World Health Assembly, 37. (1984). The spiritual dimension in the global strategy for health for all by the year 2000 (draft resolution proposed by the delegations of Bahrain, Iraq, Kuwait, Oman and the United Arab Emirates). World Health Organization. www.who.int/iris/handle/10665/160778.

48 Vgl. About us, in: www.emro.who.int/about-who/regional-director/former-regional-directors.html; vgl. Gezairy (Hussein Abdul-Razzaq), in: Who's Who in the Arab World 2007–2008, München 2007, 324f.

taucht ebenfalls in vielen EMRO-Publikationen mit Bezug auf die spirituelle Dimension von Gesundheit auf. Al-Khayat wurde 1937 in Syrien geboren und studierte in Damaskus Forensik. Später lehrte er als Medizinprofessor in Damaskus und Brüssel.[49]

Das auffälligste Resultat der Diskussion um die spirituelle Dimension von Gesundheit war in der EM-Region eine Publikationsreihe mit dem Titel: «The Right Path to Health: Health Education through Religion».[50] Der Ansatz, über Religion einen Beitrag zur Gesundheitsbildung zu leisten, war ganz im Sinne der Resolution WHA37.13: «REALIZING that the spiritual dimension plays a great role in motivating peoples' achievement in all aspects of life.»[51] Zugleich zeigt sich ein neuer Fokus auf die Präventionsarbeit. Die WHO-Staatengemeinschaft hatte im Rahmen ihrer «Health for All»-Anstrengungen oft die chinesischen Barfußärzte im Hinterkopf. Diese hatten in den 1960er- und 1970er-Jahren mit einfachen, traditionellen Mitteln und dem Fokus auf präventiven Maßnahmen die Gesundheitsversorgung im ländlichen Raum verbessern können.[52]

Präventionsarbeit bedeutete für den EMRO-Kontext, auf die vorwiegend muslimisch geprägten Ressourcen der Gesellschaft zurückzugreifen. Wie der EMRO-Mitarbeiter Abdulmoneim Aly 1989 schrieb, seien Verhaltensänderungen zu komplex, als diese allein mit einem «set of facts» erreichen zu können:

> «The spiritual dimension can be highly influential in this process of behavioural change […]. Recognising the sway that religions have over people's thought and behaviour, EMRO is seeking to make changes in behaviour serve the purpose of health protection, while at the same time showing that the required change conforms to religious instruction. This calls for a clear religious pronouncement on certain practices from a health perspective.»[53]

---

49 Vgl. den Klappentext der Buchpublikation havredesavoir.fr/wp-content/uploads/2012/05/COUV-FEMME-MUSULMANE-VF.pdf.

50 Die Bände sind auf der WHO-Plattform IRIS online einsehbar.

51 World Health Assembly, 37. (1984). The spiritual dimension in the global strategy for health for all by the year 2000. World Health Organization. www.who.int/iris/handle/10665/160950. Herv. i. O.

52 Vgl. Zimmer, Welt ohne Krankheit, 350.

53 Aly, Health education, 27–28, www.who.int/iris/handle/10665/47757.

Da religiösen Argumenten eine so große Wirkmacht zugesprochen wurde, hatte das EMRO ein großes Interesse daran, auf Gesundheitsfragen klare religiöse Antworten zu geben – und diese dann mithilfe der Publikationsreihe möglichst vielen Multiplikatoren zugänglich zu machen. EMRO-Direktor Gezairy war sogar überzeugt, dass die Wirkmacht religiöser Botschaften nicht hoch genug eingeschätzt werden könnte: «a religious order would be perfectly capable of achieving wonders in the area of health and well-being».[54]

In der Reihe «The Right Path to Health» sind insgesamt neun Titel erschienen, darunter vier mit Muhammad Haytham Al-Khayat als Herausgeber, wie folgende Übersicht zeigt.

EMRO-Reihe «The Right Path to Health: Health Education through Religion»

Band	Englischer Titel	Herausgeber	Erscheinungsjahr
1	Islamic Ruling on Smoking	Muhammad Haytham Al-Khayat	Unklar (Arabisch) 1996 (Englisch)
2	Water and Sanitation in Islam	Abdul Fattah al-Husseini al-Sheikh	1988 (Arabisch) 1996 (Englisch)
3	Islamic Ruling on Animal Slaughter	EMRO (in Zusammenarbeit mit der Islamischen Weltliga)	1988 (Arabisch) 1996 (Englisch)
4	Health: An Islamic Perspective	Muhammad Haytham Al-Khayat (in Zusammenarbeit mit IOMS)	Unklar (Arabisch) 1997 (Englisch)
5	Health Promotion through Islamic Lifestyles: The Amman Declaration	EMRO (in Zusammenarbeit mit IOMS, ISESCO, Aal Al-Bayt Foundation)	1989 (Arabisch 1996 (Englisch)
6	The Role of Religion and Ethics in the Prevention and Control of AIDS	EMRO (in Zusammenarbeit mit Mohammad Saleem al-Awwa)	Unklar (Arabisch) 1992 (Englisch)

[54] World Health Organization, Regional Office for the Eastern Mediterranean. (1992). The role of religion and ethics in the prevention and control of AIDS. World Health Organization. Regional Office for the Eastern Mediterranean. www.who.int/iris/handle/10665/197807.

7	Environmental Health: An Islamic Perspective	Muhammad Haytham Al-Khayat	Unklar (Arabisch) 1997 (Englisch)
8	Islamic Ruling on Male and Female Circumcision	Muhammad Lutfi Al-Sabbagh	Unklar (Arabisch) 1996 (Englisch)
9	Health as a Human Right in Islam	Muhammad Haytham Al-Khayat	Unklar (Arabisch) 2004 (Englisch)

Aus EMRO-Sicht handelte es sich bei den Publikationen nicht um eine bloße Instrumentalisierung des Islams für gesundheitspolitische Fragen. Beispielsweise könne mit dem Werben für sauberes Trinkwasser sowohl ein materielles wie ein spirituelles Ziel erreicht werden:

> «Thus, when a Muslim takes positive steps to ensure that water remains clean and unpolluted and uses it rationally, he does not merely fulfil the requirements of hygiene, but also fulfils his religious duty. The benefit he gets is both material and spiritual.»[55]

Das wohl wichtigste Dokument der Reihe ist der fünfte Band, die «Amman Declaration». Sie geht auf eine Konferenz zurück, die 1989 in Amman stattfand – organisiert vom EMRO in Zusammenarbeit mit der «Islamic Organization for Medical Sciences» (IOMS) und der «Aal Al-Bayt Foundation». Die eigentliche Deklaration besteht aus neun Punkten, in der Gesundheit unter anderem als Segen Gottes beschrieben wird. Zur Gesundheit gehöre eine umfassende Perspektive, entsprechend der WHO-Erklärung von Alma-Ata:

> «Health is but one element of life, and cannot be complete unless the other major elements are provided, including: freedom, security, justice, education, work, self-sufficiency, food, water, clothing, housing, marriage and environmental health.»[56]

---

55 Aly, Health education, 27–28, www.who.int/iris/handle/10665/47757.

56 World Health Organization, Regional Office for the Eastern Mediterranean. (1996). Health promotion through Islamic lifestyles: the Amman Declaration. www.who.int/iris/handle/10665/119558.

Fragen der Lebensführung («lifestyles») hätten einen großen Einfluss auf Gesundheit und Wohlbefinden; ein Leben nach dem Islam sei eine «realization of the true nature of the human being, and ensures harmony with the laws of God in body and soul, in the individual, the family and community, and between human beings and their environment».[57] Die Teilnehmer der Veranstaltung verständigten sich auf eine Dekade, in der das Potential der «Islamic lifestyles» genutzt werden solle.[58] Im Anhang der «Amman Declaration» folgen 60 Punkte, in der gesundheitsrelevante Themen aus Koran und Hadith aufgeführt werden – von Ernährungsfragen über Waschrituale, den Umgang mit Menschen mit Behinderung bis hin zu Verhütung und zur Verurteilung von Genitalverstümmelung.[59]

Das Wort ‹spirituell› selbst taucht in der Deklaration – außer mit Verweisen auf die spirituelle Dimension – lediglich einmal auf: «God said: If you are spiritually unconditioned (following sexual intercourse or a wet dream) then purify yourselves by bathing your whole body (5:6).»[60] Auch in den anderen Publikationen der Reihe spielt das Wort ‹spirituell› kaum eine Rolle. Aber warum sollte es auch? Im Zielkontext dürfte ohnehin klar gewesen sein, was gemeint war: keine wie auch immer noch erst zu definierende Form von Spiritualität, sondern islamische Tradition. Diese Weiterführung war von der Resolution selbst gedeckt: «INVITES Member States to consider including in their strategies for health for all a spiritual dimension as defined in this resolution in accordance with their social and cultural patterns.»[61] Es erscheint somit nur konsequent und der sozialen und kulturellen Prägung der Region folgend, die spirituelle Dimension von Gesundheit im islamischen Kontext vor allem islamisch zu perspektivieren.

Davon weicht allerdings die Publikation über «The Role of Religion and Ethics in the Prevention and Control of AIDS» ab: Es ist die einzige Publikation der Reihe, in der das Wort ‹Islam› nicht im Titel vorkommt und in dem es auch Bezüge auf das Christentum gibt – und über das Alte Testament auch auf das Judentum. An dem

---

57 Ebd.

58 Ebd.

59 Ebd.

60 Ebd.

61 World Health Assembly, 37. (1984). The spiritual dimension in the global strategy for health for all by the year 2000. World Health Organization. www.who.int/iris/handle/10665/160950. Herv. i. O.

Treffen, aus dem die Publikation hervorging, waren auch zwei Vertreter des Orthodoxen Koptischen Patriarchates in Alexandria vertreten. Offenbar war das Thema HIV/AIDS zu heikel, um es aus rein islamischer Perspektive zu beleuchten. So heißt es etwa mit Verweisen auf die Bibel: «Christian teachings are full of high moral directives that provide for a clean and chaste human life.»[62]

HIV/AIDS veranlasste das EMRO auch zu einer Einschätzung über das Spezifikum der Region. Zwar seien Islam und Christentum gegen die Diskriminierung von HIV-Positiven, doch es gebe Grenzen:

> «However, in the countries of the Eastern Mediterranean Region, another premise has to be introduced which will not allow the promotion or encouragement of moral laxity and permissiveness or the disregard of religious guidance on right and wrong, under the pretext of protection of human rights. [...] In this Region, any effort by anyone who does not show respect towards people's religious beliefs is doomed to failure and will certainly be in vain.»[63]

Menschenrechte werden als Vorwand diskreditiert, um moralische Nachlässigkeit und Freizügigkeit zu fördern – solche Ansätze seien aufgrund der Prägung der Region zum Scheitern verurteilt.

In den Publikationen «Islamic Ruling on Animal Slaughter», «Islamic Ruling on Male and Female Circumcision» und «Health as a Human Right in Islam» spielt der Begriff ‹spirituell› keine Rolle. Die Publikation über das Rauchen enthält den Satz: «Tobacco smoking is definitely foul, not wholesome. It has no material or spiritual benefit whatsoever»,[64] was zugleich nahelegt, dass der Begriff ‹spirituell› auch deshalb fugenlos aufgenommen werden konnte, weil er sich als Kontrastbegriff zu ‹materiell/materialistisch› eignet.

---

62 World Health Organization, Regional Office for the Eastern Mediterranean. (1992). The role of religion and ethics in the prevention and control of AIDS. World Health Organization. Regional Office for the Eastern Mediterranean. www.who.int/iris/handle/10665/197807.

63 Ebd.

64 World Health Organization, Regional Office for the Eastern Mediterranean. (2000). Islamic ruling on smoking. www.who.int/iris/handle/10665/119631.

In der Publikation «Health: an Islamic Perspective» taucht das Wort ‹spirituell› im Kontext einer holistisch verstandenen Gesundheitsdefinition auf: «Health, as we define it today, is a state of complete physical, psychological, social and spiritual well-being.»[65] Dieses holistische Gesundheitsbild wird auf den arabisch-islamischen Kulturraum zurückgeführt und mit Stolz grundiert:

> «This was not the only example of a return to our Arab-Islamic culture and the concepts it formulated in this field. In speaking of the basic elements of health, our present world has turned back to a concept originally introduced by us, but which with the passage of time, people started to overlook – the concept of ‹health balance›, which Muslim physicians derived from the words of God, speaking of the balance He has infused into the nature of this universe, with all its systems, including humanity itself.»[66]

Die Aktualisierung jahrhundertealter Ratschläge für aktuelle Probleme wird auch in der Publikation über Gesundheit und Umwelt deutlich, in der vor verschmutzter Luft in Großstädten gewarnt und dafür der persische Arzt Avicenna (Ibn Sina) angeführt wird:

> «Ibn Sina said, As long as the air is fair and pure, not mixed with an alien substance conflicting with the temperament of the spirit, it has a positive effect on health and maintains it. If it changes, it functions in a contrary manner.»[67]

Die Reihe «The Right Path to Health: Health Education through Religion» steht für einen pragmatischen, mehrheitlich konservativ gefärbten Umgang mit den verschiedenen gesundheitspolitischen, religiösen, kulturellen und politischen Interessen. Der Fokus ist mit Fragen der Prävention und Lebensführung auf Bereiche der «Primary Health Care» gerichtet; zugleich dienen die theologischen Klärungen auch der innerislamischen Verständigung über aktuelle Gesundheitsfragen. Die

---

65 World Health Organization, Regional Office for the Eastern Mediterranean. (1997). Health: an Islamic perspective. www.who.int/iris/handle/10665/119576.

66 Ebd.

67 World Health Organization, Regional Office for the Eastern Mediterranean. (1997). Environmental health: an Islamic perspective. www.who.int/iris/handle/10665/119577.

von Stolz auf islamische Errungenschaften geprägte Rhetorik ähnelt jener der IOMS, die zum Teil an der Entstehung der Publikationen beteiligt war.

Die 1997 erschienene Publikation über «Environmental Health: An Islamic Perspective» ging sogar kurz auf die Genese der spirituellen Dimension von Gesundheit ein. Rückblickend erscheint sie als Lobbyarbeit zugunsten der Änderung der WHO-Präambel 1997–1999, denn die EM-Regionalgruppe hatte großes Interesse daran, den Stellenwert der spirituellen Dimension von Gesundheit auch auf der globalen Ebene stärker zu verankern. Im Folgenden wird dieser Vorstoß genauer beleuchtet.

4. Diskussion um WHO-Verfassungsänderung 1997–1999

Ein Eckpfeiler in der Rezeption der spirituellen Dimension von Gesundheit ist die von 1997–1999 geführte Diskussion, ob die Gesundheitsdefinition der WHO-Präambel um das Wort ‹spirituell› ergänzt werden solle. Hintergrund war eine Initiative Australiens auf der Weltgesundheitsversammlung 1995. Per Resolution wurde eine Evaluation beschlossen, ob die WHO-Verfassung knapp fünf Jahrzehnte nach ihrer Entstehung noch zeitgemäß sei.[68] 1996 nahm eine vom WHO-Exekutivrat 1996 eingesetzte «special group» die Arbeit auf.[69] Der Anstoß zur Frage, ob die Präambel um das Wort spirituell ergänzt werden solle, kam allerdings aus der EM-Region. Ähnlich schon wie 1983–1984 war der Vertreter Kuwaits einer der Wortführer für dieses Anliegen.[70] Im Rahmen einer Revision der «Health for all»-

[68] World Health Assembly, 48. (1995). WHO response to global change: review of the Constitution of the World Health Organization. World Health Organization. www.who.int/iris/handle/10665/178422.

[69] Executive Board, 99. (1996). Review of the Constitution of the World Health Organization: report of the Special Group. World Health Organization. www.who.int/iris/handle/10665/173144.

[70] Allerdings war zu diesem Zeitpunkt al-Awadi nicht mehr Gesundheitsminister. Die Delegation aus Kuwait wurde 1997 von Ali Youssef Al-Seif und Abdulatif Nasser At-Zaid Al Nasser vertreten; wer von beiden in der Sitzung den Vorstoß formulierte, ist dem Protokoll nicht zu entnehmen. Vgl. World Health Organization, Regional Office for

Strategie warb er 1997 für die Integration der spirituellen Dimension in die WHO-Präambel:

> «The Representative of Kuwait asserted that the attention to the spiritual dimension had a positive effect on health. He referred to resolution WHA37.13 which had provided for the introduction of this dimension into all health activities; it was proposed at that time to incorporate this dimension into the Constitution of the World Health Organization. However, this had not been effected because the Constitution had not yet been amended. He added that he believed the Regional Office should endeavour to incorporate a spiritual dimension for health in the global policy document as well as the amended Constitution.»[71]

Diese Position unterstützte der Vertreter Jemens.[72] Auch die anderen Gesundheitsminister fanden Gefallen an der Idee, sodass das EM-Regionalkomitee 1997 den EMRO-Direktor dazu aufforderte, sich dafür einzusetzen «[...] to incorporate the spiritual dimensions of health into the global document, as they are fundamental to health promotion, and also to incorporate them into the WHO Constitution at the time of its revision».[73] Dieser Vorstoß mündete schließlich in die Arbeit der «special group»: Sie schlug der Weltgesundheitsversammlung vor, die Gesundheitsdefinition in der WHO-Präambel um die Wörter «dynamic» und «spiritual» zu ergänzen: «Health is a dynamic state of complete physical, mental, spiritual and social well-being and not merely the absence of disease or infirmity.»[74]

In der Diskussion im WHO-Exekutivrat und in der Weltgesundheitsversammlung machten sich die muslimisch geprägten Vertreter – zusammen mit anderen

---

the Eastern Mediterranean. (1997). Report of the Regional Committee for the Eastern Mediterranean, forty-fourth session, Teheran, Islamic Republic of Iran, 4–7 October 1997. www.who.int/iris/handle/10665/121609.

71 Ebd.

72 Ebd.

73 World Health Organization, Regional Office for the Eastern Mediterranean. (1997). Health for all for the twenty-first century. www.who.int/iris/handle/10665/121671.

74 Executive Board, 101. (1998). Review of the Constitution of the World Health Organization: report of the Executive Board special group. World Health Organization. www.who.int/iris/handle/10665/79503.

Akteuren – für diese Verfassungsänderung stark. Der ägyptische Vertreter Badran betonte, es sei anerkannt, «that there was a strong link between spiritual and other aspects of health».[75] Der Vertreter aus Bahrain, al-Mousawi, plädierte für eine Erweiterung der Dimension um das Wort spirituell, allerdings solle die Definition hierüber klar sein: «because it referred to spiritual well-being rather than to such practices as homeopathy, herbal medicine and traditional healing».[76] Der Vertreter Omans, Sulaiman, war hingegen für einen vagen Begriff, der auch Ambivalenz zulässt:

> «[...] the word should be accepted without any attempt being made to explain it. It was an all-encompassing term that embraced a large number of different kinds of traditional medicine practised in many different countries, as well as individuals ranging from men of religion to charlatans.»[77]

Zwar wurde im Exekutivrat der Vorschlag zur Präambeländerung mit 22 Ja-Stimmen und acht Enthaltungen angenommen,[78] doch auf der Weltgesundheitsversammlung 1999 konnte sich die EM-Region nicht durchsetzen. Die Äußerung der deutschen Bundesregierung, die damals den EU-Ratsvorsitz innehatte, deutet an, dass ein Teil der WHO-Staatengemeinschaft nicht der Auffassung war, eine Verfassungsänderung würde tatsächlich die Herausforderungen der WHO lösen. Das Problem war für die europäischen Staaten weniger die WHO-Verfassung als das WHO-Management.[79] Die Diskussion über die Verfassungsänderung fiel mit

---

75 Executive Board, 101. (1998). Executive Board, 101st session, Geneva, 19–27 January 1998: summary records. World Health Organization. www.who.int/iris/handle/10665/255825.

76 Ebd.

77 Ebd.

78 Ebd.

79 Die Unzufriedenheit mit dem WHO-Generaldirektor Hiroshi Nakajima ist mehrfach überliefert. 1997 berichteten etwa Schweizer Diplomaten über ein Treffen zur WHO-Reform, das in diesem Fall aber nichts mit der spirituellen Dimension von Gesundheit zu tun hatte: «Die Stimmung war aber eher skeptisch, wobei dies nicht direkt mit dem vorliegenden Bericht zusammenhängen dürfte, sondern vielmehr mit der Tatsache, dass die Mehrheit der Anwesenden die Chancen für eine umfassende Reform zum gegenwärtigen Zeitpunkt als gering einschätzte. Einerseits liegt dies am gegenwärtigen

der Ablösung des japanischen WHO-Generaldirektors Hiroshi Nakajima durch die Norwegerin Gro Harlem Brundtland zusammen. Diese trat am 21. Juli 1998 ihr neues Amt an. Wie der deutsche Vertreter Helmut Voigtländer im Namen der europäischen Staaten vortrug, wolle man erst einmal die Arbeit der neuen WHO-Spitze abwarten:

> «The intention some years ago in changing the Constitution had been to improve WHO's functioning. The new administration of WHO had shown its ability to undertake the necessary reforms and lead the Organization into the twenty-first century using the existing Constitution as a flexible basis. The amendments being proposed to the preamble and Articles 7, 11, 21, 25, 50 and 55 were not indispensable. Consensus would be difficult to obtain, at a time when efforts should be focused on supporting the new leadership and the Organization's priority programmes.»[80]

Der europäischen Haltung schlossen sich die Vertreter Argentiniens und weiterer lateinamerikanischer Staaten sowie die Länder China, Australien und Russland an. Wohl wegen der starken Opposition und damit der geringen Aussicht auf Erfolg wurde über das Anliegen nicht abgestimmt und stattdessen mit der diplomatischen Floskel fallen gelassen: «the Director-General would keep the matter under review».[81]

‹leadership› der Organisation (aus Rücksicht auf die in der WEOG vertretenen japanischen Kollegen wird in diesem Gremium das Kind nicht beim Namen genannt), anderseits am zu erwartenden Widerstand der Regionalorganisationen und der Empfängerländer. Der amerikanische Kollege brachte es auf den Punkt, als er sagte, die Erwartungen an die WHO – und vor allem an eine reformierte WHO – seien so verschieden, dass sich die WEOG wohl nie mit der G77 werde einigen können.» (Betr. WHO: WEOG-Sitzung vom 10. Februar. Schweizerische Vertretung in Genf an das EDA, 17.02.1997, in: Schweizerisches Bundesarchiv, E2010B#2007/183#308*, 50ème Assemblée mondiale de la santé 1997).

80 World Health Assembly, 52. (1999). Fifty-second World Health Assembly, Geneva, 17–25 May 1999: summary records of committees and ministerial round tables; reports of committees. World Health Organization. www.who.int/iris/handle/10665/260180.

81 Ebd.

Der Theologe Kurian Manoj war 1999 beim Weltkirchenrat in Genf für Gesundheitsfragen zuständig. Laut seiner Erinnerungen haben sich damals eine Reihe hochrangiger Mitarbeiter der WHO aus Westeuropa vehement gegen die spirituelle Dimension der Gesundheit ausgesprochen.[82] Die Entscheidung, über die Verfassungsänderung nicht abstimmen zu lassen, dürfte diplomatischer Konvention entsprungen sein, strittige Punkte nach Möglichkeit auszuklammern. So vermutet Manoj: «It is possible that the resolution was not voted, because it was deliberately, and strategically sidestepped, to avoid open divisions.»[83] Infolge des 11. September 2001 habe sich die Einstellung gegenüber Religionen und Spiritualität zusätzlich verschlechtert. Auch heute hätte laut Manoj eine Präambeländerung einen schweren Stand, etwa mit Blick auf China: «Even in those days, if the proposal would have further progressed, countries like China, who are wary of mass spiritual movements, would have opposed the measure.»[84]

Auch wenn die Verfassungsänderung 1999 nicht glückte, zeugt die Lobby-Arbeit der EM-Region von dem Bemühen, dem Anliegen der spirituellen Dimension von Gesundheit auf der globalen WHO-Ebene eine besondere Bedeutung zu verleihen. Die unterschiedlichen Vorstellungen der Vertreter Bahrains und Omans darüber, ob der Spiritualitätsbegriff nun vage zu halten sei oder spezifiziert werden solle, belegen wie schon bei der Diskussion 1983–1984, dass auch innerhalb der EM-Region der Spiritualitätsbegriff nicht monolithisch verstanden und verwendet wurde.

Die Dringlichkeit einer Verfassungsänderung für muslimisch geprägte Staaten sollte jedoch nicht überbewertet werden. Eine Erklärung der Gesundheitsminister der Organisation für Islamische Zusammenarbeit 1998 zeigt, dass die eigentlichen Prioritäten woanders lagen, nämlich auf Strategien zugunsten von «poverty eradication, provision of primary healthcare facilities, adequate nutrition, safe drinking water, sanitation, clean environment and adequate shelter».[85] Ein anderer Fokus lag auf dem Zugang zu bezahlbaren Medikamenten: «adverse effects that

---

82 E-Mail von Kurian Manoj an Raphael Rauch, 30.01.2019.

83 Ebd.

84 Ebd.

85 Statement of the Ministers of Health of the Member States of the Organization of the Islamic Conference, May 13, 1998, in: WHO-Archiv, W3-87-1(51), 51st World Health Assembly, General Arrangements, 1998.

globalization and trade liberalization may have on the access to medicine, medical treatment and medical equipment at an affordable price for the population of developing countries».[86]

Eine geglückte Verfassungsänderung wäre allerdings auch mehr als nur Symbolpolitik gewesen. Wenn schon eine ‹einfache› Resolution wie die WHA37.13 eine weit verzweigte Rezeption erfährt, hätte sich die Wirkmacht aufgrund des exponierten Charakters in der Präambel wohl potenziert. Das Scheitern der Verfassungsänderung tat der Rezeption der spirituellen Dimension von Gesundheit innerhalb der EM-Region aber keinen Abbruch, schließlich hat die Resolution WHA37.13 nach wie vor ihre Gültigkeit.

5. Typologie zur Rezeption in der EM-Region

Die breite Rezeption der spirituellen Dimension von Gesundheit, die bis heute anhält, bündle ich im Folgenden in einer Typologie. Dabei orientiere ich mich an Deleuzes und Guattaris Rhizom-Modell, welches ermöglicht, auch verzweigte und nicht immer eindeutige Bezüge zu fassen. Die folgende skizzenhafte Typologie erhebt keinen systematischen Anspruch, sondern soll die verschiedenen, sich oft auch wechselseitig überlagernden Verwendungen des Wortes ‹spirituell› in den EMRO-Publikationen strukturieren.

‹Spirituell› als allgemeine Erweiterung des Gesundheitsverständnisses

Zwar gibt es viele Treffer zum Begriff ‹spirituell› innerhalb der EMRO-Publikationen, allerdings bleibt der Begriff oft vage und wird in den Dokumenten nicht immer inhaltlich gefüllt. Statt etwa eines expliziten Plädoyers zugunsten eines holistischen Ansatzes von Gesundheit handelt es sich oft um Aufzählungsreihen, wenn etwa die Dimensionen von Gesundheit – physisch, mental, sozial und

86 Ebd.

spirituell – genannt werden. Bisweilen wird aber die Notwendigkeit, das Gesundheitsverständnis zu erweitern, genauer begründet. 1998 etwa eröffnete EM-Regionaldirektor Gezairy eine Tagung über gesunde Dörfer. Dabei komme es nicht nur auf das Wasser- und Sanitätssystem an, sondern auch auf spirituelle Werte:

> «At this juncture, I wish to bring to your attention the spiritual dimensions of health which are as important as physical aspects. Inner peace, stemming from faith, certainty, belonging, loyalty, friendship, lack of envy, and contentment are as critical to good health as any medicine or remedy. It would be naïve to assume that water and sanitation only are the critical needs in a village setting. Spiritual well-being is the foundation of physical, mental and social health. It also facilitates development in a moral manner. Let us remember that moral development is always ecologically sound.»[87]

Die spirituelle Dimension von Gesundheit wird hier mit einem inneren Frieden aus dem Glauben heraus, mit Gewissheit, Zugehörigkeitsgefühl, Loyalität, Freundschaft und Zufriedenheit statt Neid umschrieben – aber auch mit der Aufforderung, umweltbewusst zu leben.

‹Spirituell› im Kontext von «Health for all» (HFA) und «Primary Health Care» (PHC)

Die enge Verbindung der spirituellen Dimension von Gesundheit mit den Ideen von HFA und PHC finden sich nicht nur im Resolutionstext WHA37.13, sondern auch in der unmittelbaren Rezeption. Schon der erste Treffer überhaupt zu ‹spirituell› nach Verabschiedung der Resolution 1984 stellte einen Bezug zu PHC her. Am 10. Oktober 1985 sprach das EM-Regionalkomitee von der

87 World Health Organization, Regional Office for the Eastern Mediterranean. (1998). Message from Dr Hussein A. Gezairy, Regional Director, WHO Eastern Mediterranean Region, to the regional consultation on healthy villages, Tabriz, Islamic Republic of Iran, 7–11 June 1998. www.who.int/iris/handle/10665/125520.

> «importance of strengthening the spiritual dimension of the health services, and promoting approaches for solving health problems that fit the cultural heritage of the peoples of the Region, particularly with respect to care of the elderly, child health and community participation in health services».[88]

Zwar wird nicht konkretisiert, was nun genau unter der spirituellen Dimension zu verstehen sei. Allerdings wird mit der Forderung, auf kulturelle Besonderheiten Rücksicht zu nehmen und auf die Partizipation von Gemeinschaften zu rekurrieren, der PHC-Ansatz deutlich.[89]

Am Beispiel des Einsatzes für Kinder führte Gezairy aus, dass es nicht ausreiche, ein Kind einfach zu impfen, sondern dieses nachhaltige Entwicklungsperspektiven brauche. Darunter verstand Gezairy auch die spirituelle Dimension von Gesundheit:

> «That child must grow up healthy and participate in social and economic development. If people constitute our most precious resource, why waste it? We respect the life of the whole person – the mind and spirit. So we must give due attention to human behaviour and promotion of mental health. Health for All requires total social mobilization. We must address not only the physical but also the spiritual dimension of human health.»[90]

Die Verbindung von PHC und spiritueller Dimension von Gesundheit findet sich auch in Forderungen zur Armutsbekämpfung;[91] in der Feststellung, Gesundheit

---

88 World Health Organization, Regional Office for the Eastern Mediterranean. (1985). Draft report of the thirty-second session of the regional committee for the Eastern Mediterranean. www.who.int/iris/handle/10665/120581.

89 Vgl. etwa World Health Organization, Regional Office for the Eastern Mediterranean. (2000). EMRO at 50: the work of the World Health Organization's Regional Office for the Eastern Mediterranean. World Health Organization. Regional Office for the Eastern Mediterranean. www.who.int/iris/handle/10665/200601.

90 World Health Organization, Regional Office for the Eastern Mediterranean. (1988). Report of the thirty-fifth session of the Regional Committee for the Eastern Mediterranean, Geneva, Switzerland, 3–6 October 1988. www.who.int/iris/handle/10665/120806.

91 Vgl. etwa World Health Organization, Regional Office for the Eastern Mediterranean. (2004). Investing in the health of the poor: a strategy for sustainable health

sei ein Menschenrecht;[92] in der Formulierung, die Ausübung spiritueller Werte sei ein menschliches Grundbedürfnis;[93] oder in Verweisen auf Organisationsformen wie dem Shura-System.[94] Laut dem Juristen und Islamwissenschaftler Mathias Rohe handelt es sich bei der Shura («Beratung») um «eine Prozedur der Entscheidungsfindung»; die Spannbreite reiche von einer «islam-rechtliche[n] Legitimation der Demokratie» in Form eines Parlaments bis hin zu einer «durchaus undemokratische[n] Ratsversammlung von Notabeln».[95] Der Verweis auf das Shura-System verdeutlicht den PHC-Ansatz, die «total social mobilization» ernst zu nehmen und auf bereits bestehende, traditionelle Ressourcen zurückzugreifen.

Die spirituelle Dimension wurde sogar mit der Möglichkeit finanzieller Akquise in Verbindung gebracht. Aufgrund sinkender Beitragszahlungen wurde in Erwägung gezogen, sich die «highly spiritual, religious and cultural values» der Region zunutze zu machen – mit Verweis auf Zakat, die Pflicht der Muslime zur Solidarität mit den Armen.[96]

---

development and poverty reduction in the Eastern Mediterranean Region. www.who.int/iris/handle/10665/119699 oder World Health Organization, Regional Office for the Eastern Mediterranean. (2006). Implementation of poverty reduction strategies in the Eastern Mediterranean Region. Report of an intercountry meeting, Cairo, Egypt, 14–16 November 2005. World Health Organization. Regional Office for the Eastern Mediterranean. www.who.int/iris/handle/10665/254053.

92 World Health Organization, Regional Office for the Eastern Mediterranean. (2005). Regional strategic framework for health promotion. www.who.int/iris/handle/10665/122346.

93 World Health Organization, Regional Office for the Eastern Mediterranean. (1988). Report of the intercountry colloquium on health for all leadership development, Korat, Thailand, 25 December 1987 to 6 January 1988. www.who.int/iris/handle/10665/116829.

94 World Health Organization, Regional Office for the Eastern Mediterranean. (1997). Report of the Regional Committee for the Eastern Mediterranean, forty-fourth session, Teheran, Islamic Republic of Iran, 4–7 October 1997. www.who.int/iris/handle/10665/121609.

95 Rohe, Das islamische Recht, 249.

96 World Health Organization, Regional Office for the Eastern Mediterranean. (2004). Report on the nineteenth meeting of the Regional Director with WHO Representatives and Regional Office Staff, Cairo, Egypt, 28 November–2 December 2004. World Health Organization. Regional Office for the Eastern Mediterranean. www.who.int/iris/handle/10665/206246.

‹Spirituell› als Einbindung religiöser Akteure, Moscheen und Kirchen

Eng verbunden mit dem PHC-Ansatz und der Forderung nach einer «total social mobilization» ist die Zusammenarbeit mit religiösen Akteuren, wie sie am Beispiel der Publikationsreihe «The Right Path to Health» bereits skizziert wurde. Religiöse Akteure werden nicht nur für ihre Tätigkeit in der Seelsorge geschätzt; sie werden vielmehr als wichtige Verbündete für das Erreichen von Gesundheitszielen und als Multiplikatoren bei der Verbreitung von Gesundheitsbotschaften gesehen.[97] Auch ist von einer «Spiritual Dimension of Health Advocacy» die Rede: «Efforts are being made to harness the persuasive energy of religious leaders to disseminate health messages as part of the spiritual dimensions of HFA.»[98] Religion wird als wichtiger Kommunikationsfaktor gesehen; dabei gelte es auch, christliche Vertreter einzubeziehen: «‹Proper› behaviour without discriminating among religions, was the main focus of EMRO.»[99]

Zugleich wird das Werben religiöser Akteure für traditionelle Werte wie Familie oder Gemeinschaft gewürdigt.[100] Würden diese Werte nicht aufrechterhalten, drohten soziale oder mentale Probleme oder sexuell übertragbare Krankheiten.[101] Teilweise sollten Geistliche auch die Lücken füllen, die aufgrund eines Mangels an Psychiatern bestehen.[102]

---

97 World Health Organization, Regional Office for the Eastern Mediterranean. (1987). Programme budget and management of WHO's resources and review of the organization's structures. www.who.int/iris/handle/10665/120737.

98 Ebd.

99 World Health Organization, Regional Office for the Eastern Mediterranean. (1989). Report of the thirty-sixth session of the Regional Committee for the Eastern Mediterranean, Teheran, Islamic Republic of Iran, 30 September–4 Oc-tober 1989. www.who.int/iris/handle/10665/120878.

100 World Health Organization, Regional Office for the Eastern Mediterranean. (1994). Report of the forty-first session of the Regional Committee for the Eastern Mediterranean: Manama, Bahrain, 2–5 October 1994. www.who.int/iris/handle/10665/121365.

101 Ebd.

102 World Health Organization, Regional Office for the Eastern Mediterranean. (2011). Rapport de la trente-cinquieme reunion du Comite consultatif regional. www.who.int/iris/handle/10665/122991.

Die EMRO-Dokumente weisen aber auch auf Probleme in der Tätigkeit von Geistlichen hin. So werden schädliche traditionelle Gesundheitspraktiken und religiöse Fehlinterpretationen kritisiert.[103] So hätten Befragungen zum Thema Tuberkulose ergeben, dass Geistliche hier nicht immer kompetent seien.[104]

‹Spirituell› als multireligiöse Klammer

Zwar wird ‹spirituell›, den Mehrheitsverhältnissen der Region entsprechend, oft synonymisch zu islamisch/muslimisch verwendet. Es finden sich aber auch Hinweise, in der ‹spirituell› als Klammer fungiert, um die multireligiöse Tradition der Region zu überbrücken:

> «Promoting the spiritual dimension in health. The Eastern Mediterranean Region is the cradle of the divine religions. Its rich heritage and deep rooted spiritual beliefs are great assets to build on for better quality of life and healthy living. The spiritual dimension is an appropriate entry point to mobilize the individual, family, community and the nation to what the religious teachings require.»[105]

In einem Dokument vom Juli 2001 – also noch vor den neuen Anstrengungen für den interreligiösen Dialog infolge des 11. Septembers 2001 – ist von einem spirituellen und religiösen Erbe die Rede, in dem die islamische Perspektive explizit um eine christliche Perspektive erweitert wird:

---

103 World Health Organization, Regional Office for the Eastern Mediterranean. (2003). Concepts and methods of community-based initiatives. World Health Organization. Regional Office for the Eastern Mediterranean. www.who.int/iris/handle/10665/201124.

104 World Health Organization, Regional Office for the Eastern Mediterranean. (2006). Operational research in tropical and other communicable diseases: final report summaries 2003–2004: implemented during 2004–2006. www.who.int/iris/handle/10665/116505.

105 World Health Organization, Regional Office for the Eastern Mediterranean. (2003). Technical paper: Primary health care: 25 Years after Alma-Ata. www.who.int/iris/handle/10665/122156.

«The health and well-being of a community are affected by the religious and spiritual teachings in the social milieu within which people live. Islamic and Christian teachings favour solidarity, tolerance, benevolence, cleanliness, healthy bodies and minds, avoidance of harming oneself or others and love.»[106]

Als Klammer dient ‹spirituell› auch bei der Charakterisierung der EM-Region: «Islam is the religion of 90% of the people of this Region. Christianity is the second religion. Both these religions promote strong family ties, helping those in need and moral and spiritual codes that promote healthy lifestyles.»[107]

Seltener finden sich auch explizite Bezüge auf das Judentum.[108] Andere Verweise auf das Christentum und Judentum behandeln Fragen zur Sexualmoral – wohl auch als Legitimationsstrategie, um die konservative islamische Sexualmoral beim heiklen Thema HIV/AIDS anschlussfähiger zu machen.[109]

Aus anderen Formulierungen wiederum geht eine klare Privilegierung der Muslime hervor. So sagte der iranische Staatspräsident Mohammad Chatami 1997 am Ende einer Rede: «We would support any move which would enhance

---

106 World Health Organization, Regional Office for the Eastern Mediterranean. (2001). Promotion of healthy lifestyles in the Eastern Mediterranean Region. www.who.int/iris/handle/10665/121937.

107 World Health Organization, Regional Office for the Eastern Mediterranean. (2006). Mental health in the Eastern Mediterranean Region: reaching the unreached. www.who.int/iris/handle/10665/119812.

108 Vgl. World Health Organization, Regional Office for the Eastern Mediterranean. (2005). Islamic code of medical and health ethics. www.who.int/iris/handle/10665/122351.

109 Vgl. World Health Organization, Regional Office for the Eastern Mediterranean. (1992). The role of religion and ethics in the prevention and control of AIDS. World Health Organization. Regional Office for the Eastern Mediterranean. www.who.int/iris/handle/10665/197807 oder, mit Verweisen auf das Neue Testament, World Health Organization, Regional Office for the Eastern Mediterranean. (2006). Health education of adolescents: guidelines for parents, teachers, health workers and the media. www.who.int/iris/handle/10665/119824.

public health and lead to spiritual and material of communities, in particular Muslims.»[110]

‹Spirituell› im Kontext von konkreten Gesundheitsfragen

Aus EMRO-Sicht eine Erfolgsgeschichte mit Blick auf die spirituelle Dimension von Gesundheit war die Anti-Drogen-Politik. Verhältnismäßig viele Publikationen widmen sich dem Alkohol-, Tabak- und Drogenkonsum. Das Beispiel Tabakkonsum illustriert anschaulich, wie eine religiöse Tradition genutzt werden kann, um Gesundheitsziele zu erreichen: «A key strategy is to change the social acceptance of tobacco smoking. A spiritual dimension is appropriate here, as health authorities cannot succeed if they act alone.»[111] So setzten EMRO-Kampagnen auf eine Fatwa aus dem Jahre 1602, die den Tabakkonsum verbot, und auf die symbolträchtigen Pilgerstädte Mekka und Medina, die zu rauchfreien Städten erklärt wurden.[112] Das Potential von religiös begründeten Argumenten, heißt es in einer Bewertung des EMRO, sei auch der Tabaklobby bekannt: «A statement from tobacco companies indicates that they consider religion-based tobacco arguments against tobacco use to be a threat to their interests, suggesting that they feel vulnerable to such approaches.»[113]

---

110 World Health Organization, Regional Office for the Eastern Mediterranean. (1997). Report of the Regional Committee for the Eastern Mediterranean, forty-fourth session, Teheran, Islamic Republic of Iran, 4–7 October 1997. www.who.int/iris/handle/10665/121609.

111 World Health Organization, Regional Office for the Eastern Mediterranean. (2005). Gender issues in health in the sociocultural context of the Eastern Mediterranean Region. Report on a regional consultation, Cairo, Egypt, 19–21 December 2004. World Health Organization. Regional Office for the Eastern Mediterranean. www.who.int/iris/handle/10665/255140.

112 Vgl. El Awa, The role of religion in tobacco control interventions, 894. World Health Organization. www.who.int/iris/handle/10665/269303.

113 World Health Organization, Regional Office for the Eastern Mediterranean. (2005). Gender issues in health in the sociocultural context of the Eastern Mediterranean Region. Report on a regional consultation, Cairo, Egypt, 19–21 December 2004. World Health Organization. Regional Office for the Eastern Mediterranean. www.who.int/iris/handle/10665/255140.

Die spirituelle Dimension von Gesundheit findet auch Erwähnung in anderen konkreten Gesundheitsfragen, etwa bei Herz-Kreislauf-Erkrankungen, Kinderlähmung, Fettleibigkeit oder Krebs. Dies zeigt, wie vielfältig der Implementierungsansatz der spirituellen Dimension ausfällt: indem er gesundheitliche Herausforderungen holistisch versteht und Lösungsansätze aus verschiedenen Perspektiven beleuchtet. Die spirituelle Dimension von Gesundheit wird so zu einer Querschnittsaufgabe.

In ethischen Fragen, die das EMRO beleuchtet, taucht der Begriff ‹spirituell› hingegen nur selten auf. Es werden zwar verschiedene ethische Fragen genannt – etwa zur Organtransplantation, Gentechnik, Unfruchtbarkeit, Reanimation von Patienten oder Sterbehilfe –,[114] allerdings werden diese mit Bezug auf den Islam verhandelt, nicht allgemein über eine Erörterung der spirituellen Dimension. Verweise auf ‹spirituell› sind eher loser Natur – etwa in einem Papier, in dem aus ethischer Sicht das Kollektiv über das Individuum gestellt wird. Alles, was für die Gemeinschaft getan werde, habe demnach für das Individuum einen spirituellen Wert – und umgekehrt.[115]

Die veränderten Lebensbedingungen infolge gesellschaftlicher Umbrüche, Urbanisierung und Umweltverschmutzung gaben dem EMRO Anlass zur Sorge: «These rapid changes, in addition to being impediments for physical health and environment, may negatively affect our social and cultural harmony, mental peace and spiritual serenity.»[116] Als Antwort darauf wurden verschiedene Programme ins Leben gerufen, die sich den Themenfeldern Umweltgesundheit, gesunde Dörfer und Städte widmeten. Die Frage «What is a healthy city pro-

---

114 Vgl. World Health Organization, Regional Office for the Eastern Mediterranean. (1995). Report of the Regional Committee for the Eastern Mediterranean, forty-second session, Cairo, Egypt, 1–4 October 1995. www.who.int/iris/handle/10665/121442.

115 World Health Organization, Regional Office for the Eastern Mediterranean. (1995). Ethics of medicine and health. www.who.int/iris/handle/10665/121464.

116 World Health Organization, Regional Office for the Eastern Mediterranean. (2000). Message from Dr Hussein A. Gezairy, Regional Director, WHO Eastern Mediterranean Region, to the National Healthy City meeting, Isfahan, Islamic Republic of Iran, 29–30 May 2000. www.who.int/iris/handle/10665/125660.

gramme?»[117] wurde wie folgt beantwortet: «A healthy city programme is concerned with the physical, social, economic, and spiritual dimensions of urban development.»[118] Später war auch von einer «spiritual dimension of environmental health» die Rede, die an die Bewahrung der Umwelt appellierte.[119]

‹Spirituell› im Kontext von Gender-Fragen

Die Forderung nach Gleichberechtigung von Mann und Frau spiegeln sich auch in EMRO-Dokumenten, die sich mit Frauenrechten und Gender-Fragen auseinandersetzen. So wurde 1999 festgehalten:

> «Women should enjoy the highest standard of health, physically, spiritually, mentally and socially, from early childhood. In Islam, a husband and wife are described as ‹garments› for each other. It is important to emphasize the great variety of connotations that the use of the term ‹garment› provides here, such as warmth, screening, closeness, mutual care and benefit.»[120]

Auch sonst finden sich im Kontext von ‹spirituell› Passagen, die sich für Frauenrechte stark machen. Die bereits erwähnte «Amman Declaration» verurteilt etwa klar Genitalverstümmelung: «Islam does not allow the mutilation of women's bodies for any reason; infibulation, which is practised in the name of circumcision, is altering God's creation. Those who do it are cursed.»[121] An anderer Stelle wird Genitalverstümmelung als ein Problem christlich und heidnisch geprägter

---

117 World Health Organization, Regional Office for the Eastern Mediterranean. (2003). Frequently asked questions about community-based initiatives. World Health Organization. Regional Office for the Eastern Mediterranean. www.who.int/iris/handle/10665/201126.

118 Ebd.

119 World Health Organization, Regional Office for the Eastern Mediterranean. (2006). Health education of adolescent boys. www.who.int/iris/handle/10665/119822.

120 World Health Organization, Regional Office for the Eastern Mediterranean. (1999). Regional health for policy and strategy for the 21 century. www.who.int/iris/handle/10665/121782.

121 World Health Organization, Regional Office for the Eastern Mediterranean. (1996). Health promotion through Islamic lifestyles: the Amman Declaration. www.who.int/iris/handle/10665/119558.

Länder Afrikas gesehen.[122] Doch der konservative Tonfall überwiegt. Zwar wird versucht, etwa das Konzept der Jungfräulichkeit modern zu interpretieren, aber der Grundtenor ist klar: «Marriage should again be emphasized as the only way for sexual satisfaction. Adolescents should preserve their chastity until they get married. The virtues of virginity are too great to miss.»[123] Ähnlich verhält es sich auch bei der Verurteilung von Homosexualität.[124]

‹Spirituell› im Kontext von mentaler Gesundheit

Wie so oft in der Diskussion um die spirituelle Dimension von Gesundheit ist die Abgrenzung zum Bereich «mental health» auch in der EM-Region fließend. So wird etwa das Desiderat formuliert: «the need for research on traditional healing methods, and the important role of religion in controlling drug abuse and producing the peace of mind that is crucial to mental health».[125] Oder es heißt: «Many psychological disorders may be treated by having enough faith, patience, belief and trust in God, and by complete belief in destiny and fate.»[126] Als Möglichkeit, psychische Krankheiten zu behandeln, werden «spiritual and faith healing treatment» genannt.[127] Immer wieder werden «spiritual» und «mental» in Beziehung gebracht: «Modern man in search of a soul has come to recognize the importance of spiritual values, not only for mental but also for physical health.»[128] Oder es heißt: «[...] greater emphasis on spiritual health, and incorporation of mental

---

122 Vgl. World Health Organization, Regional Office for the Eastern Mediterranean. (2006). Health education of adolescents: guidelines for parents, teachers, health workers and the media. www.who.int/iris/handle/10665/119824.

123 Ebd.

124 Ebd.

125 World Health Organization, Regional Office for the Eastern Mediterranean. (1988). Report of the thirty-fifth session of the Regional Committee. www.who.int/iris/handle/10665/120806.

126 Ebd.

127 World Health Organization, Regional Office for the Eastern Mediterranean. (2006). Health education of adolescents: guidelines for parents, teachers, health workers and the media. www.who.int/iris/handle/10665/119824.

128 World Health Organization, Regional Office for the Eastern Mediterranean. (1988). Promotion and protection of mental health. www.who.int/iris/handle/10665/120819.

health in school health curriculums can be effective for promotion of mental health and prevention of mental ill health».[129] Der Beitrag von Religionen zur psychischen Gesundheit wird allerdings nicht nur positiv gesehen. Zwar hülfen religiöse Werte etwa in der Suizidprävention, allerdings hätten Imame und Priester nicht immer ausreichende Kenntnisse über psychische Erkrankungen.[130]

‹Spirituell› im Kontext von Spiritual Care/Palliative Care

Erste Forderungen nach Palliative-Care-Ansätzen mit spirituellem Bezug finden sich in den 1990er-Jahren, etwa in der Pflege von AIDS-Kranken,[131] oder in allgemeinen Überlegungen für die EMRO-Strategie fürs 21. Jahrhundert: «This must go beyond a focus on extending life and improving health, to include the relief of pain and suffering and a provision for a peaceful death.»[132] 2005 forderte ein irakischer Vertreter eine Krankenhausseelsorge nach westlichem Vorbild:

> «He pointed out that many hospitals in developed countries sought the help of religious men and priests for spiritual counseling sessions for patients suffering from mental disorders or fatal diseases such as AIDS and cancer. He stressed the need to qualify doctors entrusted to take care of patients and to establish spiritual counselling clinics in hospitals.»[133]

---

[129] World Health Organization, Regional Office for the Eastern Mediterranean. (2011). Report of the thirty-fifth meeting of the Regional Consultative Committee. www.who.int/iris/handle/10665/122990.

[130] World Health Organization, Regional Office for the Eastern Mediterranean. (2011). Atlas: child, adolescent and maternal mental health resources in the Eastern Mediterranean Region. www.who.int/iris/handle/10665/119949.

[131] World Health Organization, Regional Office for the Eastern Mediterranean. (1994). Report of the forty-first session of the Regional Committee for the Eastern Mediterranean: Manama, Bahrain, 2–5 October 1994. www.who.int/iris/handle/10665/121365.

[132] World Health Organization, Regional Office for the Eastern Mediterranean. (1997). Health for all in the 21century. www.who.int/iris/handle/10665/121615.

[133] World Health Organization, Regional Office for the Eastern Mediterranean. (2005). Report of the Regional Committee for the Eastern Mediterranean, fifty-second, Cairo, Egypt, 24–26 September 2005. www.who.int/iris/handle/10665/122303.

Verbunden mit der Erweiterung des Gesundheitsverständnisses sind institutionelle Aspekte: Mit Blick auf die Arbeit von Pflege und Hebammen kritisiert ein Bericht, dass in der EM-Region die spirituelle Dimension in der Pflege wenig entwickelt sei. Vermisst wird ein «comprehensive and holistic approach to the patient and his family's total physical, emotional and spiritual needs».[134] Ein anderer Bericht über die Ausbildung von Gesundheitsberufen bemängelt: «Social obligation is missing in education to develop spiritual and other attitude-related dimensions to be a change agent.»[135] Von den Professionalisierungsstrategien mit Blick auf die spirituelle Dimension zeugen auch Evaluationen, die prüfen, inwiefern spirituelle Bedürfnisse von Patienten in Krankenhäusern erfüllt werden.[136]

In den letzten Jahren haben die Publikationen zum Umgang mit Kranken, Alten und Sterbenden zugenommen; dabei werden ‹spirituell› genannte Aspekte wie Glauben, Ruhe und Zufriedenheit ebenso empfohlen wie ausgewogene Ernährung, moderate körperliche Übungen, Hobbys und soziale Beziehungen.[137]

---

134 World Health Organization, Regional Office for the Eastern Mediterranean. (1994). The need for national planning for nursing and midwifery in the EMR. www.who.int/iris/handle/10665/121373.

135 World Health Organization, Regional Office for the Eastern Mediterranean. (2012). Report on the regional consultation on accreditation of health professions education, Tunis, Tunisia, 22–25 November 2011. www.who.int/iris/handle/10665/116094.

136 World Health Organization, Regional Office for the Eastern Mediterranean. (2016). Patient safety assessment manual: second edition, World Health Organization. Regional Office for the Eastern Mediterranean. www.who.int/iris/handle/10665/249569. Siehe auch den Beitrag von Uçak-Ekinci in diesem Band.

137 Vgl. exemplarisch World Health Organization, Regional Office for the Eastern Mediterranean. (2006). A strategy for active, healthy ageing and old age care in the Eastern Mediterranean Region 2006–2015. www.who.int/iris/handle/10665/116491 oder World Health Organization, Regional Office for the Eastern Mediterranean. (2011). Report on the palliative care training workshop, Cairo, Egypt, 17–20 October 2010. www.who.int/iris/handle/10665/116062.

‹Spirituell› im Kontext von religiöser Heilung, traditioneller Medizin und Aberglauben

Zur Rezeptionsgeschichte des Wortfeldes ‹spirituell› gehört auch das Thema religiöse Heiler, etwa mit Blick auf den Sudan, oder allgemeiner die Zusammenarbeit mit Moscheen, etwa die Pflege von Drogenabhängigen in Ägypten:

> «Traditional healers have maintained their role in health care in many developed societies: this is even more so in the developing countries. In the countries of the Eastern Mediterranean Region, these healers often have a religious background and are willing to collaborate with health services in the care of people with specific problems. Such collaboration with religious healers has been successful in some countries (e.g. Sudan). Collaboration with religious institutions, e.g. mosques, proved to be a valuable strategy in health care development. Care for drug-dependent persons through mosques in Egypt is a good example of such cooperation.»[138]

Hinsichtlich traditioneller Medizin stellte das EMRO einen Widerspruch fest: Zwar sei die arabische Medizin (Unani) in vielen Ländern beliebt. Allerdings stammten die meisten in der EM-Region verwendeten pflanzlichen Produkte aus den USA, Europa oder Asien; Daten zu Sicherheit, Wirksamkeit und Qualitätskontrolle seien oft unzureichend; der Informationsaustausch mit anderen Ländern lasse zu wünschen übrig. Für die Behörden sei es schwierig «to distinguish between practitioners who are qualified and those who are not».[139] Dabei war es ein Ziel der IOMS gewesen, hier Abhilfe zu leisten, wie ein Bericht aus Kuwait zeigt: «Kuwait had developed a system for the registration of medicinal plants involving

---

138 World Health Organization, Regional Office for the Eastern Mediterranean. (1988). Promotion and protection of mental health. www.who.int/iris/handle/10665/120819.

139 World Health Organization, Regional Office for the Eastern Mediterranean. (2002). The WHO strategy for traditional medicine: Review of the global situation and strategy implementation in the Eastern Mediterranean Region. www.who.int/iris/handle/10665/122025.

both the Ministry of Public Health and the Islamic Organization for Medical Sciences.»[140]

Ein Bericht aus Ägypten würdigt nicht nur Heilpflanzen, sondern auch Heilung nach dem Koran: «traditional health-care providers, which covers a diversity of practices, approaches, knowledge, and beliefs incorporating herbal, Quran, spiritual and cupping (*al-hegama*) applied separately or in combination to maintain well-being and to treat, diagnose, or prevent illness».[141]

In einer Evaluation der «Health for all»-Strategie mit Blick auf die EMRO-Region wird kritisiert, dass traditionelle Methoden noch zu wenig anerkannt seien: «Traditional healers, herbalists and spiritual counsellors are usually not recognized by health authorities.»[142] Zwar gebe es Befürchtungen, dass einige Praktiken schädlich seien, allerdings würden durch Verbote die Probleme nicht gelöst: «It may be more rational to help them to improve the quality of their services by involving them in carefully planned training programmes with follow-up supervision, as is being done with the traditional birth attendants.»[143] Egal ob «Unani-Tib» in Pakistan, Pflanzenheilkunde in Ägypten und Iran oder die Rolle von «religious healers» mit Blick auf psychische Krankheiten in Sudan: Die Evaluation stellte fest, dass es zwar das Bedürfnis gebe, diese in die nationale Gesundheitsstrategie einzubeziehen, aber dabei noch kein klares Muster zu erkennen sei.[144]

Zugleich gab es auch immer wieder Kritik an spirituellen Praktiken, etwa im Umgang mit der Nabelschnur.[145] Aus Somalia berichtete das EMRO, psychische

---

140 World Health Organization, Regional Office for the Eastern Mediterranean. (1986). Report of the Thirty-third session of the Regional Committee for the Eastern Mediterranean, Kuwait, Kuwait, 4–7 October 1986. www.who.int/iris/handle/10665/120620.

141 World Health Organization, Regional Office for the Eastern Mediterranean. (2014). Assessing the regulation of the private health sector in the Eastern Mediterranean Region: Egypt. World Health Organization. Regional Office for the Eastern Mediterranean. www.who.int/iris/handle/10665/250541.

142 World Health Organization, Regional Office for the Eastern Mediterranean. (1985). Evaluation of the strategy for health for all by the year 2000. www.who.int/iris/handle/10665/120555.

143 Ebd.

144 Ebd.

145 World Health Organization, Regional Office for the Eastern Mediterranean. (1986). Intercountry meeting on low birth weight and perinatal care, Riyadh, Saudi Arabia, 26 April–1 May 1986. www.who.int/iris/handle/10665/116407.

Krankheiten würden oft auf Gott, böse Geister, Flüche oder schlechtes Verhalten zurückgeführt.[146] Ebenfalls in Somalia folgten traditionelle Heiler schädlichen Praktiken, indem sie etwa versuchten, Lungenentzündung durch das Verbrennen der Brust zu bekämpfen.[147] Auch grenzte sich das EMRO von Bräuchen der «pagan Arabs» wie Zauber oder Talismanen ab.[148]

‹Spirituell› als politische Funktion

Vor dem Hintergrund der vielen Stellen, in denen ‹spirituell› im Kontext der Tradition der Region betont wird, hat der Begriff nicht zuletzt auch eine politische Funktion: um das Proprium der Region und das Verbindende innerhalb der Region zu betonen. Die Niederlage gegen Israel im Sechstagekrieg 1967 hatte die Idee des arabischen Nationalismus infrage gestellt; laut der Islamwissenschaftlerin Gudrun Krämer verschärften sich dadurch der «Legitimations- und Leistungsdruck auf die Regime. Verlangt wurden nicht nur politische Unabhängigkeit, wirtschaftliche Entwicklung und soziale Gerechtigkeit, sondern auch kulturelle Authentizität.»[149] Die vielen Verweise auf die spirituelle Dimension haben innerhalb der EM-Region somit eine ähnliche Funktion wie rhetorische Solidaritätsbekundungen mit den Palästinensern: Sie stellen ein einigendes Band durch eine heterogene Region her und überwinden verschiedene konfliktreiche Trennlinien zwischen einem von Marokko bis Pakistan reichenden Gebiet. Zugleich stillt die spirituelle Dimension von Gesundheit den Hunger nach einer kulturellen Eigenständigkeit und Authentizität.

---

146 World Health Organization, Regional Office for the Eastern Mediterranean. (2010). Environmental health situation analysis in Somalia 2010. www.who.int/iris/handle/10665/116674.

147 Vgl. World Health Organization, Regional Office for the Eastern Mediterranean. (2012). Child health in Somalia: situation analysis. www.who.int/iris/handle/10665/116799.

148 World Health Organization, Regional Office for the Eastern Mediterranean. (1997). Health: an Islamic perspective. www.who.int/iris/handle/10665/119576.

149 Krämer, Geschichte des Islams, 296.

6. Diskussion

Der Spiritualitätsbegriff, wie er in der Resolution WHA37.13 formuliert wird, entpuppt sich in der Rezeptionspraxis als unterschiedlich anwendbarer Begriff. Er eignet sich nicht nur für Versuche einer islamischen Selbstbehauptung angesichts einer sich auch auf dem Feld der globalen Gesundheitspolitik artikulierenden westlichen Dominanz. Er zeigt auch einen kreativen Rezeptions- und Adaptionsprozess, der islamische Traditionen im Kontext einer globalen Gesundheitspolitik weiterentwickelt. Gesundheitspolitiker und -akteure verständigen sich mit diesem breit verstandenen Begriff über gesundheitspolitische Ziele und Maßnahmen und entwickeln so Strategien im Sinne von «Primary Health Care» und Alma-Ata fort. Dass in diesem Diskurs der Begriff ‹spirituell› weit gestreut wird, ist – das hat die Analyse gezeigt – kein Zufall, sondern liegt an seiner Anschlussfähigkeit, die in unterschiedlichen Kontexten verschieden spezifiziert wird.

Die rhizomatischen Berührungspunkte von Spiritualität und Gesundheit in den analysierten Dokumenten machen deutlich, dass die verschiedenen Kontexte unterschiedliche Aktualisierungen zulassen: Mal haben sie eher einen technischen Charakter, mal passen sie eher in die progressive, mal eher in die konservative oder gar in die repressive Schublade. Der Begriff eignet sich genauso gut als Instrument, die Selbstbestimmung der Frau zu fordern, wie für eine vermeintliche Notwendigkeit, traditionelle Familienwerte und kulturelle Besonderheiten der Region fortzuschreiben – oder auf die reiche Tradition der arabischen Medizin und die Defizite westlicher Schulmedizin zu verweisen. Was die Rhetorik betrifft, zeugen viele Dokumente aus den 1980er- und 1990er-Jahren mit dem Fokus auf Fragen der Lebensführung von der Sehnsucht nach kultureller Authentizität und der Abgrenzung vom Westen. Seit den Nullerjahren geht zwar die Exklusionsrhetorik zurück, nicht aber die weite Verzweigung des Begriffs ‹spirituell› in verschiedenen Gesundheitsfeldern.

Als gemeinsamer Nenner dieser mannigfaltigen und zum Teil in ihren politischen Richtungen widerstreitenden Verwendungen ist festzuhalten: Spiritualität hat einen erweiternden Effekt. Der Begriff erweitert erstens die Definition von Gesundheit hin zu einem holistischen Gesundheitsverständnis. Damit erweitert der

Aspekt der Spiritualität zweitens aber auch die Struktur der Gesundheitspolitik, deren Maßnahmen, Multiplikatoren und Zielgruppen sich entsprechend verändern. «Health for All» fordert – durch den Begriff der Spiritualität gestärkt – einen anderen gesundheitspolitischen Zugriff. Damit wird Spiritualität aus EMRO-Sicht auch zu einem unverzichtbaren Mittel der Gesundheit: Religiöse Praktiken und religiöse Argumente haben gesundheitspolitische Schlüsselfunktionen. Dabei betonen die Dokumente der EM-Region oft das Spezifikum des Islams als «way of life», der diesem holistischen Verständnis von Gesundheit und der erweiterten gesundheitspolitischen Zielgruppe besonders nahesteht. Religiöse Erziehung avanciert so zu einer Art ‹best practice› für gesundheitspolitische Ziele. Risikofaktoren – wie Tabakkonsum oder Fettleibigkeit – können mit religiös grundierten Argumenten wirksam bekämpft werden.

In der spirituellen Dimension von Gesundheit spiegelt sich somit das Selbstverständnis einer Region, in der der Islam eben weit mehr ist als ‹nur› eine Religion, sondern den Anspruch erhebt, ein allumfassendes Konzept der Lebensführung anzubieten. Bisweilen wird aber Kritik daran geübt, dass dies in der Ausbildung der Ärzte- und Pflegeberufe zu kurz komme. Dies kann als Indikator dafür gewertet werden, dass trotz gegenteiliger Rhetorik auch die Medizin in muslimisch geprägten Ländern weitgehend nach einem säkularen schulmedizinischen Verständnis funktioniert.

Die große Anschlussfähigkeit des Begriffs zeigt sich darin, dass er sich querschnittsartig durch alle Bereiche zieht, die auch eher entfernter mit Gesundheit zu tun haben. Spiritualität wird dabei meistens als ein anthropologischer Begriff benutzt, der auf ein islamisches Leben hin finalisiert wird. Trotz der Ähnlichkeit zu anderen Wortfeldern wie ‹religiös›, ‹islamisch› oder ‹muslimisch› wird hier das Leistungsprofil des zunächst unterbestimmten Begriffes ‹spirituell› deutlich. Denn für die EM-Region ist der Begriff auch deshalb so attraktiv, weil neben der Betonung spezifisch islamischer Werte auch christliche und – mit Blick auf den globalen Kontext der WHO-Staatengemeinschaft – ebenso säkulare Ideen spezifiziert und interpretiert werden können.

Die Konjunktur des Begriffs ‹Spiritualität› im internationalen gesundheitspolitischen Diskurs überrascht vor dem Hintergrund der engagierten Lobby-Arbeit der muslimisch geprägten Politiker wenig, wohl aber die breite Adaption, die bis heute anhält. Gleichzeitig wird deutlich, dass Spiritualität für viele Fragen anschlussfähig ist und der Begriff zu einer erstaunlichen Produktivität und Interaktion führt. Nichtsdestotrotz werden konkrete ethische Fragen unter dem Signum der Spiritualität kaum verhandelt. Spiritualität wird zu keiner Ersatzreligion; ethische Abhandlungen rekurrieren in den EMRO-Dokumenten bevorzugt auf den Islam.

Für die weniger säkular orientierten Staaten der EM-Region erlaubt die Rede von der spirituellen Dimension von Gesundheit, einen vermeintlichen Widerspruch zwischen dem Islam auf der einen und dem gesundheitspolitischem Fortschritt auf der anderen Seite aufzulösen: Sie werden nicht als Widerspruch, sondern als zwei Seiten derselben Medaille verstanden; ein Leben nach dem Islam gilt in dieser Logik als gesundheitsfördernd.

Auch wenn die Ergänzung der WHO-Präambel um das Wort ‹spirituell› 1999 gescheitert ist: Die Resolution WHA37.13 hat immer noch ihre Gültigkeit und ihre Rezeption dauert bis heute an. Nach wie vor wird ‹spirituell› vor allem als unterbestimmter Begriff verwendet, der unterschiedliche Interpretationen zulässt, die es in der Praxis jeweils näher zu bestimmen gilt.

Literatur

Al-Awadi, Abdul Rahman, The Role of the Islamic Organization for Medical Sciences in Reviving Islamic Medicine, in: Journal of the Islamic Medical Association of North America, 32 (2000), 68–72.

Al-Awady [!], Abdul Rahman, Foreword, in: Bulletin of Islamic Medicine, Vol. 1: Proceeding of the first International Conference on Islamic Medicine. Kuwait 1981.

Aly, Abdulmoneim, Health education through religion, in: World Health, 7 (1989), 27–28.

Bergmann, Danja, Bioethik und die Scharia, in: Aus Politik und Zeitgeschichte, 26–27 (2007), 32–39.

Bulletin of Islamic Medicine, Vol. 1: Proceeding of the first International Conference on Islamic Medicine. Kuwait 1981.

Deleuze, Gilles/Guattari, Félix, Rhizom. Berlin 1977.

El Awa, Fatimah, The role of religion in tobacco control interventions, in: Bulletin of the World Health Organization, 82/12 (2004), 894.

Fowler, Marsha D. et al. (Hg.), Religion, Religious Ethics, and Nursing. New York 2012.

Freitag, Ulrike, Der Islam in der arabischen Welt, in: Aus Politik und Zeitgeschichte, 37 (2003), 25–31.

Gallagher, Nancy E., Medicine: Contemporary Practice, in: Kalin, Ibrahim (Hg.), The Oxford Encyclopedia of Philosophy, Science, and Technology in Islam. Oxford 2014, Band 2, 8–12.

Grice, H. Paul, Logik und Konversation, in: Meggle, Georg (Hg.), Handlung, Kommunikation, Bedeutung. Frankfurt a. M. 1993, 243–265.

Krämer, Gudrun. Geschichte des Islams. München 2005.

Lee, Kelley/Fang, Jennifer, Historical Dictionary of the World Health Organization. Lanham 2013.

Meibauer, Jörg et al., Einführung in die germanistische Linguistik. Stuttgart 2002.

Meier, Augustine et al. (Hg.), Spirituality and Health: Multidisciplinary Explorations. Waterloo 2005.

Morsy, Soheir A., Health Care, in: Esposito, John L., The Oxford Encyclopedia of the Modern Islamic World. New York 2001, Band 2, 101–107.

Nasr, Seyyed Hossein (Hg.), Islamic Spirituality: Foundations. New York 2008.

Panjwani, Imranali, Soul, in: Kalin, Ibrahim (Hg.), The Oxford Encyclopedia of Philosophy, Science, and Technology in Islam. Oxford 2014, Band 2, 267–273.

Publitec Publications (Hg.), Who's Who in the Arab World 2007–2008. München 2007.

Rohe, Mathias, Das islamische Recht. Geschichte und Gegenwart. München 2011.

Şahinöz, Cemil, Seelsorge im Islam: Theorie und Praxis in Deutschland. Wiesbaden 2018.

Schipperges, Heinrich, Gesundheit und Gesellschaft: ein historisch-kritisches Panorama. Berlin 2003.

Schulze, Reinhard, Geschichte der islamischen Welt im 20. Jahrhundert. München 2002.

Schweizer, Gerhard, Islam verstehen. Geschichte, Kultur und Politik. Stuttgart 2016.

Zimmer, Thomas, Welt ohne Krankheit: Geschichte der internationalen Gesundheitspolitik 1940–1970. Göttingen 2017.

Zusammenfassung

Die spirituelle Dimension von Gesundheit wird quantitativ am stärksten in Dokumenten des WHO-Regionalbüros Östliches Mittelmeer (Eastern Mediterranean Regional Office, EMRO) behandelt. Die Rezeptionsgeschichte in der mehrheitlich muslimisch geprägten Region zeigt einen facettenreichen Prozess, in dem vor allem islamische Traditionen, Werte und Praktiken in einem globalen Gesundheitskontext weiterentwickelt werden. Die Resolution WHA37.13 und der Begriff ‹spirituell› erweisen sich aufgrund ihrer Vagheit als attraktives Mittel zur Adaption in vielerlei Gesundheitsfeldern: von Alkohol-Prävention über Palliative Care und Patientenrechte bis hin zu Zakat, der Solidarität mit den Armen. Die flexible Adaption des Spiritualitätsbegriffes ist ambivalent: Die Analyse der EMRO-Dokumente zeigt, dass mit Blick auf Spiritualität und Gesundheit – je nach Kontext – religiöse, gesundheitspolitische, sozialpolitische und eine Gleichberechtigung der Geschlechter fördernde, aber auch repressive, misogyne oder homophobe Motive angeführt werden können.

Schlüsselwörter

WHO, EMRO, Public Health, Spirituelle Dimension, Spiritualität, Islam, Health for All, Primary Health Care.

Abstract

The biggest impact of the spiritual dimension on the discourse of health can be found in documents of the WHO Regional Office for the Eastern Mediterranean (EMRO). In the predominantly Muslim region, the spiritual dimension of health had a widely branched aftermath in which mainly Islamic traditions, values, and practices were discussed in the new context of «Health for all». Due to their vagueness, the resolution WHA37.13 and the term ‹spiritual› turned out to be an attractive tool for a flexible adaptation to different areas of health: from alcohol prevention to palliative care and patients' rights to Zakat, the solidarity with the poor. But this flexible adaptation is ambivalent: The spiritual dimension of health can be used for religious and health issues, social policy or gender mainstreaming as well as for repressive, misogynistic, or homophobic motives.

Keywords

WHO, EMRO, Public Health, Spiritual Dimension, Spirituality, Islam, Health for All, Primary Health Care.

Raphael Rauch, Dr., Studium der Geschichte, Politikwissenschaft und Kath. Theologie in Tübingen, Aix-en-Provence und an der Yale University. 2016 Promotion am Lehrstuhl für Jüdische Geschichte der LMU München. 2016–2018 Redakteur beim Zweiten Deutschen Fernsehen in Mainz und beim Schweizer Radio Fernsehen in Basel. Seit 10/2018 wissenschaftlicher Mitarbeiter an der Professur für Spiritual Care, Theologische Fakultät der Universität Zürich.

Cicely Saunders – Von Spiritual Pain zu Spiritual Care. Partikularität und Universalität von Spiritualität

Martina Holder-Franz

> «The whole approach has been based on the understanding that a person is an indivisible entity, a physical and spiritual being. The search for meaning, for something on which to trust, may be expressed in many ways, direct or indirect, in metaphor or in silence, in gesture or in symbol or, perhaps most of all, in healing relationships and in a new experience of creativity. Those who work in palliative care may have to realize that they too are being challenged to face this dimension for themselves. Many, both helper and patient, live in a secularized society and have no religious language. Some will, of course, still be in touch with their roots in this area and find a familiar practice, liturgy, or sacrament to help their need. Others, however, will not, and insensitive suggestions in this field will be unwelcome. However, if we can come together not only in our professional capacity, but also in our common, vulnerable humanity, there may be no need of words on our part, only of respect and concerned listening.»[1]

Am 22. Juni 2018 jährte sich der 100. Geburtstag von Cicely Saunders, deren Leben, Forschung und wissenschaftliche Arbeiten dieser Beitrag im Horizont der

1 Saunders, Foreword (Oxford Textbook of Palliative Medicine), (2004), in: dies., Selected writings, 275.

Thematik des vorliegenden Bandes vergegenwärtigt. Es ist erst 4 Jahre her, dass die WHO, zusammen mit der weltweiten Palliative Care Alliance, ihren ersten ‹Global Atlas of Palliative Care›[2] vorstellte. Cicely Saunders hat während Jahrzehnten dazu beigetragen, dass diese internationale Vernetzung gefördert wurde. Genau zum 100. Geburtstag veröffentlichte der britische Saunders Forscher David Clark eine neue Biographie: Cicely Saunders, A Life and Legacy.[3] Diese stützt sich in weiten Teilen auf die von Shirley du Boulay 1997 veröffentlichte und 2007 zusammen mit Marianne Rankin überarbeitete Darstellung.[4] Neu in Clarks Darstellung sind verschiedene Interviews und Dokumente, die Saunders vielfältige nationale und internationale Beziehungen und die Entwicklung der Palliative Care beleuchten. Clark beschreibt in seiner Biographie an verschiedenen Stellen ihre persönliche Spiritualität, die im christlichen Glauben verankert ist und ihre Arbeit prägte.

> «Religion, faith, and religious observance were a constant part of Cicely's day-to-day life beginning in the late 1940s. She prayed, she read, she attended formal worship, she conversed with others on spiritual matters, and she wrote at length on the subjects as they related to hospice and palliative care.»[5]

Einem Interview von 1999, welches David Clark selbst führte, verdanken wir einen sehr persönlichen Einblick in ihre Spiritualitätspraxis am Ende ihres Lebens. Eine Praxis, die sich maßgeblich auch in ihrem Konzept von Palliative Care als Spiritual Care gezeigt hat. Saunders erzählt ihm, wie sie den Tag beginnt:

> «I always start with saying a prayer, one which has been going for months now is the prayer at the beginning of communion: ‹Oh, My God, to whom

---

2 World Health Organisation. Strengthening of palliative care as a component of integrative treatment within its continuum of care. 7 July 2014, http://apps.who.int/gb/ebwha/pdf_files/EB134/B134_R7-R7.pdf, accessed 7 July 2014.

3 Clark, Life and Legacy.

4 Du Boulay, The founder of the Modern Hospice Movement; Du Boulay/Rankin, The founder of the Modern Hospice Movement.

5 Clark, Life and Legacy, 292.

all hearts are open, sense the thought of my heart …› I find that very helpful. And then I concentrate on Daily Light[6] and pick out a verse and think about that and make it into a prayer. And then I read the Psalm for the day and maybe use a bit of that. And then I'm reading. I've gone back to the Gospels at the moment. I had patches when I didn't read the Bible much and I read other spiritual books … it's a constant discovery.»[7]

1. Zur Biographie

Um Saunders Engagement im Bereich von Palliative Care nachvollziehen zu können, ist es wichtig, einen Blick auf ihre Biographie zu werfen. Cicely Mary Strode Saunders wurde am 22. Juni 1918 in Barnet geboren. Nach verschiedenen Internatsschulen studierte Saunders zunächst Philosophie, politische Wissenschaften und Ökonomie in Oxford. Zu Beginn des Zweiten Weltkrieges brach sie gegen den Willen der Eltern ihr Studium ab und entschied sich für eine Pflegeausbildung.[8] Nach Abschluss der Ausbildung wurde für sie auf Grund eines starken Rückenleidens[9] eine Umschulung unerlässlich. Wieder nach Oxford zurückgekehrt, stellte sie sich der Herausforderung, sich zur medizinischen Sozialarbeiterin weiterzubilden. Die Erfahrungen in der Krankenpflege, die zahlreichen traumatisierten Kriegsheimkehrenden und Flüchtlinge, aber auch die Einsamkeit vieler schwer kranker Kinder, Erwachsener und älterer Menschen hinterließen

---

6 Dieses Büchlein ‹Daily Light› ist im englischen Sprachraum sehr verbreitet. Es ist eine kleine Bibellektüre für jeden Tag. Im Gegensatz zu den im deutschsprachigen Raum bekannten Herrnhuter Losungen bleibt diese Sammlung aber unverändert und kann so jedes Jahr aufs Neue gelesen werden. Samuel Bagster veröffentlichte diese zum ersten Mal 1875.

7 Clark, Life and Legacy, 294–295.

8 Die Pflegeausbildung wurde durch die Pflegespezialistin Florence Nightingale gegründet.

9 Cicely Saunders hatte seit ihrer Kindheit Rückenprobleme, die sich durch die körperliche Beanspruchung im Pflegedienst massiv verschlechterten. Siehe dazu in: Du Boulay/Rankin (Hg.), The founder of the Modern Hospice Movement, 13–24.

bei Saunders starke Eindrücke und führten sie in eine tiefgreifende Auseinandersetzung mit Lebens- und Glaubensfragen.[10]

Oxford mit seinen verschiedenen Lehrangeboten und Sozietäten bot Saunders die Möglichkeit, neben ihrer Weiterbildung auch existentielle Fragen zu diskutieren und Menschen verschiedener Wissenschaften kennenzulernen. Beispielsweise schrieb sich Saunders im ‹The Oxford Socratic Club› ein, in dem ab 1941 Studierende und Dozierende miteinander diskutierten und ihre wissenschaftlichen Beiträge vorstellten.[11] Dieser Club wurde durch den Literaturwissenschaftler und Schriftsteller C.S. Lewis mitbegründet. Er schrieb ein Jahr zuvor, 1940, eine sich rasch verbreitende Schrift ‹The problem of pain›, in welcher er sich mit Fragen des Leidens auseinandersetzte.[12] In Oxford kam Saunders auch mit christlicher Theologie und Philosophie in Berührung. Saunders spricht selbst mehrere Male in ihren Schriften von einer Hinwendung zum christlichen Glauben[13] und ihrer damit verbundenen Berufung zur ‹Care of the Dying› bei Patientinnen und Patienten, die sie begleitete. Dass ausgerechnet ein polnischer Emigrant mit jüdischen Wurzeln sie auf die Dimension von Spiritual Pain in besonderer Weise aufmerksam machte, war für sie wegweisend. Die Frage nach Leiden, Sinn und Weiterleben nach dem Tod sowie die Sehnsucht nach Vergebung und Frieden; all das waren zentrale spirituelle Themen, die David Tasma, der todkranke Emigrant aus Warschau, mit einem Menschen seines Vertrauens diskutieren wollte.

David Tasma bat Cicely Saunders, ein Haus für sterbende und einsame Menschen zu bauen, in dem die ganzheitliche Pflege am Lebensende verbessert und erforscht werden könne. Dass Saunders diese Begleitung mehrfach ausführlich beschreibt und diese Narration des Öfteren als ‹Gründungsmythos› für das von ihr 1967 ins Leben gerufene St. Christopher Hospice heranzog, ist unbestritten.[14]

---

10 Dazu kamen auch private Sorgen und die Ehekrise ihrer Eltern. S. Holder-Franz, «… dass du bis zuletzt leben kannst», 38–40.

11 Unter anderem sprachen hier die Philosophinnen Elisabeth Anscombe und Iris Murdoch, die Schriftstellerin Dorothy Sayers oder der Philosoph John Langshaw Austin.

12 Siehe in: Clark, Life and Legacy, 44.

13 Holder-Franz, «… dass du bis zuletzt leben kannst», 41.

14 Clark, Life and Legacy, 56–57. Neue Forschungen haben ergeben, dass Daten und Lebensstationen von David Tasma einige Fragen unbeantwortet lassen.

Ebenfalls unbestritten ist, dass Saunders durch diese besonders intensive Sterbebegleitung lernte, ein Gespür für Spiritual Pain zu entwickeln, diese über einen längeren Zeitraum wahrzunehmen und darauf zu reagieren.

> «The most important thing for him was to find somebody who would listen because he had the strong feeling that here he was, dying at the age of forty, and it made no difference to the world that he'd ever lived in it.»[15]

Neben Saunders Tätigkeit als medizinische Sozialarbeiterin war sie auch als freiwillige Helferin im St. Luke's Hospital in London tätig. Der dortige medizinische Leiter, Dr. Howard Barett, versuchte in seinem Haus durch neue Schmerztherapien[16] die Situation der sterbenden und chronisch kranken Menschen zu verbessern. Er war es auch, der Saunders ermutigte, Medizin zu studieren. Er war überzeugt, dass sich nur durch den Einbezug der Ärzteschaft und entsprechender Forschungen die Situation der Sterbenden nachhaltig verbessern ließe. Mit 33 Jahren wurde Saunders erneut Studentin und schloss 1957, mit 39 Jahren, erfolgreich ihr Medizinstudium ab. Unmittelbar nach Beendigung des Studiums bildete sie sich umgehend in Schmerzforschung am St. Mary's Hospital bei Dr. Harold Stewart[17] weiter. Bereits in dieser Zeit hatte sie mit der ‹Euthanasie Society›[18] Kontakt, die das Gespräch mit ihr suchte. Die Gesellschaft war beeindruckt davon, dass durch die neuartige Pflege, Begleitung und Medikamenteneinstellung das Leiden der schwerkranken Patienten und Patientinnen spürbar gemildert werden konnte. Saunders sah es als Herausforderung an, die jeweiligen Schmerzen eines Patienten oder einer Patientin so wahrzunehmen, dass Linderung auf verschiedenen

---

[15] Cicely Saunders Interview with David Clark, 2. May, 2003; in Clark, Life and Legacy, 58. Saunders unterstrich die Bedeutung des Zuhörens und der Kommunikation bereits 1966: «The process of listening and communication referred to in the discussion of the patient's awareness is often more important than all our drugs.», in: Terminal Illness, in: dies., Selected writings, 106.

[16] Saunders Beitrag zur Erforschung der verschiedenen Analgetika für die Palliativmedizin wird beispielsweise dargestellt in: Saunders, Oxford Textbook of Palliative Medicine, in: dies, Selected writings, 269–278; Knipping (Hg.), Lehrbuch Palliative Care.

[17] Holder-Franz, «... dass du bis zuletzt leben kannst», 41.

[18] Holder-Franz, «... dass du bis zuletzt leben kannst», 51.

Ebenen[19] möglich wurde. 1958 beschrieb Saunders in ihrem Artikel «Dying of Cancer»[20], dass die bisherige medizinische Schmerzpalliation für schwer kranke und sterbende Menschen nicht ausreichend und ein interdisziplinärer Ansatz notwendig sei. Saunders stellte ihr ‹total pain›-Konzept in verschiedenen wissenschaftlichen Publikationen vor, u.a. im Artikel «The Philosophy of Terminal Care»[21]. Saunders listet hier vier Bereiche auf, die der Begriff ‹Total Pain› umfasst: physischer, mentaler, sozialer und spiritueller Schmerz. Die verschiedenen Dimensionen des Schmerzes beschreibt sie außerdem in «Current views of Pain Relief and Terminal Care»[22].

In zahlreichen Publikationen spricht Saunders auch von ‹Spiritual Pain›. Dabei ist ihr nicht nur der Patient/die Patientin als Individuum wichtig, sondern von Anfang, der einzelne Mensch mitsamt seinem sozialen Beziehungsgefüge und seiner Zugehörigkeit zu verschiedenen Systemen.[23] ‹Care of the Dying› ist für Saunders auch immer als eine Art von besonderer ‹Communtiy care› zu verstehen, in der sich verschiedene Akteure und Beziehungsgeflechte zum Wohle des schwerkranken und sterbenden Menschen engagieren.

Saunders Vision, in Anlehnung an die christliche Hospizkultur des Mittelalters, ein Haus zu gründen, in dem Menschen Gastfreundschaft, Hilfe, Pflege und medizinische Behandlung erfahren, verfolgte sie zielstrebig und mit enormem Einsatz. Sie und die von ihr gegründete Stiftung sammelten Gelder, um 1967 das St. Christopher's Hospice zu eröffnen. Von Anfang an entwickelte Saunders Pläne für einen ambulanten Dienst und ein Forschungszentrum für Palliative Care.[24] Zur Durchsetzung dieser anspruchsvollen Ziele gehörte nicht nur Pioniergeist,

---

19 Saunders, The last Frontier (1966), in: dies., Selected writings, 87: «This kind of ‹total› pain has physical, mental, social and spiritual elements.»

20 Saunders, Dying of cancer, in: dies., Selected writings, 1–12.

21 Saunders, The Philosophy of Terminal Care (1978), in: dies., Selected writings, 147–156.

22 Saunders, Current Views on Pain Relief and Terminal Care (1981), in: dies., Selected writings, 163–182.

23 Siehe z.B. Saunders, A place to Die (1973), in: dies., Selected writings, 125–128.

24 Die Verwendung des Begriffs ‹Palliative Care› geht auf den kanadischen Arzt Dr. Balfour Mount zurück. Im September 1974 besuchte er Cicely Saunders in London und gründete anschließend das Royal Victoria Hospital mit der Verwendung des Begriffs: ‹palliative care›. Ausführlich wird dies dargestellt in: Clark, To comfort always, 107.

sondern neben guten Kontakten in Kirche und Gesellschaft auch eine starkes internationales Netzwerk von gleichgesinnten Fachpersonen.[25]

2003, zwei Jahre vor ihrem Tod, spricht Saunders in der Westminster Cathedral Hall[26] noch einmal darüber, dass sie diese Prozesse und ihre Berufung, sich für Schwerkranke und Sterbende einzusetzen, als Weg in der Nachfolge Christi verstand.[27] Sie prägten Saunders Einsicht, Spiritual Pain als etwas zu begreifen, das zum Menschsein gehört, und das mit ‹unserem in die Welt geworfen Sein›[28] gegeben ist. Dass der Mensch mit seiner spirituellen Dimension Beachtung findet, zeichnet ihre Arbeit und ihr Forschen bis heute aus. Saunders selbst setzt sich zeitlebens neben medizinischen und pflegerischen auch mit theologischen, psychologischen und philosophischen Fragen auseinander. In 340 Publikationen schrieb sie auf, was sie unter ‹Care of the Dying› verstand.[29]

---

25 Cicely Saunders, The modern hospice (1984), in: dies., Selected writings, 209. Frühe Kontakte und Reisen werden gut beschrieben in: Clark, To comfort always, 89–110.

26 Saunders, Sterben und Leben (2009), 68–69.

27 Cicely Saunders, Hospice – A meeting place for religion and science (1989), in: dies., Selected writings, 225: «The meeting with David Tasma, the Jew from Warsaw, was the beginning of another journey of discovery for me, the search for my Christian vocation.»

28 Vgl. Heidegger, Sein und Zeit, 39–44. Dasein ist auch immer schon ungefragt in eine Welt geworfen (Faktizität). Heidegger fasst Sorge als «Sich-vorweg-schon-sein-in-(der-Welt-) als Sein-bei (innerweltlich begegnendem Seienden). Damit umfasst Sorge nicht bloß die Existenzialität, sondern auch Geworfenheit und Verfallen.

29 P.J. Whan, The Palliative care knowledge system: A case study of Cicely Saunders' pioneering role. Unpublished PhD dissertation. University of Queensland, 2006.

2. Partikularität und Universalität von Spiritualität

Cicely Saunders wurde immer wieder gebeten, zum Thema Spiritualität zu sprechen und zu publizieren.[30] Mitunter wurde ihr vorgeworfen, sie habe ihre christliche Motivation zu stark betont. Es gibt auch Kritiker und Kritikerinnen, die die konkreten Bezüge zur christlichen Tradition als längst überholt anschauen und nur die universal vertretbaren Dimensionen von Palliative Care und Spiritual Care hervorheben wollen. Anhand ihrer Schriften lässt sich allerdings zeigen, dass Saunders bewusst sowohl konkrete Bezüge zur christlichen Tradition als auch ein weites universales Verständnis von Spiritualität bejaht. In ihrem Artikel «Spiritual Pain» schreibt sie:

> «Some people we meet have had long links with religious beliefs and practices. […] For many they are links with religious beliefs and practices, held to more or less faithfully. For many they are support at the deepest level, though of others they may be instead a source of disquiet or guilt. The chaplains among us are constantly involved with these problems and with the various answers of our patients' different religions. But ‹spiritual› surely covers much more than that. It is the whole area of thought concerning moral values throughout life. Memories of defection and burdens of guilt may not be seen at all in religious terms and hardly be reachable by the services, sacraments, and symbols that can be so releasing to the ‹religious group›. The realisation that life is likely to end soon may well stimulate a desire to put first things first and to reach out to what is seen as true and valuable – and give rise to feelings of being unable or unworthy to do

---

30 Weggefährte und Freund Sam Klagsbrun machte das an der Beerdigung im Westminster Abbey am 7. März 2006 deutlich: «Sam Klagsbrun saw her as a leader of biblical proportions, whose strength came from the power of her personal example and of her teachings.», in: Clark, Life and Legacy, 313.

> so. There may be bitter anger at the unfairness of what is happening, and at much of what has gone before, and above all a desolate feeling of meaninglessness. Here lies, I believe, the essence of spiritual pain.»[31]

Saunders wünscht sich für den sterbenden Menschen ‹Räume und Zeiten›[32], in denen er in der Lage ist, seinen spirituellen Weg zu gehen und zu entdecken. Dabei sind die Haltung und das Vertrauen, welches die Begleitenden den Patientinnen und Patienten entgegenbringen, von Bedeutung.

> «Our regard for our patients will never allow us to impose our own faith or philosophy upon them. But unspoken confidence and conviction can reach the patient and help him to find his own key and to reach out trustfully beyond himself to what he sees as true.»[33]

Während hier deutlich angesprochen wird, dass eine geistliche Begleitung für die einzelnen Patientinnen und Patienten unterschiedlich aussieht und etliche von ihnen sich nicht zu einer religiösen Gruppe zugehörig fühlen, ist es Saunders Anliegen, menschliche Erfahrung mit Narrationen und Ausdrucksweisen der Religion zu verbinden. Sie unterstreicht in mehreren Beiträgen, dass beispielsweise in den Psalmen und in der biblischen Hiobserzählung Menschen elementare Leidenserfahrungen in exemplarischer Weise artikulieren. Dabei stehen diese biblischen Traditionen für Saunders nicht in erster Linie unter dem Bedeutungshorizont von Sinnfindung; ihre Wirkkraft liegt vielmehr darin, eine Sprache für das Erleiden von Ungerechtigkeit und ‹meaninglessness› zu finden.

Diese und andere Texte der Bibel sind für Saunders Orientierungsmöglichkeiten in Ohnmachtserfahrungen, in Erfahrung von Angst, Wut oder Verzweiflung.[34] «The religious insights into the importance of each individual, the mystery of their

---

31 Saunders, Spiritual Pain (1988), in: dies., Selected writings, 217–221.

32 Saunders spricht in ihren Schriften auch von ‹space›.

33 Saunders, The management of terminal Illness (1967), in: dies., Selected writings, 217–221.

34 Siehe Saunders Einleitungstext und Gedichtsammlung in: Saunders, Der Horizont ist nur die Grenze, 58–75.

unique personality»[35] sprechen für Saunders davon, dass biblische Botschaften helfen können, Leiden der anderen mitzutragen, auszuhalten und Hoffnung wider die Hoffnungslosigkeit in Situationen hineinzutragen, die über den Tod hinaus reicht.[36] Sie spricht bewusst von ‹religious›, wohl wissend, dass Menschen in anderen Glaubensgemeinschaften anders sprechen, beten oder hören. Gewiss könnte an diesem Punkt eingewandt werden, dass die ‹religious insights›, von denen Saunders spricht, von immer weniger Menschen verstanden werden und Anknüpfungspunkte schwieriger geworden sind, weil es nunmehr unüberschaubar viele spirituelle und religiöse ‹Patchwork-Möglichkeiten› gibt.

Saunders würde, wenn sie mit der heutigen Herausforderung konfrontiert wäre, diese Schwierigkeiten wohl nicht verneinen, aber möglicherweise mit Teilhard de Chardin,[37] den sie mehrfach in ihren Schriften zitiert, darauf hinweisen, dass sie eine teleologische Bewegung für die Welt und den Kosmos annimmt, die ihren Antrieb in der – auch für Menschen mit geringeren ‹religious insights› nachvollziehbaren – Liebe hat. Diese Liebe, die das letzte Ziel bereits handelnd und leidend vorwegnimmt, war für de Chardin wie für Saunders in Jesus Christus verwirklicht.[38] Saunders setzt sich immer wieder mit de Chardin und seiner Schrift ‹Le milieu divin› auseinander. Seine Gedanken halfen ihr, Materie und Geist aufeinander zu beziehen und das Kreuzesgeschehen Christi in seiner universalen Tragweite für alle Menschen zu deuten. 1981, anlässlich der Verleihung des Templeton Prize, nimmt Saunders ausdrücklich auf Teilhard de Chardin Bezug:

> «The great victor of the Creator and Redeemer, in the Christian vision, is to have transformed what is in itself an universal power of diminishment and extinction into an essentially life-giving factor. God must, in some way or other, make room for Himself, hollowing us out and emptying us, if He

35 Saunders, Hospice – A meeting place for religion and science in: dies., Selected writings, 225.

36 Für Saunders geht es hier nicht nur um den verbalen Ausdruck, sondern auch um Ausdruckweisen wie beispielweise Musik oder Kunst.

37 Teilhard de Chardin (1881–1955), Theologe und Naturwissenschaftler, Saunders bezieht sich vor allen Dingen auf seine Publikation «Le Milieu Divin» von 1957.

38 Weitere Ausführungen zu Saunders und Teilhard de Chardin in: Holder-Franz, «… dass du bis zuletzt leben kannst», 64–66.

is finally to penetrate into us [...] The function of death is to provide the necessary entrance into our inmost selves [...] What was by nature empty and void, a return to bits and pieces, can, in any human existence, become fullness and unity in God.»[39]

Diese Sicht von Spiritualität, die gerade in ihrer partikularen Verortung das Universale sucht und mitdenkt, verleiht Saunders die Tragfähigkeit, geistliche Begleitung und ihre vielseitigen Formen für die Patientinnen und Patienten anzuerkennen. Saunders sieht ihren Ansatz des Verständnisses von Spiritualität in besonderer Weise begründet durch die Schriften der englischen Mystikerin Juliana von Norwich, die den Liebensbegriff und Gottes Wesen zu ertasten versucht.[40]

Durch die hier vorgestellten Beobachtungen lässt sich die These vertreten, dass bei Saunders ‹spiritual› zum einen als Kontrastbegriff zu ‹material› oder ‹leiblich›, in einem umfassenden anthropologischen Sinne gebraucht wird und zum anderen aber im christlich-theologischen Sinne verortet bleibt. In der theologischen Dimension bleibt ‹spiritual› auf Gott und das Wirken des Heiligen Geistes bezogen.[41]

Diese Partikularität *und* Universalität von Spiritualität in Saunders Denken ermöglichte die Weiterentwicklung der ‹spirituellen Dimension› in unterschiedlichen Kontexten und stellt einen wesentlichen Bestandteil in Saunders Lehre dar, welche auch von der WHO 1989 aufgenommen wurde.

«‹Spiritual› refers to those aspects of human life relating to experiences that transcend sensory phenomena. This is not the same as ‹religious›, though for many people the spiritual dimension of their lives includes a

---

39 Saunders, Tempelton Prize speech (1981), in: dies., Selected writings, 160.

40 Holder-Franz, «… dass du bis zuletzt leben kannst», 61–62.

41 Dass diese beiden Dimensionen von ‹spiritual› immer schon bei Saunders mitgedacht wurden, zeigt beispielsweise der Briefwechsel von Saunders nach Granchamp, Schweiz von 1961: «I do not know how the dying are cared for in your country, but we see them so often here in pain, and in great loneliness, and I feel a burden for them in both ways. Our medical work has been most encouraging and we can practically always relieve pain and distress. I am also finding a wonderful response to spiritual things, and if God does mean us to found a new Home, we want very much that both sides should be kept in mind.» In: Saunders, Selected letters, 29.

religious component. The spiritual aspect of human life may be viewed as an integrating component, holding together the physical, psychological and social components. It is often perceived as being concerned with meaning and purpose and, for those nearing the end of life, this is commonly associated with a need for forgiveness, reconciliation and affirmation of worth.»[42]

3. «Community of the unlike»

An dieser Stelle erscheint mir der Hinweis wesentlich, dass Saunders die Herausforderung von ‹Spiritual Pain› und ‹Spiritual Care› nicht einer Berufsgruppe zugeordnet hat. Vielmehr betont sie, dass alle Personen, die in die Begleitung involviert sind, Anteil an Spiritual Care haben. In welcher Haltung gepflegt wird, wie Gespräche und Begegnungen mit medizinischen Fachpersonen erlebt werden, wie Seelsorgende und Therapeuten eingebunden sind oder der Sozialdienst unterstützt – all das kann Bestandteil von Spiritual Care sein. Doch macht Saunders ebenfalls deutlich, dass diese hohe Professionalisierung nicht ausreicht, um gute Spiritual Care zu fördern und sicherzustellen. Mit weit mehr als 50 Freiwilligen im St. Christopher's Hospiz plädiert Saunders für den Einbezug von Freiwilligen in die Palliative Care. Viele Freiwillige, so Saunders, die geschult und begleitet werden, können dem Patient/der Patientin mit ihren unterschiedlichen Zugängen und Wesenszügen ein wichtiges Gegenüber in der Zeit des Leidens und Loslassens sein.

Einen weiteren Aspekt von Spiritual Care beschreibt Saunders, wenn sie von der zentralen Bedeutung der Begleitung von Angehörigen spricht. «Death should be a family affair. Spouse, children and loved ones are all involved.»[43] Auch spricht sie immer wieder von ‹staff pain› und beschreibt die Notwendigkeit, dass auch

---

42 Zitat aus der WHO Schrift: Cancer pain relief and palliative care: Report of a WHO expert committee [meeting held in Geneva from 3 to 10 July 1989], 50.

43 Saunders, Why I Welcome TV Cameras at the Death Bed (1998), in: dies., Selected writings, 239.

involvierte Fachpersonen der Spiritual Care bedürfen.[44] Saunders bezieht für die Begleitung der Angehörigen und für das interprofessionelle Team regelmäßig die Seelsorge ein.[45] Es gehört zu ihrem Palliative-Konzept, dass die Spitalseelsorgerin/hospital chaplain eben nicht lediglich einen Sonderbereich ‹Spiritual Care› abdeckt, sondern dass Seelsorge die ‹Spiritual Care› in allen Bereichen unterstützt und wachsam ermutigt.

Dass Saunders dies in ihrem Konzept so einfordert, ist nicht zufällig. Sie setzte sich bereits vor der Eröffnung von St. Christophers intensiv mit der Bedeutung von ‹community› auseinander und reflektiert das Thema immer wieder in ihren Schriften. Wie Gemeinschaft gestaltet wird und welche Konsequenzen sich daraus ergeben, hängt für Saunders zentral mit Spiritualität zusammen. Wendet man sich diesem Aspekt in Saunders' Arbeit zu, so fällt auf, dass Saunders in unterschiedlicher Weise von Gemeinschaft spricht. Sie nennt ihr Haus «community of the unlike»[46], sie spricht von «stopping place for pilgrims»[47] oder von «skilled community»[48]. «Our community had to be composed of the unlike [...], all held together by the strength of their commitment to serve the patients and their families spiritually as well as in every other way.»[49]

David Clark nimmt in seiner Biographie eine Begebenheit auf, die deutlich macht, dass Saunders auch mit Vertretern muslimischen Glaubens Kontakt hatte. Diese beschreibt wie Saunders sich an den Besuch zweier Imame erinnert, die in der Kapelle das Triptychon betrachten, welches von ihrem Ehemann und Maler Marian Bohusz-Szyszko, mit einer Jesusdarstellung gestaltet war. Als die Besucher sich zum Gebet in die Kapelle zurückziehen wollen, bietet sie ihnen an, dieses Gemälde abzudecken. Doch sie erwidern: «No, you must keep your integrity and then we can keep ours.» Cicely Saunders war berührt von dieser Reaktion und äusserte gegenüber Clark, dass es den ‹Säkularen› oft schwerer falle als Menschen

---

44 Saunders, Current Views on Pain Relief and Terminal Care, in: dies., Selected writings, 180.

45 Siehe zum Beispiel: Cicely Saunders, The evolution of Palliative Care (2000), in: dies., Selected writings, 255–256.

46 Saunders, Hospice – a meeting Place for Religion and Science (1988), in: dies., Selected writings, 227.

47 Saunders, Working at St. Joseph's Hospice, Hackney (1961), in: dies., Selected writings, 227.

48 Saunders, Tempelton Prize Speech (1981), in: dies., Selected writings, 158.

49 Saunders, Tempelton Prize Speech (1981), in: dies., Selected writings, 160.

anderer Religionen, Formen und Ausdrucksweisen gelebter Spiritualität zu akzeptieren.[50]

‹Community of the unlike› meint für Saunders letztlich nie nur eine allgemein fürsorgende Gemeinschaft, sondern sie plädiert dafür, dass eine Gemeinschaft, die sich schwerkranker und sterbender Menschen annimmt, sich auch über ihr religare, über ihr Zurückgebundensein, man könnte auch sagen über ihr Ethos und über ihre Spiritualität Gedanken machen muss.

> «[...] our vision is of God's sharing with us all in a deeper way still, with all the solidarity of His sacrificial and forgiving love and the strengths of His powerlessness [...] Sometimes we can speak of this, more often we have to be silent beside this silent God, whose ways of meeting each person's need will often be known to them alone.»[51]

In verschiedenen bekannten Saunders Zitaten leuchtet etwas von dieser Haltung auf.

> «We believe in the sharing, vulnerable, endlessly creative love of God.»[52] «Only a God whose love fully shares all pain from within can still our doubts and questions, not because we can understand but because we can trust.»[53] «You matter because you are you. You matter to the last moment of your life.»[54]

Immer wieder schreibt Saunders darüber, welch wichtige Prozesse in den letzten Monaten und Wochen für Patientinnen und Patienten sowie auch alle anderen Betroffenen durch Spiritual Care möglich sind und wie wichtig es ist, diese Zeit nicht leichthin abzukürzen oder sie gar für wertlos zu erachten.[55]

---

50 Clark, Life and Legacy, 293.

51 Saunders, Spiritual Pain (1988), in: dies., Selected writings, 220.

52 Saunders, The modern Hospice (1986), in: dies., Selected writings, 213.

53 Saunders, The Philosophy of Terminal Care (1978), in: dies., Selected writings, 155.

54 Saunders, The Problem of Euthanasia (1976), in: dies., Selected writings, 137.

55 Saunders, Dem Tod in die Augen sehen (1984), in: Sterben und Leben (2018), 39–55.

4. Internationale Vernetzung und Rezeption

Der Name Cicely Saunders steht für die Entwicklung der Palliative Care und die Erforschung von Spiritual Pain. In diesem Abschnitt möchte ich auf einige Entwicklungen hinweisen, die bisher in der Saunders-Forschung nur wenig Erwähnung fanden und dennoch wichtig sind für die gesamte Entwicklung. Es ist mir im Rahmen dieses Artikels leider nur möglich, auf wenige Details hinzuweisen.

Bereits 1959 verfasst Saunders ‹The Scheme›[56], ein Dokument in dem sie wichtige Grundlagen für ‹The Care of the Dying› festhält. Diese Schrift diskutiert sie mit anderen Fachpersonen aus Pflege, Medizin und Kirche im eigenen Land und im Ausland. Es folgen Reisen, wie z.B. in die Schweiz zur Communauté de Grandchamp oder in die USA. In diesen wichtigen Jahren der Vorbereitung trifft sie besonders bei Tagungen oder Besuchen von Pflegeeinrichtungen in den USA wichtige Weggefährten.[57] Florence Wald, Elisabeth Kübler-Ross oder Colin Murray Parkes gehören dazu. Durch die wiederholten Reisen und vermehrten Publikationen in den USA wird Saunders ab 1965 international bekannt. In ihrem eigenen Land verfolgt Saunders die Entwicklungen des NHS (National Health Service) und ist aktiver Teil verschiedener nationaler Strategieprozesse und Forschungsarbeiten. Nach der Eröffnung des St. Christopher Hospice wird der Kontakt und die Zusammenarbeit mit Robert Twycross wichtig. Er ist es, der in den kommenden Jahren die internationale Palliative-Care-Bewegung mitgestaltet und entsprechende Dokumente erarbeitet. Ebenfalls Anfang der siebziger Jahre entsteht ein enger Kontakt zum kanadischen Arzt Balfour Mount. In einer Rückschau erklärt er die Entstehung des Begriffs ‹Palliative Care› und Saunders' Reaktion diesbezüglich: «I recall Cicely's reaction to the term initially was not very positive [...] but later she wrote a letter to say, you know: ‹I have to say I was wrong, the term is excellent.›»[58] Bereits 1975

56 Holder-Franz, «...dass du bis zuletzt leben kannst», 70.

57 Clark, To comfort always, 97.

58 Hospice History Project: David Clark with Balfour Mount, 14.3. 2001; in: Clark, To comfort always, 115.

zählte St. Christopher's 2000 Besucher. 1980 führte das Haus seine erste internationale Konferenz mit Teilnehmenden aus 17 Ländern durch. Dadurch entstand rasch ein internationales Netzwerk, welches Praxis und Lehre in andere Länder mit ihren unterschiedlichen Gegebenheiten trug.

Durch die Forschungen zur Geschichte der Palliative Care Entwicklung wird deutlich, dass sich bereits vor 1967 die Formierung einer internationalen Hospiz- und Palliativbewegung anbahnte. Das durch Saunders Vision mitgedachte und bald mit vielen Mitstreitenden realisierte erste Lehr- und Forschungszentrum für Palliative-Care bot eine internationale Plattform von Austausch und Weiterentwicklung. Zwischen 1967 und 1985 veröffentlichte Saunders 85 Schriften und Artikel in verschiedenen Sprachen und Ländern. Viele Reisen wie beispielsweise nach Israel, Südafrika oder Australien förderten Neugründungen von Palliative-Care-Einrichtungen. Es entstand ein grosser Kreis von Fürsprecherinnen und Fürsprechern, so dass auf nationaler Ebene die ‹Association of Palliative Medicine› gegründet wurde, welche die Anliegen auch in die lokalen Kommunen trug und half, mobile Dienste zu etablieren. Clark geht sogar so weit, zu behaupten: «As the work developed, it took on the character of a reformist social movement.»[59] In dieser Zeit widmeten sich verschiedene Wissenschaftlerinnen und Wissenschaftler der Schmerzerforschung. Bereits seit den frühen achtziger Jahren förderte die WHO global die Bemühungen, Schmerzpalliation bei Krebspatientinnen und Krebspatienten voran zu bringen.

Diese Entwicklungen führten dazu, dass Wege gesucht wurden, bisherige Forschung und Praxis stärker in das bestehende Gesundheitswesen hineinzutragen und Palliativmedizin als Spezialisierung zu etablieren. Zwischen 1981 und 1984 wurden allein in Grossbritannien 58 Hospize gegründet.

> «By the mid-1990s in the United Kingdom, there were over 1000 specialist Macmillan nurses working in palliative care; approximately 400 homecare teams; and over 200 day-care and 200 hospital-based services, as well as some 5000 Marie Curie nurses providing care in the home. This meant that these services came increasingly under the purview of planners and strategists. [...] The National Counsel for Hospice and Specialist Care Service was

[59] Clark, To comfort always, 112.

> founded in 1991. [...] Social work perspectives became more strongly articulated and religious care from chaplains of various faiths was seen as a core aspect of palliative care, rather than an optional element. The role of volunteers was emphasized in hospice organisation, and beyond them sat a large workforce of fundraisers and supporters in the wider community. The field was evolving as a consciously multidisciplinary discipline.»[60]

St. Christopher's Hospice wurde für viele Menschen ein Ort der Inspiration. Saunders ermöglichte hier eine einmalige Kombination von spezialisierter Klinik, Weiterbildung und Forschung. Es ist erstaunlich, welche Mühe und Zeit sie darauf verwendete, mit den verschiedenen Akteuren national und international in Verbindung zu bleiben. 1988 wurde die ‹European Association for Palliative Care› (EAPC) ins Leben gerufen. Bereits ein Jahr zuvor kam es zur Anerkennung der ‹Palliative Medicine› in Grossbritannien. Im gleichen Jahr wurde die erste Ausgabe der interprofessionellen Zeitschrift ‹Palliative Medicine› gedruckt. 1989 wurde der erste Lehrstuhl für Palliative Medizin in London eingerichtet, man berief Geoffrey Hanks für diese Aufgabe. Er war es auch, der 1993 für die erste Ausgabe des ‹Oxford Textbook of Palliative Medicine› herausgab. Ebenfalls in dieser Zeit erschien seitens der WHO eine wichtige Publikation über Schmerzpalliation. Hier finden sich deutliche Spuren von Saunders und Twycross wieder.[61]

«The WHO booklet contained sections on measures for the relief of pain and other physical symptoms, the psychosocial needs of the patient and family, and the need for spiritual support. [...] The work, fully endorsed by the WHO, was a landmark moment in the history of palliative care, which had now been fully defined, moreover as a global, public health issue [...] The WHO booklet was certainly endorsed by Cicely Saunders and welcomed by the emerging cadre of palliative care leaders around the world.»[62]

Obwohl 2002 die Definition von Palliative Care neu überarbeitet wurde und eine Ausdifferenzierung stattfand, ist es bemerkenswert, dass Saunders mit einem

---

[60] Clark, To comfort always, 141–142.

[61] Saunders erwähnt diese Arbeit in ihrem Artikel: Eine Lebensreise im Bereich der Therapie (A Personal Therapeutic Journey), in: Saunders, Sterben und Leben (2018), 64.

[62] Clark, To comfort always, 160–161.

weltweiten Netz von engagierten Fachpersonen verschiedener Disziplinen ihre Sicht des Schmerzes und des Personseins in einen globalen Diskurs einbringen konnte. Ihr ganzheitliches Konzept von Spiritual Care samt ihrem zugleich partikularen sowie universellen Verständnis von Spiritualität sind bis heute wegweisend für Neuerungen im Bereich von Palliative Care.

Literatur

Cancer pain relief and palliative care: Report of a WHO expert committee [meeting held in Geneva from 3 to 10 July 1989].

Clark, David, Cicely Saunders – A Life and Legacy. Oxford 2018.

Clark, David, To comfort always. A History of Palliative Medicine since the nineteenth century. Oxford 2016.

Du Boulay, Shirley, Cicely Saunders – The founder of the Modern Hospice Movement. London 1994.

Du Boulay, Shirley/Rankin, Marianne (Hg.), Cicely Saunders – The founder of the Modern Hospice Movement. London 2007.

Heidegger, Martin, Sein und Zeit. Tübingen 192006.

Holder-Franz, Martina, «... dass du bis zuletzt leben kannst». Zürich 2012.

Knipping, Cornelia (Hg.), Lehrbuch Palliative Care. Bern 2008.

Saunders, Cicely, Der Horizont ist nur die Grenze unserer Sicht. Zürich 2015.

Saunders, Cicely, Selected letters. Oxford 2005.

Saunders, Cicely, Selected writings. Oxford 2006.

Saunders, Cicely, Sterben und Leben. Zürich 2009.

Saunders, Cicely, Sterben und Leben. Zürich 2018.

Teilhard de Chardin, Pierre, Le Milieu Divin. Paris 1957.

Whan, P.J., The Palliative care knowledge system: A case study of Cicely Saunders' pionieering role. Unpublished PhD dissertation. University of Queensland 2006.

World Health Organisation, Strengthening of palliative care as a component of integrative treatment within its continuum of care. 7 July 2014, http://apps.who.int/gb/ebwha/pdf_files/EB134/B134_R7-R7.pdf, accessed 7 July 2014.

Zusammenfassung

Der vorliegende Artikel konzentriert sich auf Saunders Verständnis von Schmerz und ihre Reflexion über die spirituelle Dimension als zentrale Rolle bei der Betreuung der Sterbenden. Der Beitrag erinnert an die berühmte britische christliche Ärztin, Förderin des Total-Pain-Konzepts und Gründerin des St. Christopher's Hospice, zu dem auch ein Forschungszentrum für Palliativmedizin gehört. Mit einer biographischen Reise startet der Beitrag und diskutiert dann Saunders Verständnis von Spiritualität, die besondere und universelle Dimensionen beinhaltet. Darüber hinaus spiegelt der Artikel Saunders theologische, philosophische und mystische Quellen wider, wie sie sie in ihren Artikeln, Briefen und Büchern beschreibt. Die Beobachtungen zeigen, dass Saunders einerseits den Begriff «geistlich» als allgemeinen anthropologischen Begriff im Gegensatz zu «materiell» oder «körperlich» verwendet und andererseits das «Geistliche» fest in ihrem christlichen Denken verankert: dass Gott Liebe ist und Gott das Leiden in Christus teilt. Saunders reflektiert in ihren Schriften oft, dass die Betreuung der Sterbenden eine Art Gemeinschaftsgeist brauche. «Unsere Gemeinschaft musste sich aus dem Anderen zusammensetzen, allesamt zusammengehalten durch die Kraft ihres Engagements, den Patienten und ihren Familien sowohl geistig als auch in jeder anderen Weise zu dienen.» (Tempelton Price Speech, 1981). Im dritten Teil des Artikels findet sich das internationale Netzwerk von Saunders und die Rezeption ihrer Arbeit durch die WHO diskutiert. Neue Untersuchungen haben gezeigt, dass die Entwicklung der WHO-Definition von Palliativmedizin und Saunders Arbeit miteinander verflochten sind und gemeinsam reflektiert werden sollten.

Schlüsselwörter

Cicely Saunders, total pain concept, St. Christopher's Hospice, reception and networks, WHO.

Abstract

The present article focuses on Saunders understanding of pain and her reflection on spiritual dimensions as a central part in the care of the dying. The article remembers the famous British Christian medical doctor, promoter of the total pain concept, and founder of St. Christopher's Hospice, which included a research centre for palliative care. The article begins with her biographical journey and then discusses Saunders understanding of spirituality which includes particular and universal dimensions. Further, the article reflects Saunders theological, philosophical and mystical sources, in the way she describes them in her articles, letters and books. The observations show that on the one hand Saunders uses the term ‹spiritual› as a general anthropological term in contrast to ‹material› or ‹physical›, and on the other hand that she places the ‹spiritual› firmly within her Christian thinking: of God being love and God sharing suffering in Christ. Saunders often reflects in her writings that the care of the dying needs a kind of community spirit. «Our community had to be composed of the unlike [...], all held together by the strength of their commitment to serve the patients and their families spiritually as well as in every other way.» (Tempelton Preis Rede, 1981). In the third part of the article Saunders international network and the reception of her work by the WHO is discussed. New research has shown that the development of the WHO definition of palliative care and Saunders work are intertwined and should be reflected together.

Keywords

Cicely Saunders, total pain concept, St. Christopher's Hospice, reception and networks, WHO.

Holder-Franz, Martina, geb. 1967, Theologin, Sozialpädagogin und MAS in Pastoralpsychologie ist derzeit als Pfarrerin in Riehen bei Basel tätig. Sie übersetzte 2009 und 2015 zwei Bücher von Cicely Saunders ins Deutsche: Watch with Me (Sterben und Leben, 2009, 2018) und Beyond the Horizont (Der Horizont ist nur die Grenze unserer Sicht, 2015). 2012 veröffentlichte sie ein Buch zu Saunders Spiritualitätsentwicklung.

II. Gegenwärtige Entwicklungen

Traditionelle Medizin und Spiritual Care in afrikanischen Ländern

Walter Bruchhausen

In Europa ist Spiritual Care wohl zu einem großen Teil als eine gewisse Wiedergewinnung zwischenzeitlich verlorener Beziehungen zwischen medizinischen und religiösen Aktivitäten zu thematisieren. Hingegen haben wir es im subsaharischen Afrika zumeist mit einer Situation zu tun, in der ein weitgehend selbstverständlicher und unhinterfragter Untergrund religiös-spiritueller Aktivität mit u.a. gesundheitlicher Zielsetzung (im modern-westlichen Sinne gesprochen) seine Verortungen in der Gegenwartsgesellschaft sucht und behauptet. Die in Europa dominierende längere gesamtgesellschaftliche Erfahrung einer durchgreifenden funktionalen Differenzierung zwischen den sozialen Systemen Religion und Medizin oder – ideengeschichtlich ausgedrückt – einer fundamentalen Differenz zwischen den Weltdeutungen der Naturwissenschaft und der Transzendenz, die in den großen Schriftkulturen in der von Karl Jaspers so genannten Achsenzeit (8.–4. Jhdt. v. Chr.)[1] begann, ist also afrikanischen Gesellschaften in dieser Form fremd. Selbstverständlich können aber auch hier immer eher säkularisierend-empirische von eher spirituell-personalistischen Handlungs- und Denkweisen unterschieden werden. Nach dieser neuen Aufgabenstellung müssen im Afrika südlich der Sahara die Heilungsangebote von entsprechenden Experten und Gruppen für sich ausloten, wie sie in den seit dem Spätmittelalter und besonders seit dem 19. Jahrhundert von außen, d.h.

1 Jaspers, Vom Ursprung.

durch Islam und Christentum, eingeführten getrennten Systemen von naturbasierter Medizin einerseits und dogmaorientierter Religion andererseits ihr Selbstverständnis und ihren Handlungsraum weiter entwickeln können.

Diese Kernthese möchte ich zunächst in einer ethnographischen, historischen und systematischen Annäherung zu illustrieren und zu belegen versuchen. Dafür stütze ich mich vor allem auf meine Forschungen zum Südwesten Tansanias, für dessen gesellschaftliches Hybrid aus insbesondere matrilinear-afrikanischen, islamisch-sufistischen, multiplen christlichen und säkular-modernen Traditionen ich den Umgang mit Gesundheitsproblemen untersucht habe. Erfahrungen und Literatur aus anderen afrikanischen Regionen relativieren und differenzieren dabei das so gewonnene Bild. Ausgehen werde ich, nach ethnologischer Manier, von den eigenen Irritationen und Verstehensversuchen. Das verlangt eine genügend ausführliche Einführung in diese für mich damals ganz fremde Welt, auch wo sie nicht in allem direkt auf das Thema der Spiritual Care im globalisierten Gesundheitswesen abzielt. Ohne solche konkreten Kontextualisierungen besteht nämlich die große Gefahr, mit allzu abstrakten oder gängigen Vorstellungen von ‹Magie›, ‹Schamanismus› oder ‹Exorzismus› weit am eigentlichen Anliegen der Betroffenen vorbei zu denken. Trotz solcher Skepsis gegenüber den großen und damit ungenügend gefüllten Begriffen sind kurz ein paar Grundbegriffe der Medical Anthropology einzuführen, um den intellektuellen Ausgangspunkt vor der Feldforschung zu markieren.

In den beiden letzten Teilen wird es dann um die Kontrastierung der empirischen Befunde mit der Thematisierung des Spirituellen in WHO-Dokumenten und -Publikationen gehen. Aus diesem Kontrast heraus werden schließlich einige systematisch-praktische Überlegungen angesprochen, die Anknüpfungspunkte für Überlegungen aus anderen Weltregionen bieten können.

1. Konzepte der Medical Anthropology

Die grundlegenden Begriffe der Medical Anthropology als qualitativ-ethnographisch forschender Sozial- und Kulturwissenschaft innerhalb der Medizin wurden seit Ende der 1970er Jahre vor allem in den USA entwickelt und geprägt. Sie stellen entscheidende Wenden gegenüber bis dahin in der Medizin dominierenden

Vorstellungen dar, die von einem zwangsläufigen Ersatz ‹traditioneller› Behandlungsformen durch naturwissenschaftlich basierte, von einer selbstverständlichen Bevorzugung letzterer durch umfassend informierte Nutzer sowie von einem exklusiven Gegeneinander und einer klaren Unterscheidbarkeit der beiden Bereiche ausgingen.

Die erste für viele unerwartete Beobachtung betrifft die bleibende Vielfalt von Behandlungsangeboten. Auch nach Einführung ‹naturwissenschaftlicher›,‹europäischer› oder ‹westlicher› Medizin, in der Ethnologie heute meist ‹Biomedizin› genannt,[2] bestehen bisherige einheimische Angebote fort und werden auch neue Angebote aus anderen Weltgegenden als dem nordatlantischen Raum etabliert, z.B. chinesische. Dieses Phänomen wurde hauptsächlich als medizinischer Pluralismus bezeichnet, der – z.B. als Ergebnis von Migration – gewisse Parallelen zum allgemeinen gesellschaftlichen Pluralismus aufweist, aber auch von starken Homogenisierungstendenzen durch die staatliche Unterstützung der Biomedizin bestimmt ist.

Dem medizinischen Pluralismus auf der Ebene von Gesamtgesellschaft und Angeboten entspricht auf der individuellen und Nutzer-Ebene das ‹Healer hopping› oder ‹Healer shopping›. Die verschiedenartigen Angebote werden eben nicht in festgelegten Stadienabfolgen nach dem *Trial and Error*-Prinzip aufgesucht. Vielmehr ergibt sich beim ‹Health-seeking› aus einer Vielzahl auch wechselnder Faktoren wie vermuteter Erkrankungsursache, Entfernungen, Kosten, Vertrauen und Vertrautheit zusammen mit wechselnden Bezugspersonen, vom Ethnologen John M. Janzen in seiner bahnbrechenden Studie «The Quest for Therapy in Lower Zaire» 1978 «therapy managing group» genannt,[3] eine unvorhersehbare Dynamik.

Entsprechend wurde versucht, den strukturellen Aspekt des Pluralismus und den funktionellen der Heilungssuche im Systemdenken abzubilden, wie es aus der Tradition des Strukturfunktionalismus nach Alfred Reginald Radcliffe-Brown und Talcott Parsons stammt.[4] Als Teil einer eher kultur- als sozialtheoretisch orientierten Ethnologie, in Anlehnung an Clifford Geertz,[5] entwarf daraus der Psychiater

---

2 Bruchhausen, «Biomedizin» in sozial- und kulturwissenschaftlichen Beiträgen, 497–522.

3 Janzen, The quest for therapy.

4 Kuper, The Social Anthropology; Parsons, Theorie sozialer Systeme.

5 Hornbacher/Geertz, in: Bohlen/Thies (Hg.), Handbuch Anthropologie, 86–91.

und Ethnologe Arthur E. Kleinman in Harvard das Konzept von medizinischen Systemen als kulturellen Systemen.[6] Es wären somit eher Bedeutungsunterschiede als Funktionsunterschiede, durch die sich die verschiedenen Angebote in den Sektoren des medizinischen Systems einer Gesellschaft, nämlich *Professional, Folk* und *Lay Sector*, inhaltlich voneinander abgrenzen lassen. Akademisch ausgebildete Medizinerinnen und Mediziner (*professional sector*), wozu neben der Biomedizin auch etwa Ayurveda in Indien oder Traditionelle Chinesische Medizin (TCM) gehören können, anerkannte traditionelle Heilkundige (*folk sector*) ebenso wie die Menschen ohne besondere Qualifikationen (*lay sector*) unterscheiden sich demnach aus soziokultureller Perspektive vielleicht in ihren Erklärungen und Behandlungen der Erkrankungen, aber nicht in der grundsätzlichen Funktion der Krankheitsbewältigung.

Gegenüber der Vorstellung, dass solche Heilungsformen durch kulturelle Prägung klar zu unterscheiden sind, betont die seit den 1990er Jahren einflussreiche Sicht, dass Heilungsangebote eher einen manchmal recht weitgehenden Hybridcharakter mit wechselseitigen Beeinflussungen aufweisen.[7] Das gilt vor allem für den Einfluss der Biomedizin als dominierender, weltweit erfolgreicher Praxis auf eher lokale Formen. So versteht sich einheimische Ritualpraxis häufig zunehmend als Medizin, ihre Praktiker legen sich weiße Kittel und Stethoskope, Diplome und abgepackte Pharmazeutika zu. Umgekehrt wird aber auch die Inanspruchnahme biomedizinischer Dienstleistungen regelmäßig von eher ‹traditionellen› Denk- und Verhaltensweisen bestimmt, etwa magisch zu nennenden Vorstellungen von Wirksamkeit.[8]

Versuche, verschiedene Heilungsformen im Hinblick auf Kausalitätsvorstellungen und resultierende Ansätze zu systematisieren, wurden im Dunstkreis der Weltgesundheitsorganisation (WHO) gemacht, als diese im Zusammenhang mit der Erklärung von Alma Ata zu Primary Health Care 1978 die Zusammenarbeit mit traditionellen Heilkundigen suchte. Sie wollte dabei diejenigen Typen identifizieren, mit denen dies möglich wäre. Ein Ergebnis dieser Klärungsversuche war dann bei den Ethnologen Allan Young und George M. Foster die Unterscheidung

---

6 Kleinman, Concepts and a model, 85–93.

7 Kleinman, Writing.

8 Reynolds Whyte/van der Geest/Hardon (Hg.), Social lives of medicine.

in «internalisierende» und «externalisierende»[9] bzw. «naturalistische» und «personalistische» Behandlungsformen.[10] Die «externalisierenden» bzw. «personalistischen» Denk- und Handlungsansätze entsprechen zu einem großen Teil dem, was auch als «spiritualistisch» bezeichnet wird.

2. Feldforschungserfahrung im Südosten Tansanias[11]

Die erste große Irritation meiner Feldforschung war, dass die weitaus überwiegende Mehrheit, nämlich mehr als 90 % derjenigen, die nach Eigen- und Fremdbezeichnung «traditionelle Heiler», *waganga wa jadi*, genannt wurden, nicht etwa Kräuterkundige, sondern Geistmedien waren. Sie wendeten zwar auf Geheiß ihres Geistes auch Wurzeln und Blätter an, die primäre Qualifikation und Legitimation war jedoch ihr Geist. Dieser Geist hatte sie anfangs ohne oder gegen ihren Willen befallen. Alle weiblichen Heilerinnen antworteten ausnahmslos auf die Frage, wie sie Heilerin wurden, sie seien krank gewesen. Erst im Laufe einer längeren Patientenkarriere, manchmal bis zum Uniklinikum, sei dann festgestellt worden, dass die Krankheit auf einen störenden Geist zurückzuführen sei, der sie zum Heilen berufe. Durch die häufig Jahre dauernde Initiation als Heilerin mit wiederholten nächtelangen Trommel-Tanz-Ritualen («Geistertänze») wurden sie dann selbst von den Beschwerden durch den Geist geheilt und lernten, ihn kontrolliert herbeizurufen und zu nutzen. C. G. Jungs Idee des «verwundeten Heilers», nach der eigene Krankheit oder Traumatisierung häufig eine wichtige Voraussetzung für heilende Fähigkeiten und Tätigkeiten darstellt, findet hier eine außereuropäische Bestätigung. Dieser Geist verbot ihnen auch, Geld zu nehmen, ansonsten würde er mitsamt seinen Heilungskräften verschwinden. Der Geist bestimmt sogar Namen und Geschlecht der heilkundigen Figur: Als wir die Träger

---

9 Young, Internalizing and Externalizing, 147–156.

10 Foster/Anderson, Medical Anthropology, 53–70.

11 Dieser Abschnitt stellt eine Kurzversion der in Bruchhausen, Medizin zwischen den Welten, ausführlich dargestellten Ethnographie dar.

der überwiegend männlichen Namen auf den Distrikt-Listen von registrierten Heilkundigen suchten, fanden wir weitaus überwiegend Frauen. Sie heilten im Auftrag jeweiliger männlicher Geister und trugen deshalb als Heilerinnen deren Namen.

Über die eher physischen Maßnahmen wie Einnahme von Substanzen oder Räucherungen, Übergießen mit Flüssigkeiten oder Baden darin, oberflächliche Hautschnitte mit Einreiben von Substanzen oder manuelle Maßnahmen hinaus betreffen zwei Aspekte der Tätigkeit solcher Geistmedien, nämlich der Umgang mit Besessenheit und mit Verhexung als Krankheitsursachen, stärker die spirituelle Bewältigung von Krankheit und lassen sich unter dem Oberbegriff «affliction» zusammenfassen und analysieren.

Besessenheit

Spirit-mediumship ist zugleich einerseits ein offenbar sehr altes Phänomen[12] und andererseits eine multiplen Modernitäten unterworfene aktuelle Praxis. Sie konnte in der Feldforschungsregion in nostalgisierend-afrikanischer, volksreligiös-islamischer oder charismatisch-christlicher Gestalt auftreten, was sich vor allem in entsprechender Musik, Sprachform der Texte und (Ver-)Kleidung zeigte. Die gelegentlich, insbesondere in evolutionistisch oder esoterisch geprägter Literatur anzutreffende Zuordnung dieser Phänomene zum Schamanismus-Komplex ist aus ethnographischer Perspektive abzulehnen. Trotz verschiedener Ähnlichkeiten wie Trommel, Tanz, Trance und Terminologie (Rede von Geistwesen) sind Seelenverlust und -suche in einer anderen Welt bei arktischen Schamanen einerseits und Besetzung eines Menschen durch einen Geist in dieser Welt bei afrikanischen Besessenheitskulten doch recht verschiedene Phänomene. Sie könnten mit dem Unterschied in den vorherrschenden Krankheitsvorstellungen zwischen Eindringen von außen in Afrika und Verlust der Harmonie in Asien zu tun haben. Jenseits solcher individueller Leiderfahrung ist auch die politische Dimension von Befreiungshoffnung und -erfahrung ein wichtiger Teil des Phänomens.[13] Viele

---

12 Janzen, Ngoma. Discourses of Healing; Bruchhausen, Magie und Besessenheit, in: Wolf-Braun (Hg.) Medizin, Okkultismus, 45–68.

13 Van Dijk/Reis/Spierenburg (Hg.), The Quest for Fruition.

der Fremdgeister, also Geister, die nicht von eigenen Vorfahren stammen, hängen mit kollektiven traumatischen Erfahrungen zusammen. Entsprechende Tiergeister sollen von Löwen oder Nashörnern stammen, also lebensgefährlichen Bedrohungen. Ähnlich sind auch kriegerische Nachbarn wie die Ngoni, von den Zulu beeinflusste Militärbünde, oder die Massai zu sehen, weil sie durch ihre Überfälle Angst und Schrecken verbreiteten. Und schließlich sind sogar Geister europäischer Kolonialherren, der Franzosen mit dem Käppi der Fremdenlegion, der tänzelnden Briten mit Spazierstock oder der Deutschen mit Kommandostimme, ja sogar solche von europäischen Produkten wie Auto und Flugzeug, im Repertoire der Heiler vertreten. Es scheint um die Bearbeitung von Traumata, die durch kulturelle Entfremdung oder fehlende Anerkennung entstanden sind, zu gehen.

Verhexung

Während die Geister ein offen angesprochenes und im Ritual verkörpertes Feld darstellen, ist der davon zu unterscheidende Komplex von Hexerei, Verhexung, Schadenszauber, Schwarzer Magie oder wie immer man ihn mit europäischen Begriffen benennen will, ein eher verborgenes Phänomen. Wer anderen schaden will, tut dies eher geheim, und wer dies – auf der anderen Seite – aufdecken will, gerät in Konflikt mit der seit Kolonialzeiten eingeführten modernen Gesetzgebung, die Hexerei-Beschuldigungen als Ursache sozialer Konflikte unter Strafe stellt.[14]

Dabei ist die Rückführung gesundheitlicher Probleme auf Verhexung durchaus kein verschwindendes, sondern ein sogar zeitweise zunehmendes Phänomen. Im kompetitiven Klima moderner Städte steigt die Neigung, eigene Beeinträchtigungen auf Aktivitäten von Konkurrenten zurückzuführen. Dabei erscheinen traditionelle Schutzmechanismen wie Amulette, Gegenzauber, Waschen und Scheren des Kopfhaars häufig nicht mehr ausreichend zu sein. Entsprechend werden auch Geistliche der aus Europa stammenden Großkirchen um entsprechenden Schutz gebeten.

---

14 Bruchhausen, Repelling and Cleansing ‹Bad People›, in: Schmidt/Schulte (Hg.), Witchcraft in Modern Africa, 130–152; Marsland, Keeping magical harm invisible, in: Harper/Kelly/Khanna (Hg.), The Clinic and the Court, 27–48.

Affliction

Beiden Komplexen, der Geistbesessenheit wie der Hexerei, ist ihre personalistische Kausalität gemeinsam. Entsprechend wird in der afrikanischen Ethnologie als Oberbegriff nicht etwa Unglück, sondern «affliction» verwendet. Es geht um etwas von außen absichtlich Zugefügtes, etwas Unter- oder Bedrückendes, Quälendes, Strafendes.

Hier dürfte eine große Herausforderung für christliche Seelsorge in Afrika oder an afrikanischen Kranken liegen, weil ein tendenzieller Unterschied zwischen gängigen europäischen und afrikanischen Konzeptualisierungen von Unglück besteht: Wenn absehbar tödliche Krankheit das Ergebnis unpersönlicher Wirkkräfte ist, sei es das Erbgut, die nicht-menschliche Umwelt oder die eigene falsche Lebensweise, gibt es oft nichts, was man bekämpfen könnte, um die bereits eingetretene Krankheit noch abzuwenden. Wenn aber ein fremder Wille hinter dem Geschehen steckt, könnte es eventuell noch helfen, dessen Wirkung abzustellen – oder zumindest als emotional entlastend angesehen werden, sich zu rächen.

Es macht auch für Spiritual Care einen entscheidenden Unterschied, ob man die zu bewältigende Krankheit vorwiegend als ein aus der Ordnung geratenes körperliches Geschehen oder aber einen unsichtbaren Angriff von außen empfindet. Beide Empfindungen mögen in jeder Krankheitserfahrung gegeben sein, aber sicher in stark unterschiedlichem Ausmaß.

3. Die Politik des WHO-Regionalbüros Afrika zu «Traditioneller Medizin»

Hoffentlich konnte aus diesen Ausführungen deutlich werden, dass «Traditionelle Medizin» Funktionen von Spiritual Care erfüllen kann, wenngleich mit vielleicht teilweise ganz andersartigen Fragen. Nun könnte man erwarten, dass diese unabweisbare Bedeutung der «Traditionellen Medizin» auch offiziell gewürdigt wird. Doch das genaue Gegenteil ist fast immer der Fall, wo es zu oder in Afrika auf kontinentaler, nationaler oder regionaler Ebene um die Förderung oder Regulierung von «Traditioneller Medizin» geht. Die Behandlung durch Verfahren mit potenziell nachweisbarer physischer Wirksamkeit stand lange ganz im Vordergrund, andere Ansätze wurden allenfalls der Vollständigkeit halber erwähnt. Die Lektüre der einschlägigen WHO-Dokumente und -Veröffentlichungen, insbesondere im *African Health Monitor*, dem Organ der WHO-Region Afrika, ist dabei eher ermüdend, denn sie stößt immer wieder auf dieselben Definitionen aus Resolutionen und Strategiepapieren:

> «Traditional medicine is the sum total of the knowledge, skills, and practices based on the theories, beliefs, and experiences indigenous to different cultures, *whether explicable or not* [Hervorhebung W.B.], used in the maintenance of health as well as in the prevention, diagnosis, improvement or treatment of physical and mental illness.»[15]

In der von mir hervorgehobenen Erwähnung möglicher Unerklärbarkeit liegt zwar ein Hinweis auf eine nicht-naturwissenschaftlich zu erfassende Wirksamkeit oder Dimension, explizit thematisiert wird diese jedoch nicht.

Die Begriffe «religious» und «spiritual» tauchen in der Definition von afrikanischer «Traditioneller Medizin» gewöhnlich nicht auf, allenfalls wenn es um die Beschreibung der Tätigkeiten von «Traditionellen Heilern» geht. Damit wird offen gelassen, ob entsprechende Aktivitäten zur eigentlichen Aufgabe der «Traditionellen Medizin» gehören oder nicht. So definierte das WHO Regionalbüro Afrika 1976 «traditional healer» als «a person who is recognized by the community in which he lives as competent to provide health care by using vegetable, animal and mineral substances and certain other methods based on the social, cultural and religious background.»[16]

---

15 Kasilo/Trapsida/Mwikisa/Lusamba-Dikassa, An Overview, 8; Kasilo/Nikiema/Okechukwu Ota/Desta/Touré, Enhancing the role, 40, beide mit Verweis auf WHO (2001) Promoting the Role of Traditional Medicine in Health Systems: A Strategy for the African Region. WHO Regional Office for Africa, Temporary location, Harare, Zimbabwe. (Document AFR/RC50/9 and Resolution FR/RC50/R3) und WHO (2002) WHO Traditional Medicine Strategy 2002–2005. WHO, Geneva, WHO/EDM/TRM/2002.1.

16 WHO Regionalbüro Afrika 1976, zit. n.: WHO, The Promotion and Development of Traditional Medicine: Report of a WHO Meeting, Technical Report Series 622. Genf 1978, 9.

Ähnlich wird seit etwa 2000 der Begriff «spiritual» gelegentlich bei der Aufzählung der allgemeinen Aufgaben und möglichen Spezialgebiete von «*Traditional Health Practitioners*» (THP) genannt:

> «A THP is defined by the WHO as a person recognized by the community in which he or she lives as competent to carry out diagnoses with local sociocultural methods, and contributes to the physical, mental, social, and *spiritual* well being of the members of their communities. THPs have various specializations such as traditional therapy, traditional midwifery, herbalism, psychiatry, paediatrics and *spiritualism* [Hervorhebungen W.B.].»[17]

Der in beiden Definitionen enthaltene Verweis auf die Anerkennung durch die örtliche Gemeinschaft entstammt kolonialer Gesetzgebung, wo diese Form der informellen Sozialkontrolle und räumlich begrenzten Ermächtigung von der staatlichen Approbation biomedizinischer Gesundheitsberufe ohne regionale Einschränkung unterschieden wurde.

Selbst auf Ebene der WHO in Genf ist die fehlende Berücksichtigung von «spiritual» notorisch, wenn es um «Traditionelle Medizin» in Afrika geht. In der *Traditional Medicine Strategy* 2002–2005 der WHO wird in einer Tabelle über die Verfahren in den verschiedenen Heiltraditionen bei «Herbal medicines» in einer Fußnote zugestanden: «many informal TM systems in Africa and Latin America use herbal medicine».[18] Eine ähnliche Fußnote unterbleibt, wenn drei Zeilen weiter bei «Spiritual therapies» nur «Chinese Medicine», «Ayurveda», «Unani» und sogar die eigentlich per definitionem nicht spirituelle «Naturopathy» erwähnt werden.

Einzige Ausnahme von dieser generellen Ausblendung des Spirituellen bei der WHO-offiziellen Beschreibung «Traditioneller Medizin» ist ein Artikel im *African Health Monitor* von 2003, der einen eigenen Abschnitt zum Spirituellen Heilen enthält:[19]

---

17 Kasilo/Trapsida, Regulation of Traditional Medicine, 27.

18 WHO, Traditional Medicine Strategy 2002–2005. Genf 2002, 8

19 Homsy/King/Tenywa, Building a Regional Initiative, 24–26.

«Spiritual Healing

Spiritual medicine was defined as a process carried out through powers of the spirit/divine, not associated with use of medicine or physical body manipulation, unless so directed/instructed by spirits. It was stressed that spiritual healing is not witchcraft;

Characteristics of the spiritual healing practice include acceptance by the community, absence of negative social aspects, and gratuity of services whereby community/clients only make voluntary contributions;

The service should include guidance, counselling, healing, review of cultural practices, peace promotion, security (protection from malevolent spirits), and advocacy for good practices;

Personal attributes of the spiritual medium/healer were defined as a person or animal chosen by the spirits (hence not predictable);

Ethical standards of the practice include the observance of confidentiality, the option for clients to make appointments and the dependence of the healer on her/his guiding spirits;

The healer's shrine can be any place recognized by the spirit, but the place should be recognized and respected by the community and be freely accessible without fear.»

Es wird ausdrücklich empfohlen, dass Gesundheitsprogramme neben solchen Gesundheitsproblemen wie Hauterkrankungen, psychischen Störungen und Epilepsie auch «spiritual cases» zu Heilern überweisen sollten. In der Definition von traditionellem medizinischem Wissen Afrikas wird sowohl bei den Behandlungsmitteln als auch bei den Erkrankungen und den Spezialisierungen das Spirituelle eigens erwähnt:

«African traditional medical knowledge (TMK) relates to the spiritual, herbal and technical knowledge, rites and practices that have been developed and

used for generations to heal and alleviate all sorts of physical, emotional and spiritual ailments in Africa.
TMK comprises a number of ‹specializations› including, but not limited to: spiritual healing; preventive traditional medicine; traditional counseling; traditional midwifery; bone setting/surgical procedures.»

Aber selbst in diesem Beitrag mit seiner sehr ausführlichen Behandlung von Geistheilern irritiert ein offenkundiges redaktionelles Versehen: Es werden «six key aspects of TM in relation to AIDS» angekündigt, aber unter «They are» dann nur fünf explizit genannt. Diese fünf entsprechen fünf von sechs folgenden Zwischenüberschriften, die sechste Zwischenüberschrift, die in der vorangehenden Aufzählung fehlte, ist «Spiritual healing». Es ist wohl kein Zufall, dass ausgerechnet der am wenigsten mit der offiziellen WHO-AFRO-Politik übereinstimmende Bereich in der Liste ausgelassen wurde.

Dieser Artikel unterscheidet sich zusätzlich in gleich mehreren Merkmalen, die diese ungewöhnliche Thematisierung erklären können, von den üblichen Beiträgen zur «Traditionellen Medizin» im *African Health Monitor*:

(1) Die Mehrheit der Autoren, zwei von drei, sind Weiße, die mit westlicher Skepsis gegen zu weitreichende Medikalisierung vertrauter sein könnten.

(2) Es geht nicht um die Förderung von TM an sich, sondern um ihren möglichen Beitrag zu einem konkreten Problem, nämlich der Bewältigung von AIDS.

(3) Es wird nicht von Resolutionen abgeleitet, sondern ein Workshop-Ergebnis vorgestellt.

Der Beitrag liegt ganz auf der Linie einer im Jahr zuvor von UNAIDS in Genf publizierten Fallstudie, wo ebenfalls, von teilweise denselben Autoren, die spirituellen Aspekte vieler «traditioneller» Heiler in ihrer Fürsorge für AIDS-Kranke hervorgehoben werden.[20] Offensichtlich unterscheiden sich von weißen Forschenden mit

---

20 UNAIDS, Ancient remedies, new disease, Involving traditional healers in increasing access to AIDS care and prevention in East Africa. UNAIDS Case Study (June 2002) = UNAIDS Best Practice Collection.

geprägten Perspektiven von denen afrikanischer Offizieller, die den spirituellen Aspekt nicht betont haben wollen.

Um es noch einmal überspitzt auf den Punkt zu bringen: Was die Bevölkerung hauptsächlich sucht und die nicht-kommerziellen Heilerinnen und Heiler anbieten, ist spirituelle Heilung. Was die Regierungen regulieren, fördern und erforschen wollen, ist hingegen Pflanzenheilkunde. Man muss sich demnach im Klaren darüber sein, dass man bei der Thematisierung von «Traditioneller Medizin» als Spiritual Care zwar Bedürfnisse und Praxis von Bevölkerungsmehrheiten aufgreifen könnte, aber zugleich gegen offizielle Mainstream-Diskurse angeht. Die wiederholte Erfahrung auf tansanisch-deutschen Tagungen ist, dass von Regierungsvertretern nach Vorträgen über «Traditionelle Medizin» die wenigen Vortragsanteile, die Pflanzen und ihre Erforschung kurz ansprechen, aufgegriffen, die weitaus größeren restlichen zu kulturellen und spirituellen Aspekten aber ignoriert werden. Afrikanische Gesundheitspolitik scheint damit (noch) sehr stark auf dem rein biomedizinisch-pharmazeutischen Kurs zu sein, den Palliativmedizin, u.a. durch Spiritual Care, mühsam zu überwinden sucht.

4. Spiritual Care durch afrikanische «Traditionelle Medizin» – offene Fragen

Trotzdem ist es berechtigt, diese vielleicht zunächst eher von Perspektiven einzelner Weißer initiierten Fragen zu verfolgen, gerade auch im Sinne der in Asien etablierten «subaltern studies» als subversives Sprachrohr unterdrückter Anliegen. Wenn einst aus Europa und Nordamerika, nicht zuletzt mit gewissem kolonialen und missionarischen Zwang, die unkritische Biomedikalisierung nach Afrika gebracht wurde, stehen diese Herkunftsregionen heute in der Verantwortung, die jüngere kritische Begrenzung oder Neuausrichtung dieses Medizinverständnisses ebenfalls in Afrika einzuführen oder zu unterstützen. Dabei geht es nicht zuletzt darum, westliche Konzepte der Krankheitsbewältigung, die über physische Behandlung hinausgehen, in einen Vergleich oder sogar Dialog mit afrikanischen Vorstellungen und Praktiken zu bringen. Damit ist zugleich die erkenntnistheoretisch anspruchsvolle und ethnologisch heikle Frage angesprochen, wie wir mit unseren Deutungskategorien die Phänomene für uns verstehbar und erklärbar machen können.

Westliche Erklärungsversuche: Theodizee und Coping

Vielleicht kann da erneut ein Ausgangspunkt das Missverstehen sein. Frühe Kolonialärzte sprachen vom fehlenden Kausalitätsbedürfnis der Afrikaner,[21] aber das Gegenteil ist der Fall. Wo wir uns irgendwann in der Kausalkette, spätestens bei den Genen, mit der Antwort abfinden, dass sei nun einmal so, kann afrikanisches Fragen noch weitergehen und personale Intentionen, Geister oder Verhexende genannt, als letzte Ursache physischer Veränderungen ausmachen. Diese Fragensorte: «Warum ich, warum kein anderer?», «Was habe ich falsch gemacht?» kann bis zu dem führen, was Theologie und Philosophie in der Theodizee-Frage behandeln: «Wie kann Gott das zulassen?»[22] Solche Fragen nach dem Sinn von Krankheit korrespondieren sicher eher mit Ansätzen wie der Logotherapie Viktor Frankls[23] als mit naturwissenschaftlichen Kategorien. Ähnlichkeiten bestehen auch zur jüngeren Salutogenese, nach der es zu den gesundheitsförderlichen Ressourcen gehört, auch in anscheinend ausweglosen Situationen durch Verstehbarkeit (*comprehensibility*), Beherrschung (*manageability*) und Sinnhaftigkeit (*meaningfulness*) des Erlebten Kohärenzgefühl als Resilienzfaktor zu haben.[24] Erklärung letzter Ursachen, Ausübung von Ritualen und Erfahrung von Integration, wie sie in der «Traditionellen Medizin» selbstverständlich sind, können dieses Gefühl erzeugen. Sie stellen damit auch hoch wirksame Coping-Strategien dar, weil sie eine vergleichsweise umfassende Verarbeitung der Krankheitserfahrung ermöglichen.

---

21 Bruchhausen/Roelcke, Categorising ‹African medicine›, in: Ernst (Hg.), Plural Medicine, 76–94.

22 Claret (Hg.), Theodizee.

23 Frankl, Ärztliche Seelsorge.

24 Antonovsky, Unraveling the Mystery, 16–19.

Spirits = spirituell?

In den bisherigen Ausführungen wurde noch unreflektiert der Bereich der *spirits* als Teil der spirituellen Dimension in Anspruch genommen. Nachdem ich mich vor vielen Jahren zu dieser nicht nur semantisch begründeten Vereinnahmung entschlossen habe, erscheint sie mir schlüssig. Erstaunlicherweise gab es aus europäischem Publikum bisher keine Einwände dagegen. Wahrscheinlich erschiene es Menschen in Europa heute als eurozentrische Arroganz, offen zu bezweifeln, dass afrikanische Geister etwas mit dem Spirituellen zu tun hätten. Bei ähnlichen Äußerungen auf einer Tagung in Afrika war jedoch der zentrale Einwand nicht eines Kirchenmannes, sondern des Vertreters des Großmuftis von Tansania, es wäre unklar, ob ich über «spirits» oder «spiritual» spräche. Offenbar besteht aus Sicht organisierter Religion in Afrika doch ein Vorbehalt gegen eine solche Tendenz zur Gleichsetzung.

Wie kommen wir hier mit den etablierten Begrifflichkeiten weiter? Die unterschiedlichen historischen Prägungen des Terminus ‹Spiritualität›, wie sie u.a. Simon Peng-Keller herausgearbeitet hat,[25] können hier aufschlussreich sein. Die Frage des Großmufti-Vertreters beruhte offenbar nicht auf einem anthropologischen oder gar religionskritischen Verständnis von ‹Spiritualität›, das ‹spirituell› viel weiter als nur ‹religiös› fassen will. Denn dann hätte er ja gerade sagen müssen, die Geisterrituale seien vielleicht ‹spirituell›, aber nicht im engeren Sinne ‹religiös›. Aber auch das andere, spezifisch religiöse Verständnis von ‹Spiritualität› ist hier nicht angewendet. Denn innerhalb des Islams stellen gegenüber der Einhaltung äußerer Vorschriften zur Kleidung, Verbot von Alkohol, Geschlechterrollen oder Almosengeben gerade die sufistischen Rituale, die insbesondere im sub-saharischen Afrika häufig mit Geisterkontakten in Verbindung gebracht werden, die besonders spirituellen Anteile der religiösen Praxis dar.

Ganz offenbar lag die Frage des muslimischen Experten jenseits dieser Begriffsdifferenzierung, ja einer Begriffsbestimmung überhaupt. Die alten Frontstellungen zwischen Glauben und Aberglauben, Ortho- und Heterodoxie, Hoch- und Volksreligion oder sogar eigentlicher Religion und einem magisch-animistischen

25 Peng-Keller, Zur Herkunft des Spiritualitätsbegriffs, 36–47; Peng-Keller, Genealogies of ‹spirituality› (in Vorbereitung).

Komplex dürften hier bestimmend gewesen sein. Anscheinend ist nicht nur von medizinisch-politischer Seite, sondern auch von Seiten der – in Tansania an sich sehr toleranten – institutionalisierten Religion Widerstand zu erwarten, wenn es um eine Anerkennung von Geisterritualen als *Spiritual Care* geht.

5. Systematische und praktische Überlegungen: Bekämpfen, Integrieren, Adaptieren?

Für Betroffene stellt die gleichzeitige Nutzung eher spiritueller und rein biomedizinischer Angebote zumindest kein konzeptionelles oder kulturelles Problem dar. Denn beide sind Teil des lokalen medizinischen Systems im erwähnten Sinn der Medical Anthropology, das es im *Healer hopping* auszuschöpfen gilt. Vielleicht ergeben sich aber organisatorische und finanzielle Probleme. Denn es ist etwa bei Bettlägerigkeit im Krankenhaus nicht einfach, einen traditionellen Heiler einzubeziehen. Die früher offenbar üblichen nächtlichen Besuche von Heilern in Krankenhausstationen[26] sind – trotz häufig gestiegener Offenheit der Gesundheitseinrichtungen staatlicher und kirchlicher Trägerschaft – nicht zuletzt aus Rücksicht auf die anderen Kranken eher eingeschränkt und deshalb rückläufig.

Schwieriger sieht diese Kombination von spiritueller Aktivität «traditioneller Medizin» mit Biomedizin aus Sicht der professionellen Experten westlicher Provenienz aus. Denn die Heilerinnen und Heiler decken zumeist beide Bereiche ab, den spirituellen wie den stark empirisch-somatischen. Schon alleine deshalb können weder Krankenhausärzte noch -seelsorger sie einfach als Kolleginnen und Kollegen einer anderen Fachrichtung oder Religion ansehen.

Der Rat an die Seelsorge in Afrika oder an afrikanischen Patientinnen und Patientenin in der Diaspora wäre da ähnlich dem für die Medizin: Man sollte die «Traditionelle Medizin» möglichst weitgehend sich selbst überlassen und gerade nicht zu integrieren suchen. Diese Integration in die Bewältigung eines Krankheitsprozesses leisten die Betroffenen und Nutzenden bei Bedarf schon selber. Man sollte vielmehr «Traditioneller Medizin» mit Anerkennung begegnen,

[26] Jilek-Aall, Call Mama Doctor.

von ihrem Erfolg als kulturell angepasster Praxis zu lernen suchen und ihre Nutzung grundsätzlich respektieren. Auf dieser Grundlage allgemeiner Wertschätzung kann man dann bei Bedarf auch inakzeptable Praktiken kritisieren und sogar eventuell mit Zwangsmaßnahmen unterbinden (lassen), was die Debatten um Bräuche wie weibliche Genitalverstümmelung oder andere für Frauen und Kinder schädliche lokale Normen deutlich zeigen.[27] Im Hinblick auf spirituelle Deutungen wäre besonders zu intervenieren, wenn die Rückführung von Zuständen wie Krämpfen bei kindlicher Malaria (‹degedege›) oder Lähmungen bei Poliomyelitis auf Geister die rechtzeitige Behandlung physischer Ursachen verhindert, wobei allerdings neben traditionellen Vorstellungen auch praktische Gründe wie Geld und Erreichbarkeit bei der anfänglichen Bevorzugung ‹traditioneller› Medizin eine Rolle spielen.[28]

Mehr Förderung oder Integration ‹traditioneller Medizin› führt vor allem zu forcierter Anpassung und Nachahmung, was Verzerrungen und Gefährdungen zur Folge haben kann. Adaptationsprozesse in Form der eingangs angesprochenen Hybridisierung laufen ohnehin. Die Inkulturationsansätze der Großkirchen, die lokal tief verwurzelte und prinzipiell christlich kompatible afrikanische Praxis aufgreifen und nach Prüfung aufnehmen, erscheinen da langfristig sinnvoller als radikale Entscheidungen in manchen der freikirchlichen Alternativen in Afrika. Denn diese lehnen oft entweder, wie in manchen Pfingstkirchen, die ‹christlich› stark mit ‹westlich› identifizieren, das traditionell Afrikanische als heidnisch ab. Oder sie verbieten, wie einige unabhängige Kirchen vom «äthiopischen», d.h. afrikanische Unabhängigkeit betonenden, oder «zionistischen», also an die nordamerikanische Holiness-Bewegung aus Zion anschließenden Typ, die Heilmittel afrikanischer wie europäischer Herkunft und setzen – hier der traditionellen islamischen Prophetenmedizin nicht unähnlich – ganz auf die biblisch bezeugten Heilungs- und Schutzmittel von

---

27 Bruchhausen, Angriff auf die «traditionellen» Werte?; Bruchhausen, Wider naiven Relativismus, in: Lux (Hg.), Kulturelle Dimensionen, 328–349.

28 Dillip, Gaining Access, 17–26 und 49–72, https://edoc.unibas.ch/23868/; WHO Regional Office for Africa, Annual polio report 2013, Brazzaville, WHO, 2014,21, http://www.who.int/iris/handle/10665/112843. Den Hinweis auf Letzteres verdanke ich Raphael Rauch.

Geist und Gebet, Wasser und Stab.[29] Primäre Verantwortlichkeit für den jeweils eigenen Wirkungsbereich, gegenseitiger Respekt, interkulturelle Lernbereitschaft und Anschlussfähigkeit für globale Verständigungsprozesse sind konstruktiver als religiöse bzw. kulturelle Abschottung oder aber Vereinnahmung, die beide dem Grundanliegen von Spiritual Care, allen Kranken in ihren jeweiligen Bedürfnissen gerecht zu werden, diametral entgegen stünden.

---

[29] Kiernan, African Independent Churches, in: Taylor (Hg.), Encyclopedia of Religion and Nature, 24–26; Maclean, Zion Christian Church (South Africa), in: ebd., Bd. 2, 1810–1811.

Literatur

Antonovsky, Aaron, Unraveling the Mystery of Health. How People Manage Stress and Stay Well. San Francisco 1987.

Bruchhausen, Walter, «Biomedizin» in sozial- und kulturwissenschaftlichen Beiträgen. Eine Begriffskarriere zwischen Analyse und Polemik, in: NTM. Zeitschrift für Geschichte der Wissenschaften, Technik und Medizin, 18 (2011), 497–522.

Bruchhausen, Walter, Angriff auf die «traditionellen» Werte? Medizinethische Konflikte als Thema der Ethnomedizin, in: Gesundheit und kulturelle Dynamik = Medicus Mundi Switzerland Bulletin, 100 (2006), 20–23.

Bruchhausen, Walter, Magie und Besessenheit in Übersee. Der Diskurs über das fremde Okkulte um 1900, in: Wolf-Braun, Barbara (Hg.), Medizin, Okkultismus und Parapsychologie im 19. und frühen 20. Jahrhundert. Wetzlar 2009, 45–68.

Bruchhausen, Walter, Medizin zwischen den Welten. Vergangenheit und Gegenwart des medizinischen Pluralismus im südöstlichen Tansania. Bonn/Göttingen 2006.

Bruchhausen, Walter, Wider naiven Relativismus und vorschnellen Universalismus: Ethik in der Ethnomedizin, in: Lux, Thomas (Hg.), Kulturelle Dimensionen der Medizin – Ethnomedizin, Medizinethnologie, Medical Anthropology. Berlin 2003, 328–349.

Bruchhausen, Walter/Roelcke, Volker, Categorising ‹African medicine›. The German discourse on East African healing practices, 1885–1918, in: Ernst, Waltraut (Hg.), Plural Medicine. London u.a. 2002, 76–94.

Claret, Bernd J. (Hg.), Theodizee. Das Böse in der Welt. Darmstadt ^{2}2008.

Dillip, Angel, Gaining Access to Prompt and Appropriate Malaria Treatment in the Kilombero Valley, Tanzania: A Health Social Science Perspective, Basel, PhD thesis, 2012, https://edoc.unibas.ch/23868/.

Foster, George M./Anderson, Barbara G., Medical Anthropology. New York 1978.

Frankl, Viktor, Ärztliche Seelsorge. Grundlagen der Logotherapie und Existenzanalyse. Wien 1971.

Homsy, Jaco/King, Rachel/Tenywa, Joseph (Eastern and Southern African Task Force on Traditional Medicine and AIDS at THETA in Kampala, Uganda), Building a Regional Initiative for Traditional Medicine and AIDS in Eastern and Southern Africa, in: African HEalth Monitor, 4/1 (2003), 24–26.

Hornbacher, Annette/Geertz, Clifford, in: Bohlen, Eike/Thies, Christian (Hg.), Handbuch Anthropologie. Stuttgart 2009, 86–91.

Janzen, John M., Ngoma. Discourses of Healing in Central and Southern Africa. Berkeley 1992.

Janzen, John M., The quest for therapy. Medical pluralism in Lower Zaire. Berkeley 1978.

Jaspers, Karl, Vom Ursprung und Ziel der Geschichte. München 1949.

Jilek-Aall, Louise, Call Mama Doctor: African Notes of a Young Woman Doctor. Saanichton B.C. 1979.

Kasilo, Ossy Muganga Julius/Trapsida, Jean-Marie/Mwikisa, Chris Ngenda/Lusamba-Dikassa, Paul Samson, An Overview of the Traditional Medicine Situation in the African Region (World Health Organization, Regional Office for Africa, Brazzaville), in: African Health Monitor, Issue 14 (2010), 7–15.

Kasilo, Ossy Muganga Julius/Nikiema, Jean Baptiste/Okechukwu Ota, Martin Matthew/Desta, Abayneh Tamir/Touré, Bokar, Enhancing the role of traditional medicine in health systems: A strategy for the African Region (World Health Organization, Regional Office for Africa, Brazzaville), in: African Health Monitor, Issue 18 (2013), 40–42.

Kiernan, James P., African Independent Churches (South Africa), in: Taylor, Bron R. (Hg.), Encyclopedia of Religion and Nature. London 2008, Bd. 1, 24–26.

Kleinman, Arthur E., Concepts and a model for the comparison of medical systems as cultural systems, in: Social Science & Medicine, 12B (1978), 85–93.

Kleinman, Arthur E., Writing at the Margin. Discourse between anthropology and medicine. Berkeley 1995.

Kuper, Adam, The Social Anthropology of Radcliffe-Brown. London 1977.

Maclean, Iain S., Zion Christian Church (South Africa), in: Taylor, Bron R. (Hg.), Encyclopedia of Religion and Nature. London 2008, Bd. 2, 1810–1811.

Marsland, Rebecca, Keeping magical harm invisible: Public health, witchcraft and the law in Kyela, Tanzania, in: Harper, Ian/ Kelly, Tobias/Khanna, Akshay (Hg.), The Clinic and the Court. Law, Medicine and Anthropology, Cambridge 2017, 27–48.

Missionswissenschaftliches Institut (Hg.), Der neue Meßritus im Zaire – Ein Beispiel kontextueller Liturgie. Freiburg i. Br. 1993.

Parsons, Talcott, Zur Theorie sozialer Systeme. Opladen 1976.

Peng-Keller, Simon, Genealogies of ‹spirituality›. An historical analysis of a travelling term, in: Journal for the Study of Spirituality (im Druck).

Peng-Keller, Simon, Zur Herkunft des Spiritualitätsbegriffs. Begriffs- und spiritualitätsgeschichtliche Erkundungen mit Blick auf das Selbstverständnis von Spiritual Care, in: Spiritual Care, 3/1 (2014), 36–47.

Reynolds Whyte, Susan/Van der Geest, Sjaak/Hardon, Anita (Hg.), Social lives of medicine. Cambridge 2002.

Van Dijk, Rijk/Reis, Ria/Spierenburg, Marja (Hg.), The Quest for Fruition through Ngoma. The political Aspects of Healing in Southern Africa. Oxford 2000.

WHO Regional Office for Africa, Annual polio report 2013. Brazzaville 2014: http://www.who.int/iris/handle/10665/112843.

WHO, The Promotion and Development of Traditional Medicine: Report of a WHO Meeting, Technical Report Series 622, Genf 1978.

WHO, WHO Traditional Medicine Strategy 2002–2005. Geneva 2002, WHO/EDM/TRM/2002.1.

Young, Allan, Internalizing and Externalizing Medical Belief Systems: An Ethiopian Example, in: Social Science & Medicine, 10/3–4 (1976), 147–156.

Zusammenfassung

Während internationale und nationale Politik traditionelle Heilung in Afrika eher als Pflanzenheilkunde fördern möchte, spielt für die Bevölkerung ihre Funktion als soziale und spirituelle Bewältigung von Krankheitserfahrung die wohl größere Rolle. Diese Aufspaltung entspringt dem dominanten Einfluss von Islam, Christentum und europäischer Moderne mit der dort etablierten Teilung in eigenständige Systeme von Medizin und Religion. Ausgehend von den Konzepten der Medical Anthropology, die mit Modellen wie Medizinischer Pluralismus, Health Seeking, kulturellen Systemen und Hybridisierung der Komplexität dieses Feldes gerecht zu werden versuchte, wird aus eigenem Feldforschungsmaterial die Stärke traditioneller Heilkundiger durch ihre Thematisierung von krankmachenden Einflüssen insbesondere durch unsichtbare Wesen («spirits») und geheime Wirkungen («Hexerei») herausgearbeitet. Dem steht die Sicht der Weltgesundheitsorganisation gegenüber, die im Gegensatz zu verschiedenen asiatischen Heilweisen afrikanischer «Traditioneller Medizin» keine «spirituelle Therapie» zuschreibt. Hierfür ist ein ethnozentrisches Verständnis verantwortlich, das auch erschwert, solche afrikanischen Konzepte als Coping und als Antworten auf die Theodizeefrage zu würdigen. Aber auch bei einer solchen Würdigung wäre es kontraproduktiv, wenn offizielle Funktionsträger afrikanisches Heilen statt Respektierung seiner Eigenständigkeit in die Systeme von Medizin und Religion zu integrieren versuchten.

Schlüsselwörter

Traditionelle Medizin, Heilung, Afrika, Besessenheit, Hexerei, Spiritualität, Religion, Islam, Christentum, Weltgesundheitsorganisation.

Abstract

Whereas international and national policies want to promote traditional healing in Africa as herbal medicine, populations rather seek it as a social and spiritual dealing with illness experiences. This split originates in the dominant influence of Islam, Christianity and European modernity with their division between independent systems of medicine and religion. Starting from the concepts of Medical Anthropology that tried to match the complexity of this area with models like medical pluralism, health seeking, cultural systems and hybridization, own field data allow to describe how the strength of traditional healing experts stems from addressing pathogenic influences by invisible beings («spirits») and occult powers («witchcraft»). Contrary to this and to their view of several Asian healing traditions, WHO documents do not assign «spiritual therapy» to African «traditional medicine». This is due to an ethnocentric understanding which would also hinder to value such African concepts as coping or as answers to the question of theodicy. Yet even if it were valued as such, it would be counter-productive to have African healing integrated by officials into the systems of medicine and religion instead of respecting its independence.

Keywords

Traditional Medicine, Healing, Africa, Spirit possession, Witchcraft, Spirituality, Religion, Islam, Christianity, World Health Organization.

Walter Bruchhausen, Studium der Medizin, Katholischen Theologie, Philosophy of Medicine/Health Care Ethics, Philosophie und Ethnologie; ärztliche Tätigkeit in deutschen und afrikanischen Gesundheitseinrichtungen; ethnographische und historische Forschung u.a. zur «traditionellen Medizin» im Südosten Tansanias sowie zu Religion und Gesundheit in Deutschland; Habilitation in Geschichte, Anthropologie und Ethik der Medizin; Lehrbeauftragter für Global Health.

Traditionelle Medizin in Peru und dessen Amazonasgebiet: Die spirituelle Dimension der Pflanzen

Ilana Berlowitz

1. Lateinamerikas indigene Heiltraditionen und die spirituelle Dimension

Vor dem Hintergrund ausserordentlicher ökologischer Vielfalt und komplexer sozialer Systeme haben sich in den autochthonen Völkern Lateinamerikas einzigartige Medizintraditionen entwickelt.[1] Präkolumbische Kulturen kamen durch europäische Kolonialisierung Anfang des 16. Jahrhunderts mit fremden medizinischen Vorstellungen und Praktiken, ebenso wie mit christlichen und (durch Sklavenhandel auch) afrikanischen Religionen, in Kontakt.[2] Da medizinische Systeme grundsätzlich dynamischer Natur sind, begann so ein Verschmelzungs- und Hybridisierungsprozess, der sich, angesichts wiederkehrender Zyklen fremder Einflüsse, über die Kolonial- und Postkolonialzeit bis in die Gegenwart erstreckt.[3]

1 Pedersen/Baruffati, Health and traditional medicine.

2 Andritzky, Volksheiler in Peru.

3 Bussmann, The globalization; Kleinman, Concepts and a model; Pedersen/Baruffati, Health and traditional medicine; Pieterse, Globalisation as hybridisation; Stoner, Understanding medical systems.

Der Einzug der Kolonialmächte hatte nebst kultureller Fusion allerdings auch eine Wertverminderung der traditionellen Medizin in Lateinamerika zur Folge; durch das Agieren der spanischen Inquisition wurden zahlreiche Volksheiler aufgrund ihrer spirituellen, auch als magisch-religiös beschriebenen Heilpraktiken als Hexer beschuldigt, oder gar hingerichtet.[4] Dennoch besteht eine Grosszahl an prähispanischen Heiltraditionen einschliesslich deren spiritueller Dimension heute weiterhin fort. Indigene Spiritualität ist dabei generell durch einen engen Bezug zur Natur charakterisiert: Der Mensch wird als Teil einer empfindsamen (‹sentient›), aus menschlichen wie nicht-menschlichen Subjekten bestehenden Landschaft wahrgenommen (inklusive ‹Spirits›, vgl. auch Abschnitt «Kontext, Kosmovision, und Ontologie»).[5] Die andinen Aymara und Quechua beispielsweise verstehen die Erde selbst als Gottheit (*Pachamama*), mit der ein respektvoller Umgang gepflegt wird; ebenso wie mit den *Apus*, den Berggöttern, die die eisigen Gipfel der Anden bewohnen.[6] In Kuba wird der majestätische Ceiba-Baum (*Ceiba pentandra*) als *Casa de Dios* oder *Arbol de Dios* bezeichnet (Haus oder Baum Gottes) und dementsprechend gewürdigt.[7] Die Maya, Nahua und andere mesoamerikanische Völker verstehen unter anderem die Maispflanze als heiliges Wesen.[8] Spirituelle Gesichtspunkte gelten im amerindischen Verständnis ferner als entscheidend für die Gesundheit; des Individuums Wohlbefinden steht in interdependenter Beziehung mit der Gesundheit der Natur, des Kollektivs. Körperliches oder psychisches Leiden wird in dieser Anschauung folglich oftmals als Symptom verstanden, welches auf ein gestörtes Gleichgewicht, und damit verbundene spirituelle[9] ätiologische Faktoren, zurückzuführen ist. Um die Pathologie von der

---

4 Andritzky, Volksheiler in Peru.

5 Rivera Andía, Non-Humans; Snodgrass/Tiedje, Indigenous nature reverence; Viveiros de Castro, Cosmological Deixis.

6 Greenway, Hungry earth; Mamani-Bernabé, Spirituality and the Pachamama; Sarmiento, The antlers of a trilemma.

7 Cabrera, La medicina popular; Cabrera, El monte.

8 Taube, The Olmec Maize God; Tiedje, Situating the corn-child.

9 Das im Spanischen gebräuchliche Attribut *espiritual* wird im amerindischen traditionellmedizinischen Kontext auf verschiedene Weise verwendet: Es können damit zum einen subtile, Energie-bedingte Aspekte und Mechanismen gemeint sein, die im gesunden wie

Wurzel her zu behandeln, sind daher Interventionen in diesen Sphären notwendig. Byard beschreibt dieses Verständnis im Zusammenhang mit der Medizin der bolivianischen Andenkulturen:

> «Rather than regarding illness as a specific process, such as the failure of one particular organ system, they view it, instead, in a much broader context as the result of a disruption in the normal balance between an individual and his family, or his community, or his land. The land is all-important and has a corresponding influence on an individual's health that Westerners find difficult to conceptualize. How to explain to urban North American apartment dwellers that gastric upsets may be caused by the angry spirits of the earth?»[10]

Der Werdegang zum traditionellen Heiler wird oftmals vor dem Hintergrund mystischer Ereignisse beschrieben, vielfach in Verbindung mit einem eigenen Erkrankungs- und Heilungsnarrativ, und wird häufig als göttliche oder spirituelle Berufung erlebt,[11] ähnlich wie in Darstellungen zum Schamanismus.[12] Tatsächlich findet man in wissenschaftlicher und populärer Literatur letzteren Begriff nicht selten auch als Bezeichnung für lateinamerikanische Heilpraktiken, was im Grunde genommen allerdings – geographisch wie inhaltlich – unpassend ist: Der Begriff ‹Schamane› ist eine Entlehnung aus der sibirischen Tungus Sprache und bezeichnet dort ursprünglich «religious officials of some kind among the

---

im erkrankten Körper operativ sind und für Heilungszwecke gezielt manipuliert werden. In diesen Fällen werden häufig auch Begriffe wie *energético-espiritual* oder *energético* verwendet. Zum anderen kann im amerindischen Gebrauch mit *espiritual* auch «sich auf *espiritus* beziehend» gemeint sein, wobei mit *espiritus* körperlose, immaterielle Wesen gemeint sind, die zwar nicht sichtbar, aber dennoch existent und mit der verkörperten, materiellen Welt der Menschen in stetiger Interaktion stehen, dabei sowohl Krankheiten, als auch Heilungsprozesse erwirken können. Ebenfalls kann mit dem Begriff *espiritual* auf das heilige oder göttliche Prinzip hingedeutet werden.

10 Byard, Impressions of folk medicine, 2813.

11 Berger de White/Consejo Mayor de Médicos Maya, Raxnaq'il nuk'aslemal; Furst, Flesh of the Gods; Luna, Vegetalismo shamanism.

12 Walsh, The making of a shaman.

Tungus-speaking Evenk in Siberia»[13]. In Lateinamerika existieren jedoch eine Vielzahl eigener, lokaler Bezeichnungen für traditionelle Heiler. *Curandero* (oder weiblich: *Curandera*) ist dabei als Überbegriff allgemein verbreitet. Im Folgenden wird daher (nebst ‹Heiler›, ‹Heilpraktiker›, usw.) die im Spanischen gebräuchliche Bezeichnung *Curandero* (stellvertretend für beide Geschlechter) verwendet. Wenngleich der Begriff des Schamanen de facto heute auch in Lateinamerika – durch Literatur und Austausch mit Anthropologen, Heilungssuchenden und Abenteurern aus dem Westen – immer mehr sprachlichen Eingang findet.

An der Schnittstelle von Spiritualität und Heilkunst kann im amerindischen Kontext die rituelle Verwendung von sakralen, bewusstseinserweiternden oder psychoaktiven Pflanzen genannt werden.[14] Solche Pflanzen gelten in diesen Kulturen als achtungsgebietende Wesen, die dem Menschen Zugang zu anderen Realitätsdimensionen und dabei tiefgreifende Heilungserfahrungen gewähren können.[15] Demzufolge existieren Anwendungen sowohl im religiösen,[16] wie im Gesundheitskontext. Die Logik für Letzteres ist einleuchtend: da im amerindischen Verständnis spirituelle Kräfte eine massgebliche Rolle bei der Krankheitsentstehung spielen, ist eine Medizin, die in der spirituellen Sphäre zu intervenieren vermag, einer rein physisch wirksamen Medizin überlegen.[17] Archäologischen Befunden zufolge ist die rituelle Verwendung psychoaktiver Pflanzen in Lateinamerika auf prähistorische Zeiten zurückzuführen.[18] Die Praxis lebt allerdings auch gegenwärtig über den Kontinent hinweg verteilt weiter, praktiziert zum Beispiel von den mexikanischen Huichols und Mazateken im Norden,[19] oder

---

13 Harvey/Wallis, Historical dictionary, 1.

14 Baud/Ghasarian, Des plantes psychotropes; Schultes/Hofmann, Plants of the gods.

15 Carod-Artal, Hallucinogenic drugs; De Feo, The ritual use; Merlin, Archaeological evidence; Schultes/Hofmann, Plants of the gods.

16 Oft wird heute für diese Art von Pflanzen daher auch der Neologismus «Entheogen» (vom Griechischen en theos, innerer Gott) verwendet (Ruck/Bigwood/Staples/Ott/Wasson, Entheogens).

17 Schultes/Smith, Hallucinogenic plants.

18 Dillehay/Rossen/Ugent/Karathanasis/Vásquez/Netherly, Early Holocene coca chewing; El-Seedi/Smet/Beck/Possnert/Bruhn, Prehistoric peyote use; Guerra-Doce, Psychoactive Substances.

19 Díaz, Ethnopharmacology; French, Psychoactive agents.

den venezolanischen Piaroa im Amazonas,[20] bis hin zu den paraguayischen Ayoreos im Südkegel.[21]

Eine umfassende Abhandlung zu den spirituellen Aspekten traditioneller Medizinsysteme Lateinamerikas – einem Kontinent mit Hunderten von indigenen Völkern[22] – wäre Gegenstand für einen eigenen Buchband. Im Folgenden werden jedoch illustrierende Beispiele im Kontext von Peru aufgeführt, einem Land, das besonders reich an alten Heiltraditionen ist, deren kulturelle Bedeutung bis heute fortwährt.[23] Insbesondere auf die traditionelle Medizin des peruanischen Amazonas wird dabei näher eingegangen.

2. Peru: Traditionelle Medizin der Anden, Pazifikküste und Amazonas

Da die Eigenschaften des Ökosystems und insbesondere dessen Pflanzen ausschlaggebende Einflussfaktoren in der Entstehung traditioneller Heilmethoden darstellen, haben sich in den drei Landesregionen Perus – der wüstenartigen Pazifikküste (*Costa*), dem hohen Andengebirge (*Sierra*), und dem tropischen Amazonasgebiet (*Selva*) – verschiedenartige Medizintraditionen entwickelt.[24] Es handelt sich zwar um drei sich in stetigem Austausch befindende, jedoch geographisch wie kulturell stark voneinander divergierende Landschaften. Es überrascht daher nicht, dass den daraus entsprungenen medizinischen Traditionen ein jeweils unverkennbar eigener Charakter innewohnt.

---

20 Rodd, Snuff synergy.

21 Schmeda-Hirschmann, Magic and medicinal plants.

22 Montenegro/Stephens, Indigenous health.

23 Bussmann/Sharon, Traditional medicinal plant use; Goldman/Sawyer, Ancient Peruvian medicine; Luziatelli/Sørensen/ Theilade/Mølgaard, Asháninka medicinal plants.

24 Brack/Bravo, Perú; Bussmann/Sharon, Traditional medicinal plant use; Bussmann/Sharon, Shadows of the colonial past.

Die nördliche Pazifikküste und angrenzendes Hochland gelten als Konvergenzpunkt des traditionell-medizinischen Wissens Perus, von manchen als Gesundheitsachse der sich zwischen Ecuador und Bolivien erstreckenden Zentralandenkultur bezeichnet.[25] Dort lokalisierte, auf Prä-Inkazeit datierte archäologische Funde weisen Keramikartefakte aus, die Heilungsaltare mit Pflanzen darstellen und somit auf jahrtausendealte medizinische Praxis und Kenntnis hindeuten (z.B. aus der Cupisnique, Mochica, und anderen Kulturen).[26] In dieser Gegend hat sich nun insbesondere die Tradition der *Huachumeros* (auch: *Sanpedreros*) entwickelt. Dies sind Curanderos, die ihre Patienten mithilfe des *Huachuma* Kaktus (auch: *San Pedro*; *Echinopsis pachanoi*), der in dieser Region[27] gedeiht, behandeln.[28] Der psychoaktive Kaktus wird als sakrale Pflanze verstanden und im rituellen Kontext für verschiedene Zwecke, darunter die Behandlung von erkrankten Patienten, eingesetzt.[29] Dies geschieht im Rahmen von umfassenden, oft nächtelangen Zeremonien, die an spirituell kraftvollen Naturstätten oder im Hause des Curanderos erfolgen.[30] Dafür wird traditionell eine *Mesa* (Heilungsaltar) aus rituellen Utensilien errichtet, deren Zusammensetzung von Curandero zu Curandero variiert, jedoch meist Naturobjekte mit Heilkräften (besondere Steine, Muscheln, speziell angefertigte Holz- und Metallstäbe), Gegenstände mit christlicher Symbolik (Bilder von Heiligen, Kreuz) und präkolumbische Artfakten enthält.[31] Synkretismus ist dabei nicht nur in den Utensilien, sondern auch im verbalen Aspekt der Zeremonie charakteristisch: Nebst Invokation spiritueller Helfer der Natur (z.B. die mit heilsamen Kräften asoziierten Lagunen der Huancabamba Region[32]) wird

---

25 Bussmann/Sharon, Traditional medicinal plant use.

26 Bussmann/Sharon, Shadows of the colonial past; Torres, Archaeological evidence.

27 Die medizinische Verwendung dieses Kaktus erstreckt sich weiter gegen Norden, über die peruanische Grenze hinweg, und ist z.B. in Ecuador ebenfalls Teil der medizinischen Tradition, beispielsweise der Saraguro yachakkuna (Armijos/Cota/González, Traditional medicine applied).

28 Joralemon, The role of hallucinogenic drugs; Sharon, Wizard of the four winds.

29 Dobkin de Rios, Plant hallucinogens; Glass-Coffin, Male and female healing.

30 Bussmann/Sharon, Traditional medicinal plant use; De Feo, The ritual use.

31 Bussmann/Sharon, Traditional medicinal plant use; Carod-Artal, Vazquez-Cabrera, Mescaline and the San Pedro cactus ritual; Dobkin, Trichocereus pachanoi.

32 De Feo, The ritual use.

auch beispielsweise vom Gebrauch römisch-katholischer Liturgie berichtet.[33] Diagnose und Behandlung erfolgen mithilfe komplexer Interventionen des Curanderos und des Kaktus.[34] Abgesehen davon gilt auch ein Flüssigpräparat aus Tabakblättern (*Nicotiana* spp.) als wichtiger Bestandteil der Zeremonie und Katalysator der therapeutischen Wirkung.[35] Das Vollbringen der Heilungseffekte schreiben Curanderos meist ihren spirituellen Helfern zu, während sie sich selbst als eine Art Handlanger oder Werkzeug verstehen. So erklärt ein peruanischer *Huachumero*: «…die eigentliche Heilung erledigt Gott, vermittelt durch die Pflanzen, der Curandero ist nicht mehr als ein Instrument.»[36]

Im Andenhochland ist die traditionelle Heilkunst eng mit der Kokapflanze (*Erythroxylum coca*) verbunden. Ihre Verwendung wird in Peru auf 8000 Jahre geschätzt – sie stellt somit eine der ältesten Anbaupflanzen Amerikas dar.[37] Für die Inkas galt sie als «irdische Manifestation der Divinität» und «heiligste aller Pflanzen».[38] Heute findet sie in den Andenkulturen weiterhin breiten therapeutischen wie religiösen Gebrauch.[39] Nebst als Hausmittel für körperliche Leiden (besonders hilfreich bei Magen-Darm-Beschwerden) werden Kokablätter als Teil von therapeutisch-rituellen Darbringungen (*Despachos*), aber auch als eine Art Kommunikationsmedium eingesetzt.[40] Bei letzterer Anwendung wird der Geist der Kokapflanze (als Divinität verstanden) von einigen *Jampiris* (Quechua für Curanderos) direkt konsultiert: «Wenn ein *Jampiri* die Kokapflanze befragt, erhält er die Diagnose des Patienten über einen transzendentalen Kommunikationsprozess, in welchem ein heiliges Wesen ihm die Details der Erkrankung des Patienten vermittelt [...] sowie Indikationen und Vorgehensweisen die es zu befolgen gilt, um

---

33 Dobkin, Trichocereus pachanoi; Sharon, Wizard of the four winds.

34 Pérez Villarreal, Traditional medical system; Sharon, Wizard of the four winds.

35 Joralemon, The role of hallucinogenic drugs; Pérez Villarreal, Traditional medical system; Sharon, Wizard of the four winds.

36 Pérez Villarreal, Traditional medical system, 96, aus dem Spanischen übersetzt.

37 Dillehay/Rossen/Ugent/Karathanasis/Vásquez/Netherly, Early Holocene coca chewing.

38 Martin, The role of coca.

39 Conzelman/White, The botanical science.

40 Greenway, Objectified selves; Martin, The role of coca.

seinen Gesundheitszustand wiederherzustellen.»[41] Einige andine Heilpraktiker lesen die Kokablätter zur Divination, beispielsweise um die Befindlichkeit eines Patienten zu prognostizieren.[42] Die Kokapflanze kommt überdies auch im Falle des *Sustos*[43]zum Einsatz, ein spirituell konnotiertes Krankheitskonzept,[44] das, in Verbindung mit einem Schock oder Schreck, zum Verlust der Seele und infolgedessen der Entwicklung verschiedener Symptome, führen kann.[45] In diesem Kontext verhilft nun die Kokapflanze dem Curandero dazu, den dissoziierten Teil des Patienten (als seine vitale Energie oder Seele beschrieben) in Raum und Zeit zu lokalisieren, und wieder in sein psychophysisches System einzufügen.[46]

Es versteht sich von selbst, dass die peruanische Pharmakopöe sich nicht auf die hier erwähnten Pflanzen beschränkt, noch dass traditionelle Medizin in Peru zwingend pflanzenbasiert ist. In den Küsten- und andinen Heiltraditionen kom-

---

41 Velasco/Organismo Andino de Salud, «Aún nos cuidamos con nuestra medicina», 150, aus dem Spanischen übersetzt.

42 Byard, Impressions of folk medicine; Martin, The role of coca.

43 Auch: *Manchari*, *Espanto*, *Cutipar*, etc.

44 Susto ist als Krankheitskonzept übrigens nicht nur in Peru, sondern in ganz Lateinamerika prävalent, daher heute auch im internationalen Diagnostic and Statistical Manual of Mental Disorders (DSM 5; American Psychiatric Association, 2013) aufgeführt und wie folgt beschrieben: «Susto is an illness attributed to a frightening event that causes the soul to leave the body and results in unhappiness and sickness, as well as difficulties functioning in key social roles. Symptoms may appear any time from days to years after the fright is experienced. In extreme cases, susto may result in death. There are no specific defining symptoms for susto; however, symptoms that are often reported by people with susto include appetite disturbances, inadequate or excessive sleep, troubled sleep or dreams, feelings of sadness, low self-worth or dirtiness, interpersonal sensitivity, and lack of motivation to do anything. Somatic symptoms accompanying susto may include muscle aches and pains, cold in the extremities, pallor, headache, stomachache, and diarrhea. Precipitating events are diverse, and include natural phenomena, animals, interpersonal situations, and supernatural agents, among others.» (S. 836).

45 Greenway, Hungry earth; Maduro, Curanderismo and Latino views; Weller/Baer/de Alba Garcia/Glazer/Trotter/Pachter/Klein, Regional variation.

46 Velasco/Organismo Andino de Salud, «Aún nos cuidamos con nuestra medicina».

men abgesehen von den erwähnten phytotherapeutischen Mitteln unzählige weitere solche zum Einsatz.[47] Dies gilt auch für die amazonische Medizin, der wir uns im nächsten Abschnitt zuwenden. Methoden, die sich nicht auf Pflanzen stützen, sind in Peru ebenfalls verbreitet, reichen dabei von traditionellen körperbasierten Techniken (massageähnlich, praktiziert von *Hueseros* und *Sobadores*) bis hin zu Therapien unter Verwendung von Tiermaterialien, wie zum Beispiel der *Pasada del huevo*, ein Reinigungsritual mittels Hühnerei, oder der *Soba con cuy*, eine diagnostisch-therapeutische Intervention, die mithilfe eines Meerschweinchens vollführt wird.[48] Der Vollständigkeit halber muss zudem auch erwähnt sein, dass nebst genuinen Curanderos, ebenfalls verschiedene Arten von Scharlatanen und skrupellosen Praktikern koexistieren. In Peru sind diese generell als *Brujos*, *Maleros*, oder *Hechizeros* bekannt, zum Teil dafür berüchtigt, die dunklen Kräfte der Unterwelt zu manipulieren um gegen Entgelt Schaden (*Daño*) zuzufügen.[49]

47 Bussmann/Sharon/Vandebroek/Jones/Revene, Health for sale; Monigatti/Bussmann/Weckerle, Medicinal plant use.

48 Gonzales de la Cruz/Baldeón Malpartida/Beltrán Santiago/Jullian/Bourdy, Hot and cold; Mejía Gálvez/Carrasco/Miguel/Flores, Knowdlege, acceptation and use; Sandweiss/Wing, Ritual rodents.

49 Dobkin de Rios, Banisteriopsis; Dobkin de Rios, Drug tourism; Glass-Coffin, Male and female healing; Martin, The role of coca; Sharon, Wizard of the four winds.

3. Amazonische Medizin in Peru, Spiritualität und Globalisierung

Kontext, Kosmovision, und Ontologie

Dass die spirituelle Dimension ein inhärenter Bestandteil des Verständnis von Gesundheit und Erkrankung ist, haben indigene medizinische Traditionen Lateinamerikas gemein. Besonders deutlich erkennbar ist dies jedoch in der kurativen Praxis der Amazonasbewohner. Im Amazonas – der artenreichsten Region der Welt[50] – überwiegt unter indigenen Völkern eine animistische Kosmovision.[51] Animistische Ontologien verstehen alle Entitäten des Kosmos als bewusste Subjekte oder Personen.[52] Laut dieser Weltanschauung steht der Mensch nicht nur mit Artgenossen, sondern auch mit zahlreichen «other-than-human-persons» – seien dies Bäume, Flüsse, spirituelle Waldwesen, oder Tiere – in Beziehung und Interkation.[53] Der Regenwald als Reflektion des Kosmos beherbergt somit auch zahlreiche, von blossem Auge nicht sichtbare Wesen, *Espiritus*, darunter wohlwollende, hilfsbereite, aber auch tückische oder gefährliche (der interessierte Leser sei zur Illustration der mystischen Landschaft amazonischer Wesen und Legenden auf die Ikonographie des Curanderos und Künstlers Pablo Amaringo verwiesen[54]). Die Arbeit des amazonischen Curanderos besteht daher aus der geschulten Kenntnis, geschickten Liaisonbildung und Interaktion

50 Cleary, Towards an environmental history.

51 Beyer, Singing to the Plants; Viveiros de Castro, Cosmological Deixis.

52 Halbmayer, Debating animism; Snodgrass/Tiedje, Indigenous nature reverence.

53 Costa/Fausto, The return of the Animists; Harvey, Animals, animists, and academics; Rosengren, Transdimensional relations.

54 Luna/Amaringo, Ayahuasca visions.

mit den verschiedenen Wesen des Regenwalds zugunsten der individuellen und kollektiven Gesundheit.[55]

Indessen sind allerdings auch hier, ähnlich wie bei den anderen lateinamerikanischen Medizintraditionen, historisch-kulturelle Entwicklungen von Belang: Aktive Missionierung führte seit Ankunft der Spanier zu Akkulturationsprozessen und wesentlicher Synkretisierung der amazonischen Heilpraxis (und Kosmovision allgemein) mit christlichen Ideen.[56] Nachhaltiger kultureller Wandel fand im Amazonas ferner während des Kautschukbooms statt (1880–1914).[57] Hinzu kommt, dass wir uns aktuell, im Kontext der internationalen Popularisierung bestimmter amazonischer Heilmethoden (vgl. Abschnitt «Neue Anwendungen und Globalisierung»), inmitten eines erneuten Zyklus kulturellen Austauschs befinden. Es wird deutlich, dass der Begriff der *traditionellen* Medizin auch im hiesigen Kontext nicht ohne Vorbehalt verwendet werden kann, handelt es sich doch um ein aus fusionierten Traditionen bestehendes System.[58]

Unter Berücksichtigung dieser Gesichtspunkte sollen nun im Folgenden einige ausgewählte Konzepte und Merkmale der amazonischen Medizin, mit Augenmerk auf deren spirituelle Dimension, beschrieben werden. An gewissen Stellen wird auf ethnographisches Material bestimmter indigener Amazonasvölker verwiesen, insgesamt beziehen sich die Erläuterungen jedoch weitgehend auf die

---

55 Jovel/Cabanillas/Towers, An ethnobotanical study; Lenaerts, Substances, relationships and the omnipresence; Luna, Vegetalismo shamanism; Luna/Amaringo, Ayahuasca visions.

56 Cleary, Towards an environmental history; Luna, Vegetalismo shamanism; Santos-Granero, Hybrid bodyscapes.

57 San Román, Perfiles históricos.

58 Allerdings gilt die Terminologie der «traditionellen» Medizin generell als kontrovers, insbesondere wenn man den allgemein dynamischen Charakter von Medizinsystemen bedenkt (Frank/Stollberg, Conceptualizing hybridization; Janes, The health transition; McClatchey, Exorcizing misleading terms). Ferner bestehen ebenfalls, trotz besagter Akkulturationsprozessen, weiter auch Unterschiede in Theorie und Praxis von Curanderos diverser Ethnien des Amazonas (und auch innerhalb dieser Gruppen, handelt es sich doch um eine persönlich geprägte, idiosynkratische Wissenschaft), so dass ebenfalls nicht vorbehaltslos von *einer* oder *der* amazonischen Medizin gesprochen werden kann (der Einfachheit halber wird dies im Folgenden allerdings beibehalten).

Praxis von *Mestizos*, also Personen gemischter Abstammung, welche heute die Mehrheit der amazonischen Bevölkerung in Peru ausmachen.[59]

Grundlegende medizinische Konzepte

Allgemein kann die amazonische Heilpraxis als gekonnte Anwendung von Medizinalpflanzen des tropischen Regenwalds mittels komplexer, ritueller Techniken beschrieben werden.[60] Sie umfasst eine Fülle an Pflanzen unterschiedlicher Wirkung und Funktion. Die empirisch ermittelten und überlieferten Anwendungsmethoden und -bedingungen gelten dabei als wesentlich für Wirksamkeit und Risikofreiheit der pflanzlichen Arzneimittel.[61]

Den amazonischen Behandlungen unterliegende gesundheitsrelevante Konzeptionen sind aus medizinischer Sicht bisher noch wenig bekannt. Allerdings existieren zum Teil Beschreibungen im Kontext ethnobotanischer oder ethnographischer Studien, beispielsweise im Zusammenhang mit den peruanischen Chayahuita[62], Ashéninka[63], Yanesha/Amuesha[64], Cashinahua[65], Matsigenka und Yora[66], oder auch Mestizos[67]. Diese deuten auf vielschichtige und komplexe Konzepte

---

59 Laut aktueller Volkszählungsdaten definieren sich 72–81% der über 12-jährigen Bevölkerung in den peruanischen Amazonasdepartementen als Mestizos (Instituto Nacional de Estadística e Informática, 2018).

60 Beyer, Singing to the Plants; Jovel/Cabanillas/Towers, An ethnobotanical study; Luna, Vegetalismo shamanism; Sanz-Biset/Campos-de-la-Cruz/Epiquien-Rivera/Canigueral, A first survey.

61 Berlowitz/Ghasarian/Walt/Mendive/Alvarado/Martin-Soelch, Conceptions and practices; Tupper, Entheogens.

62 Odonne/Valadeau/Alban-Castillo/Stien/Sauvain/Bourdy, Medical ethnobotany.

63 Lenaerts, Substances, relationships and the omnipresence.

64 Santos-Granero, Sensual vitalities; Valadeau/Castillo/Sauvain/Lores/Bourdy, The rainbow hurts.

65 McCallum, The body that knows.

66 Shepard, Psychoactive plants; Shepard, A sensory ecology.

67 Kamppinen, Espiritus incorporados; Luna, Vegetalismo shamanism.

hin, die insbesondere subtile Strukturen und Aspekte mit in Betracht ziehen.[68] Insgesamt ist eine ganzheitliche Perspektive von Gesundheit und Erkrankung kennzeichnend. Ätiologische Faktoren werden oftmals zeitgleich auf energetisch-spiritueller, biologischer, und psychosozialer Ebene erkannt, und den Behandlungen ein simultanes Wirken auf mehreren Ebenen zugeschrieben.[69] Shepart beschreibt beispielweise das Gesundheitskonzept aus Sicht der peruanischen Matsigenka: «Well-being for the Matsigenka – a concept embracing physical and psychological health, as well as successful gardening, hunting, and harmonious social interactions – depends upon the strength and purity of the soul and its relations with the spirit world. Psychoactive plants used in the context of shamanic ceremonies or in daily health practices are essential for maintaining the harmony between soul, society and the all-powerful spirits.»[70]

Von Pflanzen lernen

Pflanzen werden in der amazonischen Medizin als bewusste, mit Willens- und Handlungskraft ausgestattete Wesen verstanden – Wesen, mit denen überdies kommuniziert werden kann. Wird ein amazonischer Curandero gefragt, wie er sein Handwerk erlernt hat, so lautet seine Antwort meist «*la planta me enseñó*» – «die Pflanze hat es mir gezeigt».[71] Ähnliche Antworten hört man oft auf die Frage, wie eine Diagnose gestellt oder die korrekte Behandlung ausgemacht wurde.

---

68 Zum Beispiel erläutern Valadeau et al. (2010) das Körperkonzept von den Yanesha/Amuesha: «The Yanesha person is made out of three different parts: the fleshy body *Chetsots*, together with 3 other spiritual dimensions: *Yechoyeshem*, *Camqueñets* and *Yecamqüeñ*. *Yechoyeshem* was literally translated by ‹our shadow›. *Camqueñets* could be translated by ‹our soul› (including consciousness, learning ability, emotions, feelings, judgment, volition), and *Yecamqüeñ* is the vital energy» (Valadeau/Castillo/Sauvain/Lores/Bourdy, The rainbow hurts, 177).

69 Berlowitz/Ghasarian/Walt/Mendive/Alvarado/Martin-Soelch, Conceptions and practices; Lenaerts, Substances, relationships and the omnipresence; Luna, Indigenous and mestizo use.

70 Shepard, Psychoactive plants, 323.

71 Luna, The concept of plants.

Curanderos berichten von dieser «artenübergreifenden Kommunikation»[72] insbesondere im Zusammenhang mit einer Gruppe von Pflanzen, die als *Plantas maestras* (Meister- oder Mentor-Pflanzen), *Plantas que enseñan* (Pflanzen, die unterrichten), *Plantas con madre* (Pflanzen mit Mutter), oder *Doctores* (Ärzte) bezeichnet werden.[73] Jauregui und Kollegen berichten:

> «While conducting a study of the medicinal plants commercialized in the popular markets of the Peruvian Amazonian city of Pucallpa [...], the following words were frequently heard: ‹this plant has a mother and is dieted so it can teach you›, referring to particular plants that have the capacity to teach the initiated the secrets of traditional medicine. According to the beliefs of the Shipibo-Konibo inhabiting the region of Ucayali, the *ibos*, which means the *madres* (mothers), *dueños* (owners), or *espíritus* (spirits) of things and places, are the ones who guide the process of knowing and teach about the properties and applications of the plants. To access nature's wisdom, indigenous people commit themselves to the practices of rigorous *dietas* (shamanic diets), in which each *ibo* or *madre* shares their knowledge with the apprentice.»[74]

Luna erklärt ferner:

> «The spirits, who are sometimes called doctorcitos (little doctors) or abuelos (grandfathers) present themselves during the visions and during the dreams. They show how to diagnose the illness, what plants to use and how, the proper use of tobacco smoke, how to suck out the illness or restore the spirit to a patient, how the shamans defend themselves, what to eat, and, most important, they teach them icaros, magic songs or shamanic melodies which are the main tools of shamanic practices.»[75]

---

72 Callicott, Interspecies communication.

73 Luna, The concept of plants; Shepard, Psychoactive plants.

74 Jauregui/Clavo/Jovel/Pardo-de-Santayana, «Plantas con madre», 740.

75 Luna, The concept of plants, 143.

Im Folgenden werden in diesen Zitaten erwähnte charakteristische Aspekte der Praxis eines amazonischen Curanderos näher erläutert.

Dietar plantas als amazonische Technologie

Um die Arbeit des Heilens zu erlernen, unterziehen sich amazonische Curanderos einem jahrelangen, oftmals überaus beschwerlichen Initiationsprozess. Dieser beinhaltet das Studium der Pflanzen im Rahmen sogenannter *Dietas*,[76] Zeitperioden, während derer eine Reihe von strikten Ernährungs- und Verhaltensregeln (inkl. sexueller Abstinenz und sozialer Isolation) eingehalten werden müssen.[77] Dies sind die erforderlichen Rahmenbedingungen, um mit der spirituellen Dimension der Pflanzen in Kontakt zu treten und deren Unterweisungen zu erhalten. In weniger strikter Form sind es gleichzeitig auch die notwendigen Rahmenbedingungen für den therapeutischen Einsatz der Pflanzen bei erkrankten Personen.[78] *Dietar una planta* bedeutet demnach, unter spezifischen rituellen Bedingungen und Anleitung eines Curanderos eine pflanzliche Medizin während definiertem Zeitraum (einige Tage bis mehrere Monate, je nach Pflanze, Zweck bzw. Erkrankung) einzunehmen.[79] Ein Nichtbefolgen der Regeln annulliert im besten Fall die Wirksamkeit der Intervention, kann allerdings die Gesundheit des Patienten stark gefährden.[80] Die *Dieta* ist kennzeichnend für die amazonische Medizin Perus und stellt eine ihrer zentralsten Mittel dar, zuweilen als amazonische Anwendungstechnologie von Medizinalpflanzen beschrieben.[81]

---

76 Dev, Plant knowledges; Jauregui/Clavo/Jovel/Pardo-de-Santayana, «Plantas con madre».

77 Sanz-Biset/Canigueral, Plant use.

78 Jernigan, Dietary restrictions.

79 Jauregui/Clavo/Jovel/Pardo-de-Santayana, «Plantas con madre»; Sanz-Biset/Canigueral, Plant use.

80 Jernigan, Dietary restrictions.

81 Berlowitz/Ghasarian/Walt/Mendive/Alvarado/Martin-Soelch, Conceptions and practices.

Tabak, Klang und Atem: essentielles therapeutisches Werkzeug

Generell geschieht die Arbeit eines amazonischen Heilers mit weit weniger gegenständlichen Utensilien als in der zuvor erwähnten peruanischen Nordküstentradition. Tabak, Klang und Atem stellen im Wesentlichen sein therapeutisches Instrumentarium dar.[82] Während seiner Ausbildung lernt der amazonische Curandero von den Mentor-Pflanzen *Icaros*, spezielle Melodien oder Lieder mit therapeutischen und anderen Effekten. *Icaros* gelten als Quintessenz der Pflanze; einer Pflanze *Icaro* wird als deren Körper und Heilkraft in Vibrationsform beschrieben.[83] Gelernt werden sie von den Curanderos unter anderem während den *Dietas*: «The spirits of the plants will appear in his dreams to teach him ‹*icaros*›, magic songs, with the help of which he can perform different activities, such as curing specific diseases, reinforcing the action of medicinal plants [...].»[84] Ferner arbeitet der Curandero mit verschiedenen (erlernten bzw. kultivierten) Aspekten seines Atems,[85] der als Träger und Übermittler seiner kurativen Fähigkeit verstanden wird. Damit verbunden ist auch die geschulte Verwendung der Tabakpflanze für die Arbeit des Curanderos essentiell. Tabak, insbesondere *Mapacho* oder *Tabaco negro* (*Nicotiana rustica*), gilt in der amazonischen Medizin als spiritueller Beschützer par exellence und als «Vater» oder «Direktor» aller Medizinalpflanzen.[86] Für die effiziente Anwendung der Pflanzen und für das rituelle Handwerk allgemein gilt gerauchter Tabak als unverzichtbar, kommt allerdings auch in flüssiger wie fester Form medizinisch vielseitig zum Einsatz (dies trifft auch für andere amerindische Medizinsysteme zu).[87]

---

82 Barbira-Freedman, Tobacco and shamanic agency.

83 Callicott, Interspecies communication.

84 Luna, The healing practices, 127.

85 Vgl. auch Erläuterungen zu den *flemas* oder *yachay*, *yausa*, *mariri*, etc. (Beyer, Singing to the Plants; Luna, Vegetalismo shamanism).

86 Barbira-Freedman, Shamanic plants and gender; Barbira-Freedman, Tobacco and shamanic agency.

87 Vgl. z.B. Russell/Rahman, The master plant.

Medizinische Spezialisierungen und Ayahuasca

Amazonische Curanderos haben oftmals eine Fachspezialisierung. Diese definiert sich anhand des in ihrer Ausbildung und Praxis vorherrschenden pflanzlichen Mediums: Ein *Ayahuasquero* zum Beispiel stützt sich bei seiner Arbeit vordergründig auf die Ayahuasca-Pflanze (*Banisteriopsis caapi*); in der Praxis eines *Paleros* dominieren hingegen kräftige Bäume (sogenannte *palos*); ein *Tabaquero* ist speziell bewandt in der Verwendung der Tabakpflanze (*Nicotiana rustica*), ein *Sanangero* ist Experte im Einsatz von Pflanzen der Sanango-Familie (z.B. *Brunfelsia grandiflora*); für einen *Toero* sind es die Toé-Pflanzen (*Brugmansia* spp.), und so fort.[88] Kombinierte Spezialisierungen (z.B. *Ayahuasquero-palero*) sind nicht unüblich. Darüber hinaus existieren auch Praktiker, deren Arbeit sich nicht zwingend auf Pflanzen konzentriert (z.B. *Perfumero*).

Ob die eine oder die andere Spezialisierung übergeordnet ist, ist umstritten. Für die Keshwa Lamas gelten die *Paleros* als höchstrangig.[89] Für die Yanesha hingegen sind es die *Tabaqueros*:

> «Among the men or women having a real expertise in medicinal plants and in the art of healing, the Yanesha people recognize *Apartan*, a phytotherapist [...] Yet, the most important person in the field of healing, is the *Pa'llerr* or ‹*tabaquero*› (in local Spanish). Generally, *Pa'ller* are designated among children of a *Pa'ller* family and trained since their childhood.»[90]

Unter Mestizo-Heilern ist wiederum die Arbeit mit Ayahuasca zentral.[91] Diese stellt heutzutage, unabhängig von der Debatte um hierarchischen Rang, den weltweit bekanntesten Zweig der amazonischen Medizin dar. Dabei wird die Ayahuasca-Liane[92] häufig zusammen mit anderen psychoaktiven Pflanzen (z.B.

---

88 Barbira-Freedman, Tobacco and shamanic agency; Beyer, Singing to the Plants; Luna, Vegetalismo shamanism.

89 Barbira-Freedman, Tobacco and shamanic agency.

90 Valadeau/Castillo/Sauvain/Lores/Bourdy, The rainbow hurts, 177.

91 Luna, Vegetalismo shamanism.

92 Auch: *Yagé*, *Caapi*, *Hoasca*, *Natem*, *Datem* und andere Bezeichnungen.

Psychotria viridis) als Visionen-induzierender Trank zubereitet und im zeremoniellen Rahmen verabreicht.[93] In einigen Traditionen trinkt lediglich der Heiler davon, um so den Erkrankungsgrund des Patienten visualisieren oder von der Mutter der Ayahuasca-Pflanze Behandlungsindikationen erhalten zu können.[94] Heute scheint allerdings ein gruppenzeremonieller Kontext, in dem das Gebräu ebenfalls den Patienten verabreicht wird, verbreiteter, insbesondere auch unter westlichen Anwendern.[95] Ayahuasca hat nicht nur visionäre Effekte, sondern auch emetische und/oder laxative Wirkung, wie viele amazonische Pflanzen.[96] Solche Effekte gelten in der amazonischen Medizin generell nicht als unerwünschte Nebenwirkung, sondern als wichtiger Teil der Behandlung, dessen Zweck, laut Curanderos, die körperliche und energetisch-spirituelle Purifikation des Organismus darstellt.[97]

Neue Anwendungen und Globalisierung

Die Verwendung des Ayahuasca Tranks hat sich in den letzten Jahren stark verbreitet und ist von Südamerika nach Europa und dem amerikanischen Norden gewandert.[98] In dieser Entwicklung können einerseits die synkretistischen brasilianischen Religionen wie *Santo Daime*,[99] bei denen Ayahuasca als Sakrament verwendet wird, und deren zunehmende Anhängerschaft ausserhalb Brasiliens, genannt werden. Andererseits ist seit einigen Jahrzehnten ein stetig wachsender Zufluss an westlichen Heilungssuchenden im Amazonas zu beobachten (z.T. als

---

93 Dobkin de Rios, Banisteriopsis; Metzner, Sacred vine of spirits; Schultes, Hofmann, Plants of the gods.

94 Bennett, Hallucinogenic plants; Desmarchelier/Gurni/Ciccia/Giulietti, Ritual and medicinal plants; Rivier/Lindgren, «Ayahuasca».

95 Metzner, Sacred vine of spirits.

96 Sanz-Biset/Canigueral, Plants as medicinal stressors; Shepard, Psychoactive plants.

97 Berlowitz/Ghasarian/Walt/Mendive/Alvarado/Martin-Soelch, Conceptions and practices; Metzner, Sacred vine of spirits; Shepard, Psychoactive plants.

98 Feeney/Labate/Hudson, Bubbling with controversy; Labate/Jungaberle, The internationalization; Tupper, Ayahuasca healing.

99 Labate/Pacheco, The historical origins.

«Ayahuasca-Tourismus» benannt[100]), was wiederum zur Entstehung vielerlei neuer Verwendungen im Westen, wie neo-schamanischen Zirkeln, oder individuellem Gebrauch, geführt hat.[101] Zeitgleich nehmen auch wissenschaftliche Forschung und erste systematische Anwendungen im klinischen Kontext zu. Befunde aus wissenschaftlichen Untersuchungen lassen insgesamt Chancen vermuten (z.B. bei Suchterkrankungen, Depression, Angststörungen, etc.[102]), die Datenlage ist zu diesem Zeitpunkt jedoch noch relativ bescheiden. Eine Vorreiterrolle in der modernen Anwendung im psychiatrischen Bereich hat vermutlich das Takiwasi Center, ein anerkanntes peruanisches Suchtbehandlungszentrum, das seit 1992 amazonische Methoden mit konventioneller Psychotherapie kombiniert.[103]

Kritiker der internationalen Popularisierung von Ayahuasca sprechen dagegen von kultureller Aneignung, Neokolonialismus oder der Auslöschung indigener Heiltraditionen.[104] Zudem wird bemängelt, dass der westliche Gebrauch kulturell dekontextualisiert ist, ebenso wie dass westliche Anwender (wie z.B. selbsternannte *Ayahuasqueros*) nicht ausreichend informiert sind, und andere dadurch Risiken und Gefahren aussetzen.[105] Letzteres erscheint insbesondere im Hinblick darauf, dass amazonische Curanderos eine jahrelange Ausbildung absolvieren um den Gebrauch dieser Pflanze zu erlernen, durchaus plausibel. Im Jahre 2008 hat der peruanische Staat daher, um diese indigene Wissenschaft zu schützen, das traditionelle Ayahuasca-Ritual zum nationalen Kulturerbe deklarieren lassen.[106] Betrachtet man anthropologische Beschreibungen der Verwendungsformen in verschiedenen Amazonasvölkern,[107] so kann tatsächlich vermutet werden, dass es

---

[100] Dobkin de Rios, Drug tourism; Kavenská/Simonová, Ayahuasca tourism.

[101] Hamill/Hallak/Dursun/Baker, Ayahuasca; Tupper, The globalization of ayahuasca; Tupper, Ayahuasca healing.

[102] Harris, Listening to ayahuasca; Labate/Cavnar, The therapeutic use; Sanches et al., Antidepressant effects; Thomas/Lucas/Capler/Tupper/Martin, Ayahuasca-assisted therapy.

[103] Berlowitz, Traditional Amazonian medicine; O'Shaughnessy, Takiwasi.

[104] Fotiou, The globalization of ayahuasca shamanism; Tupper, Ayahuasca healing.

[105] Labate/Jungaberle, The internationalization; Trichter, Ayahuasca beyond the amazon; Tupper, Ayahuasca healing.

[106] Giove Nakazawa, Ritual del ayahuasca.

[107] Vgl. zitierte Literatur im Kapitel «Grundlegende medizinische Konzepte» (Fussnoten Nr. 60–70).

eine Fehlinterpretation ist, die Ayahuasca-Pflanze als eigenständige Behandlung zu verstehen. Ähnliche Bedenken werden auch von praktizierenden Curanderos thematisiert[108] und stehen überdies im Einklang mit der generellen Methodenforschung um Alternativmedizin, in der die Wichtigkeit des systemischen/synergistischen Einsatzes der Methoden eines Medizinsystems betont und davor gewarnt wird, einzelne Komponenten frühzeitig zu isolieren.[109] Aus dieser Sicht ist es somit fragwürdig, ob sich neue Anwendungen und Therapiemodelle, die Ayahuasca allein einsetzen und dabei den Rest der amazonischen Heilkenntnis ausser Acht lassen, längerfristig bewähren werden.

4. Zusammenfassung und Ausblick

Angesichts des beschriebenen Materials wird deutlich, dass spirituelle Aspekte eine wesentliche Rolle in der Konzeption von Gesundheit, Erkrankung und Heilung traditioneller Medizinsysteme Perus (und Lateinamerikas insgesamt) spielen. In der amerindischen Weltanschauung ist der menschliche Gesundheitszustand nicht vom Wohlbefinden der Natur zu trennen; Krankheit wird daher letztlich als kollektives und ganzheitliches Phänomen verstanden und behandelt. Eine zentrale therapeutische Methodik dafür besteht in der rituellen Verwendung von psychoaktiven Medizinalpflanzen, da diese, laut amerindischem Verständnis, holistische therapeutische Wirkungen auf physiologischer, psychosozialer, und energetisch-spiritueller Ebenen hervorzurufen vermögen. In den Therapien wird dabei nicht nur auf die pharmakologischen Wirkmechanismen der Pflanzen abgezielt, sondern es erfolgt ein direkter Appell an die animierte Essenz (*Espiritu* oder Geist) der Pflanze. In diesem Kontext ist es interessant zu vermerken, dass in der WHO-Diskussion um den Spiritualitätsbegriff[110] diese Auslegung des Begriffs – d.h. ‹spiritual› im Sinne von sich auf ‹Spirits› beziehend –,

108 Berlowitz/Ghasarian/Walt/Mendive/Alvarado/Martin-Soelch, Conceptions and practices.

109 Fønnebø et al., Researching complementary and alternative treatments; World Health Organization, General guidelines.

110 Vgl. Beitrag von Peng-Keller in diesem Band.

wie es scheint, keine Erwähnung fand, obschon davon ausgegangen werden kann, dass dieses Konzept für einen Grossteil der indigenen Weltbevölkerung relevant ist. Diese und verwandte Lücken wurden allerdings jüngst von einigen Autoren erkannt. Charlier und Kollegen schlagen daher vor, die WHO-Definition von Gesundheit um indigene Konzepte wie etwa den erweiterten Spiritualitätsbegriff, die interdependente Beziehung der Gesundheit von Mensch und Natur und andere relevante Faktoren, zu ergänzen. Ebenfalls deuten die Zunahme an wissenschaftlichen Arbeiten und Public Health Initiativen in diesem Kontext auf zunehmende Wertschätzung traditionellen Heilwissens hin. Insbesondere Projekte, die indigene Heilpraktiken mit konventioneller Gesundheitsversorgung zu verbinden suchen, sind heute gefragt.[111] Das Motiv dabei ist oftmals zweischneidig: Zum einen wird heute zunehmend anerkannt, dass sowohl biomedizinische wie traditionelle Systeme wirksame therapeutische Methoden, die im Idealfall komplementär zueinander eingesetzt werden können, enthalten. Zum anderen kann durch integrative Modelle die interkulturelle Pertinenz der Gesundheitsversorgung erhöht werden, was speziell auch in Ländern mit indigenen und gemischten Patientenpopulationen relevant ist. Angewandte Gesundheitsprojekte existieren unter anderem in Ecuador, Guatemala, Kolumbien, Chile oder Surinam,[112] wie zum Beispiel das chilenische Makewe Spital, welches traditionelle Mapuche Heiler und biomedizinisch ausgebildetes Personal gemeinsam beschäftigt,[113] oder das zuvor erwähnte interkulturelle Suchtbehandlungszentrum im peruanischen Amazonas.[114]

---

111 Vgl. z.B. Berger-Gonzalez/Stauffacher/Zinsstag/Edwards/Krutli, Transdisciplinary research; Caceres Guido/Ribas/Gaioli/Quattrone/Macchi, The state of the integrative medicine; Mabit/Berlowitz/CISEI, Foros Internacionales; Waldron, The marginalization of African.

112 Mignone/Bartlett/O'Neil/Orchard, Best practices in intercultural health.

113 Torri, Multicultural social policy.

114 Berlowitz, Traditional Amazonian medicine.

Literatur

American Psychiatric Association, Diagnostic and Statistical Manual of Mental Disorders. Washington, DC [5]2013.

Andritzky, W., Die Volksheiler in Peru während der spanischkolonialen Inquisition, in: Anthropos, 82 (1987), 4/6, 543–566.

Armijos, C./Cota, I./González, S., Traditional medicine applied by the Saraguro yachakkuna: a preliminary approach to the use of sacred and psychoactive plant species in the southern region of Ecuador, in: Journal of Ethnobiology and Ethnomedicine, 10/1 (2014), 26. doi:10.1186/1746-4269-10-26.

Barbira-Freedman, F., Shamanic plants and gender in the healing forest, in: Hsu, E./Harris, S. (Eds.), Plants, Health and Healing: On the Interface of Ethnobotany and Medical Anthropology. New York/Oxford 2010, 135–178.

Barbira-Freedman, F., Tobacco and shamanic agency in the Upper Amazon: historical and contemporary perspectives, in: Russell, A./Rahman, E. (Eds.), The Master Plant: Tobacco in Lowland South America. London, New York 2015, 63–87.

Baud, S./Ghasarian, C., Des plantes psychotropes, Initiations, thérapies et quêtes de soi. Paris 2010.

Bennett, B. C., Hallucinogenic plants of the Shuar and related indigenous groups in Amazonian Ecuador and Peru, in: Brittonia, 44/4 (1992), 483–493. doi: 10.2307/2807199.

Berger-Gonzalez, M./Stauffacher, M./Zinsstag, J./Edwards, P./Krutli, P., Transdisciplinary research on cancer-healing systems between biomedicine and the Maya of Guatemala: a tool for reciprocal reflexivity in a multi-epistemological setting, in: Qualitative Health Research, 26/1 (2016), 77–91. doi:10.1177/1049732315617478.

Berger de White, M./Consejo Mayor de Médicos Maya, Raxnaq'il nuk'aslemal: medicina Maya'ob'en Guatemala. Guatemala 2016.

Berlowitz, I., Traditional Amazonian medicine adapted to treat substance use disorder. (PhD Thesis), University of Fribourg 2017.

Berlowitz, I./Ghasarian, C./Walt, H./Mendive, F./Alvarado, V./Martin-Soelch, C., Conceptions and practices of an integrative treatment for substance use disorders involving Amazonian medicine: Traditional healers' perspectives, in: Brazilian Journal of Psychiatry, 40/2 (2017), 200–209.

Beyer, S. V., Singing to the Plants: A Guide to Mestizo Shamanism in the Upper Amazon. Albuquerque 2009.

Brack, A./Bravo, F., Perú: Legado Milenario. Millenary Legacy. Peru 2005.

Bussmann, R. W., The globalization of traditional medicine in Northern Peru: from shamanism to molecules, in: Evidence-Based Complementary and Alternative Medicine 2013. http://dx.doi.org/10.1155/2013/291903.

Bussmann, R. W./Sharon, D., Traditional medicinal plant use in Northern Peru: Tracking two thousand years of healing culture, in: Journal Ethnobiology and Ethnomedicine, 2/47 (2006), 47–65. doi:10.1186/1746-4269-2-47.

Bussmann, R. W./Sharon, D., Shadows of the colonial past: Diverging plant use in Northern Peru and Southern Ecuador, in: Journal of Ethnobiology and Ethnomedicine, 5 (2009), 4. doi:10.1186/1746-4269-5-4.

Bussmann, R. W./Sharon, D./Vandebroek, I./Jones, A./Revene, Z., Health for sale: the medicinal plant markets in Trujillo and Chiclayo, Northern Peru, in: Journal of Ethnobiology and Ethnomedicine, 3 (2007), 37. doi:10.1186/1746-4269-3-37.

Byard, R. W., Impressions of folk medicine in the Andes, in: Canadian Family Physician, 33 (1987), 2813–2815.

Cabrera, L., La medicina popular en Cuba. Médicos de antaño, curanderos, santeros, y paleros de hogaño. Miami 1984.

Cabrera, L., El monte. La Havana 1993.

Caceres Guido, P./Ribas, A./Gaioli, M./Quattrone, F./Macchi, A., The state of the integrative medicine in Latin America: The long road to include complementary, natural, and traditional practices in formal health systems, in: European Journal of Integrative Medicine, 7/1(2015), 5–12. doi.org/10.1016/j.eujim.2014.06.010.

Callicott, C., Interspecies communication in the Western Amazon: Music as a form of conversation between plants and people, in: European Journal of Ecopsychology, 4/1 (2013), 32–43.

Carod-Artal, F. J., Hallucinogenic drugs in pre-Columbian Mesoamerican cultures, in: Neurologia (Barcelona, Spain), 30/1 (2015), 42–49. doi:10.1016/j.nrl.2011.07.003.

Carod-Artal, F. J./Vazquez-Cabrera, C. B., Mescaline and the San Pedro cactus ritual: archaeological and ethnographic evidence in northern Peru, in: Revista de neurologia, 42/8 (2006), 489–498.

Charlier, P./Coppens, Y./Malaurie, J./Brun, L./Kepanga, M./Hoang-Opermann, V./…/Herve, C., A new definition of health? An open letter of autochthonous peoples and medical anthropologists to the WHO, in: European Journal of Internal Medicine, 37 (2017), 33–37. doi:10.1016/j.ejim.2016.06.027.

Cleary, D., Towards an environmental history of the Amazon: from prehistory to the nineteenth century, in: Latin American Research Review, 36/2 (2001), 65–96.

Conzelman, C. S./White, D. M., The botanical science and cultural value of Coca leaf in South America, in: Fielding, M. (Ed.), Roadmaps to Regulation: Coca, Cocaine, and Derivatives. Oxford 2016.

Costa, L./Fausto, C., The return of the Animists, in: Religion and Society, 1/1 (2010), 89–109.

De Feo, V., The ritual use of Brugmansia species in traditional Andean medicine in Northern Peru, in: Economic Botany, 58/1 (2004), 221–229.

Desmarchelier, C./Gurni, A./Ciccia, G./Giulietti, A. M., Ritual and medicinal plants of the Ese'ejas of the Amazonian rainforest (Madre de Dios, Peru), in: Journal of Ethnopharmacology, 52/1 (1996), 45–51.

Dev, L., Plant knowledges: Indigenous approaches and interspecies listening toward decolonizing ayahuasca research, in: Labate, B. C./Cavnar, C. (Eds.), Plant Medicines, Healing and Psychedelic Science: Cultural Perspectives. Cham 2018, 185–204.

Díaz, J. L., Ethnopharmacology of sacred psychoactive plants used by the Indians of Mexico, in: Annual Review of Pharmacology and Toxicology, 17/1 (1977), 647–675.

Dillehay, T. D./Rossen, J./Ugent, D./Karathanasis, A./Vásquez, V./Netherly, P. J., Early Holocene coca chewing in northern Peru, in: Antiquity, 84/326 (2010), 939–953. doi:10.1017/S0003598X00067004.

Dobkin de Rios, M., Banisteriopsis in witchcraft and healing activities in Iquitos, Peru, in: Economic Botany, 24/3 (1970), 296–300.

Dobkin de Rios, M., Plant hallucinogens and the religion of the Mochica-an ancient Peruvian people, in: Economic Botany, 31/2 (1977), 189–203. doi:10.1007/bf02866590.

Dobkin de Rios, M., Drug tourism in the Amazon, in: Anthropology of Consciousness, 5/1 (1994), 16–19. doi:10.1525/ac.1994.5.1.16.

Dobkin, M., Trichocereus pachanoi: a mescaline cactus used in folk healing in Peru, in: Economic Botany, 22/2 (1968), 191–194.

El-Seedi, H. R./Smet, P. A./Beck, O./Possnert, G./Bruhn, J. G., Prehistoric peyote use: Alkaloid analysis and radiocarbon dating of archaeological specimens of Lophophora from Texas, in: Journal of Ethnopharmacology, 101/1 (2005), 238–242. doi.org/10.1016/j.jep.2005.04.022.

Feeney, K./Labate, B. C./Hudson, J. H., Bubbling with controversy: Legal challenges for ceremonial ayahuasca circles in the United States, in: Labate, B. C./Cavnar C. (Eds.), Plant Medicines, Healing and Psychedelic Science: Cultural Perspectives. Cham 2018, 87–111.

Fønnebø, V./Grimsgaard, S./Walach, H./Ritenbaugh, C./Norheim, A. J./MacPherson, H./…/Aickin, M., Researching complementary and alternative treatments – the gatekeepers are not at home, in: BMC Medical Research Methodology, 7/1 (2007), 7. doi:10.1186/1471-2288-7-7.

Fotiou, E., The globalization of ayahuasca shamanism and the erasure of indigenous shamanism, in: Anthropology of Consciousness, 27/2 (2016), 151–179. doi:10.1111/anoc.12056.

Frank, R./Stollberg, G., Conceptualizing hybridization, in: International Sociology, 19/1 (2004), 71–88. doi:10.1177/0268580904040921.

French, L. A., Psychoactive agents and Native American spirituality: Past and present, in: Contemporary Justice Review, 11/2 (2008), 155–163. doi:10.1080/10282580802058270.

Furst, P. T., Flesh of the Gods. The ritual use of hallucinogens. New York 1972.

Giove Nakazawa, R., Ritual del ayahuasca. Patrimonio Cultural de la Nación. Tarapoto, San Martín, Perú 2016.

Glass-Coffin, B., Male and female healing in Northern Peru: metaphors, models and manifestations of difference, in: Journal of Ritual Studies, 10/1 (1996), 63–91.

Glass-Coffin, B., Shamanism and San Pedro through time: Some notes on the archaeology, history, and continued use of an entheogen in Northern Peru, in: Anthropology of Consciousness, 21/1 (2010), 58–82. https://doi:10.1111/j.1556-3537.2010.01021.x.

Goldman, L./Sawyer, A. R., Ancient Peruvian Medicine, in: Journal of the History of Medicine and Allied Sciences, 13/1 (1958), 10–14.

Gonzales de la Cruz, M./Baldeón Malpartida, S./Beltrán Santiago, H./Jullian, V./Bourdy, G., Hot and cold: Medicinal plant uses in Quechua speaking communities in the high Andes (Callejón de Huaylas, Ancash, Perú), in: Journal of ethnopharmacology, 155/2 (2014), 1093–1117. https://doi.org/10.1016/j.jep.2014.06.042.

Greenway, C., Hungry earth and vengeful stars: soul loss and identity in the Peruvian Andes, in: Social Science & Medicine, 47/8 (1998), 993–1004.

Greenway, C., Objectified selves: an analysis of medicines in Andean sacrificial healing, in: Medical Anthropology Quarterly, 12/2 (1998), 147–167. doi:10.1525/maq.1998.12.2.147.

Guerra-Doce, E., Psychoactive Substances in Prehistoric Times: Examining the Archaeological Evidence, in: Time and Mind, 8/1 (2015), 91–112. doi:10.1080/1751696X.2014.993244.

Halbmayer, E., Debating animism, perspectivism and the construction of ontologies, in: Indiana, 29 (2012), 9–23.

Hamill, J./Hallak, J./Dursun, S. M./Baker, G., Ayahuasca: Psychological and physiologic effects, pharmacology and potential uses in addiction and mental illness, in: Current Neuropharmacology, 16 (2018), 1–19. doi:http://dx.doi.org/10.2174/1570159X16666180125095902.

Harris, R., Listening to ayahuasca: New hope for depression, addiction, PTSD, and anxiety. New World Library 2017.

Harvey, G., Animals, animists, and academics, in: Zygon, 41/1 (2016), 9–20. doi:10.1111/j.1467-9744.2006.00723.x.

Harvey, G./Wallis, R. J., Historical dictionary of shamanism. Lanham 2007.

Instituto Nacional de Estadística e Informática, Perfil Sociodemográfico del Perú. Informe Nacional, Censos Nacionales 2017: XII de Población, VII de Vivienda y III de Comunidades Indígenas. Lima 2018.

Janes, C. R., The health transition, global modernity and the crisis of traditional medicine: the Tibetan case, in: Social Science & Medicine, 48/12 (1999), 1803–1820. doi:http://dx.doi.org/10.1016/S0277-9536(99)00082-9.

Jauregui, X./Clavo, Z. M./Jovel, E. M./Pardo-de-Santayana, M., «Plantas con madre»: plants that teach and guide in the shamanic initiation process in the East-Central Peruvian Amazon, in: Journal of Ethnopharmacology, 134/3 (2011), 739–752. doi:10.1016/j.jep.2011.01.042.

Jernigan, K. A., Dietary restrictions in healing among speakers of Iquito, an endangered language of the Peruvian Amazon, in: Journal of Ethnobiology and Ethnomedicine, 7 (2011), 20. doi:10.1186/1746-4269-7-20.

Joralemon, D., The role of hallucinogenic drugs and sensory stimuli in Peruvian ritual healing, in: Culture, Medicine and Psychiatry, 8/4 (1984), 399–430. doi:10.1007/bf00114665.

Jovel, E. M./Cabanillas, J./Towers, G. H., An ethnobotanical study of the traditional medicine of the Mestizo people of Suni Mirano, Loreto, Peru, in: Journal of Ethnopharmacology, 53/3 (1996), 149–156.

Kamppinen, M., Espiritus incorporados: The roles of plants and animals in the Amazonian Mestizo folklore, in: Journal of Ethnobiology, 8/2 (1988), 141–148.

Kavenská, V./Simonová, H., Ayahuasca tourism: participants in shamanic rituals and their personality styles, motivation, benefits and risks, in: Journal of Psychoactive Drugs, 47/5 (2015), 351–359. doi:10.1080/02791072.2015.1094590.

Kleinman, A., Concepts and a model for the comparison of medical systems as cultural systems, in: Social Science & Medicine, 12/2b (1978), 85–95.

Labate, B. C./Cavnar, C., The therapeutic use of ayahuasca. Berlin, Heidelberg 2014.

Labate, B. C./Jungaberle, H., The internationalization of Ayahuasca. Zürich 2011.

Labate, B. C./Pacheco, G., The historical origins of Santo Daime: Academics, adepts, and ideology, in: Labate, B. C./Jungaberle, H. (Ed.), The internationalization of Ayahuasca. Zürich 2011, 71–84.

Lenaerts, M., Substances, relationships and the omnipresence of the body: an overview of Ashéninka ethnomedicine (Western Amazonia), in: Journal of Ethnobiology and Ethnomedicine, 2/1 (2006), 49. doi:10.1186/1746-4269-2-49.

Luna, L. E., The concept of plants as teachers among four mestizo shamans of Iquitos, northeastern Peru, in: Journal of Ethnopharmacology, 11/2 (1984), 135–156.

Luna, L. E., The healing practices of a peruvian shaman, in: Journal of Ethnopharmacology, 11/2 (1984), 123–133. doi:https://doi.org/10.1016/0378-8741(84)90035-7.

Luna, L. E., Vegetalismo shamanism among the Mestizo population of the Peruvian Amazon. Stockholm 1986.

Luna, L. E., Indigenous and mestizo use of ayahuasca. An overview, in: Guimarães dos Santos, R. (Ed.), The etnopharmacology of ayahuasca. Trivandrum, India 2011, 1–21.

Luna, L. E./Amaringo, P., Ayahuasca visions. Berkley 1991.

Luziatelli, G./Sørensen, M./Theilade, I./Mølgaard, P., Asháninka medicinal plants: a case study from the native community of Bajo Quimiriki, Junín, Peru, in: Journal of Ethnobiology and Ethnomedicine, 6/1 (2010), 21. doi:10.1186/1746-4269-6-21.

Mabit, J./Berlowitz, I./CISEI, Foros Internacionales: Espiritualidad indígena y mundo occidental. Lima 2017.

Maduro, R., Curanderismo and Latino views of disease and curing, in: The Western Journal of Medicine, 139/6 (1983), 868–874.

Mamani-Bernabé, V., Spirituality and the Pachamama in the Andean Aymara Worldview, in: Rozzi, R./Chapin Iii, F. S./Callicott, J. B./Pickett, S. T. A. M./ Power, E./Armesto, J. J./May R. H. Jr (Eds.), Earth Stewardship: Linking Ecology and Ethics in Theory and Practice. Cham 2015, 65–76.

Martin, R. T., The role of coca in the history, religion, and medicine of South American Indians, in: Economic Botany, 24/4 (1970), 422–438.

McCallum, C., The body that knows: From Cashinahua epistemology to a medical anthropology of Lowland South America, in: Medical Anthropology Quarterly, 10/3 (1996), 347–372. doi:10.1525/maq.1996.10.3.02a00030.

McClatchey, W., Exorcizing misleading terms from ethnobotany, in: Ethnobotany Research and Applications, 3 (2005), 1–4.

Mejía Gálvez, J. A./Carrasco, E./Miguel, J. L./Flores, S. A., Knowdlege, aceptation and use of Peruvian traditional medicine and complementary/alternative medicine in users from outpatient services in Lima Metropolitana, in: Revista Peruana de Medicina Integrativa, 2/1 (2017), 47–57.

Merlin, M. D., Archaeological evidence for the tradition of psychoactive plant use in the Old World, in: Economic Botany, 57/3 (2003), 295–323.

Metzner, R., Sacred vine of spirits: Ayahuasca. Rochester, Vermont 2006.

Mignone, J./Bartlett, J./O'Neil, J./Orchard, T., Best practices in intercultural health: five case studies in Latin America, in: Journal of Ethnobiology and Ethnomedicine, 3/1 (2007), 31. doi:10.1186/1746-4269-3-31.

Monigatti, M./Bussmann, R. W./Weckerle, C. S., Medicinal plant use in two Andean communities located at different altitudes in the Bolivar Province, Peru, in: Journal of Ethnopharmacology, 145/2 (2013), 450–464. doi:10.1016/j.jep.2012.10.066.

Montenegro, R. A./Stephens, C., Indigenous health in Latin America and the Caribbean, in: Lancet, 367/9525 (2006), 1859–1869. doi:10.1016/s0140-6736(06)68808-9.

O'Shaughnessy, D. M., Takiwasi: Addiction treatment in the «Singing House». Doctoral dissertation, James Cook University 2017.

Odonne, G./Valadeau, C./Alban-Castillo, J./Stien, D./Sauvain, M./Bourdy, G., Medical ethnobotany of the Chayahuita of the Paranapura basin (Peruvian Amazon), in: Journal of Ethnopharmacology, 146/1 (2013), 127–153. doi:10.1016/j.jep.2012.12.014

Pedersen, D./Baruffati, V., Health and traditional medicine cultures in Latin America and the Caribbean, in: Social Science & Medicine, 21/1 (1985), 5–12.

Pérez Villarreal, A. M., Traditional medical system with Sanpedro and the teachings of Maestro Marco Mosquera Huatay to healers, in: Cultura y Droga, 14/16 (2009), 89–102.

Pieterse, J. N., Globalisation as hybridisation, in: International Sociology, 9/2 (1994), 161–184. doi:doi:10.1177/026858094009002003.

Rivera Andía, J. J. (Ed.), Non-Humans in Amerindian South America: Ethnographies of Indigenous Cosmologies, Rituals and Songs. New York 2018.

Rivier, L./Lindgren, J.-E., «Ayahuasca», the South American hallucinogenic drink: An ethnobotanical and chemical investigation, in: Economic Botany, 26/2 (1972), 101–129. doi:10.1007/bf02860772.

Rodd, R., Snuff synergy: Preparation, use and pharmacology of Yopo and Banisteriopsis caapi among the Piaroa of Southern Venezuela, in: Journal of Psychoactive Drugs, 34/3 (2002), 273–279. doi:10.1080/02791072.2002.10399963.

Rosengren, D., Transdimensional relations: on human-spirit interaction in the Amazon, in: Journal of the Royal Anthropological Institute, 12/4 (2006), 803–816. doi:10.1111/j.1467-9655.2006.00364.x.

Ruck, C. A. P./Bigwood, J./Staples, D./Ott, J./Wasson, R. G., Entheogens, in: Journal of Psychedelic Drugs, 11/1–2 (1979), 145–146. doi:10.1080/02791072.1979.10472098.

Russell, A./Rahman, E., The master plant: tobacco in lowland South America. London, New York 2015.

San Román, J. V., Perfiles históricos de la amazonía peruana. Iquitos [2]1994.

Sanches, R. F./de Lima Osório, F./dos Santos, R. G./Macedo, L. R. H./Maia-de-Oliveira, J. P./Wichert-Ana, L., ... Hallak, J. E. C., Antidepressant effects of a single dose of ayahuasca in patients with recurrent depression: A SPECT study, in: Journal of Clinical Psychopharmacology, 36/1 (2016), 77–81. doi:10.1097/jcp.0000000000000436.

Sandweiss, D. H./Wing, E. S., Ritual rodents: the guinea pigs of Chincha, Peru, in: Journal of Field Archaeology, 24/1 (1997), 47–58. doi:10.1179/jfa.1997.24.1.47.

Santos-Granero, F., Sensual vitalities: non-corporeal modes of sensing and knowing in native Amazonia, in: Tipiti: Journal of the Society for the Anthropology of Lowland South America, 4/1 (2006), 57–80.

Santos-Granero, F., Hybrid bodyscapes: A visual history of Yanesha patterns of cultural change, in: Current Anthropology, 50/4 (2009), 477–512. doi:10.1086/604708.

Sanz-Biset, J./Campos-de-la-Cruz, J./Epiquien-Rivera/M. A., Canigueral, S., A first survey on the medicinal plants of the Chazuta valley (Peruvian Amazon), in: Journal of Ethnopharmacology, 122/2 (2009), 333–362. doi:10.1016/j.jep.2008.12.009.

Sanz-Biset, J./Canigueral, S., Plant use in the medicinal practices known as «strict diets» in Chazuta valley (Peruvian Amazon), in: Journal of Ethnopharmacology, 137/1 (2011), 271–288. doi:10.1016/j.jep.2011.05.021.

Sanz-Biset/J., Canigueral, S., Plants as medicinal stressors, the case of depurative practices in Chazuta valley (Peruvian Amazonia), in: Journal of Ethnopharmacology, 145/1 (2013), 67–76. doi:10.1016/j.jep.2012.09.053.

Sarmiento, F. O., The antlers of a trilemma: Rediscovering Andean Sacred Sites, in: Rozzi, R./Chapin Iii, F. S./Callicott, J. B./Pickett, S. T./Power, E./Armesto, J. J./May R. H. Jr (Eds.), Earth Stewardship: Linking Ecology and Ethics in Theory and Practice. Cham 2015, 49–64.

Schmeda-Hirschmann, G., Magic and medicinal plants of the Ayoreos of the Chaco Boreal (Paraguay), in: Journal of Ethnopharmacology, 39/2 (1993), 105–111.

Schultes, R. E./Hofmann, A., Plants of the gods: Origins of hallucinogenic use. New York 1979.

Schultes, R. E./Smith, E. W., Hallucinogenic plants. New York 1976.

Sharon, D., Wizard of the four winds: a shaman's story. o.O. [2]2015

Shepard, G. H., Psychoactive plants and ethnopsychiatric medicines of the Matsigenka, in: Journal of Psychoactive Drugs, 30/4 (1998), 321–332. doi:10.1080/02791072.1998.10399708.

Shepard, G. H., A sensory ecology of medicinal plant therapy in two Amazonian societies, in: American Anthropologist, 106/2 (2004), 252–266. doi:doi:10.1525/aa.2004.106.2.252.

Snodgrass, J./Tiedje, K., Indigenous nature reverence and conservation: seven ways of transcending an unnecessary dichotomy, in: Journal for the Study of Religion, Nature and Culture, 2/1 (2018), 6–29.

Stoner, B. P., Understanding medical systems: Traditional, modern, and syncretic health care alternatives in medically pluralistic societies, in: Medical Anthropology Quarterly, 17/2 (1986), 44–48.

Taube, K., The Olmec Maize God: the face of corn in formative Mesoamerica, in: Res: Anthropology and aesthetics, 29–30 (1996), 39–81. doi:10.1086/RESvn1ms20166943.

Thomas, G./Lucas, P./Capler, N. R./Tupper, K. W./Martin, G., Ayahuasca-assisted therapy for addiction: results from a preliminary observational study in Canada, in: Current Drug Abuse Reviews, 6/1 (2013), 30–42.

Tiedje, K., Situating the corn-child: articulating animism and conservation from a Nahua perspective. in: Journal for the Study of Religion, Nature & Culture, 2/1 (2008), 93–115. doi:10.1558/jsrnc.v2i1.93.

Torres, C. M., Archaeological evidence for the antiquity of psychoactive plant use in the Central Andes, in: Annali dei Musei Civici Rovereto, 11 (1995), 291–326.

Torri, C. M., Multicultural social policy and community participation in health: new opportunities and challenges for indigenous people, in: International Journal of Health Planning and Management, 27/1 (2012), e18–40. doi:10.1002/hpm.1094.

Trichter, S., Ayahuasca beyond the amazon the benefits and risks of a spreading tradition, in: Journal of Transpersonal Psychology, 42/2 (2010), 131–148.

Tupper, K. W., Entheogens and existential intelligence: The use of plant teachers as cognitive tools, in: Canadian Journal of Education, 27/4 (2002), 499–516. doi:10.2307/1602247.

Tupper, K. W., The globalization of ayahuasca: Harm reduction or benefit maximization?, in: International Journal of Drug Policy, 19/4 (2008), 297–303. doi:http://dx.doi.org/10.1016/j.drugpo.2006.11.001.

Tupper, K. W., Ayahuasca healing beyond the Amazon: the globalization of a traditional indigenous entheogenic practice, in: Global Networks, 9/1 (2009), 117–136. doi:10.1111/j.1471-0374.2009.00245.x.

Valadeau, C./Castillo, J. A./Sauvain, M./Lores, A. F./Bourdy, G., The rainbow hurts my skin: Medicinal concepts and plants uses among the Yanesha (Amuesha), an Amazonian Peruvian ethnic group, in: Journal of Ethnopharmacology, 127/1 (2010), 175–192. doi:https://doi.org/10.1016/j.jep.2009.09.024.

Velasco, O./Organismo Andino de Salud, «Aún nos cuidamos con nuestra medicina»: inventario sistemizado de las prácticas sanitarias tradicionales existentes en las poblaciones originarias de los países andinos. Peru 2010.

Viveiros de Castro, E., Cosmological Deixis and Amerindian Perspectivism, in: The Journal of the Royal Anthropological Institute, 4/3 (1998), 469–488. doi:10.2307/3034157.

Waldron, I., The marginalization of African indigenous healing traditions within Western medicine: Reconciling ideological tensions & contradictions along the epistemological terrain, in: Women's Health & Urban Life, 9/1 (2010), 50–71.

Walsh, R., The making of a shaman: Calling, training and culmination, in: Journal of Humanistic Psychology, 34/3 (1994), 7–30.

Weller, S. C./Baer, R. D./de Alba Garcia, J. G./Glazer, M./Trotter, R./Pachter, L./Klein, R. E., Regional variation in Latino descriptions of susto, in: Culture, Medicine and Psychiatry, 26/4 (2002), 449–472. doi:10.1023/a:1021743405946.

World Health Organization, General guidelines for methodologies on research and evaluation of traditional medicine. Geneva 2000.

Zusammenfassung

Traditionelle Medizinsysteme Lateinamerikas sind oftmals mit Gesundheits- und Erkrankungskonzepten assoziiert, welche, im Wesentlichen, als spirituell bezeichnet werden können. Wohlbefinden wird dabei als ganzheitlicher Zustand, eng an die Beschaffenheit der Beziehung zwischen Mensch und Natur geknüpft, verstanden. Für die amerindische Weltanschauung und darauf basierende Medizinsysteme kennzeichnend ist ferner die Auffassung der Natur als empfindsam (‹sentient›) und als mehrdimensional, aus materiellen (z.B. körperlichen) wie nicht-materiellen (z.B. spirituellen) Aspekten und Lebewesen bestehend. Peru als Land, das besonders reich an Medizinalpflanzen und alten Heilsystemen ist, weist insbesondere auch Heilkenntnisse in Verbindung mit der rituellen Verwendung von psychoaktiven Pflanzen, denen ein ganzheitliches therapeutisches Wirken auf besagten materiellen und nicht-materiellen Ebenen zugeschrieben wird, aus. Der vorliegende Beitrag liefert einen kurzen Überblick der Landschaft traditioneller peruanischer Heilkünste. Zur Illustration werden ausgewählte Methoden der Nordküstentradition und des Andenhochlands kurz beschrieben; hauptsächlich wird jedoch auf die traditionelle Medizin des Amazonas näher eingegangen. Schlüsselkonzepte und Merkmale der amazonischen Medizin werden unter Beachtung der spirituellen Dimension dargestellt. Dabei fällt im Speziellen das Konzept von *Plantas Maestras* – bewusst agierenden Mentor-Pflanzen, die dem Menschen didaktische Unterweisungen bieten können – ins Auge. Es folgt eine kurze Diskussion der gegenwärtigen internationalen Popularisierung amazonischer Heilmethoden (insbesondere Ayahuasca). Diese Entwicklungen werden schliesslich mit den merklich zunehmenden weltweiten Bemühungen, traditionelle mit biomedizinischen Methoden integrativ zu verbinden und in die öffentliche Gesundheitsversorgung mit aufzunehmen, in Zusammenhang gebracht.

Schlüsselwörter

Traditionelle Medizin, Amazonas, Peru, Spiritualität, psychoaktive Pflanzen, Ayahuasca, indigene Heilkunde, Lateinamerika.

Abstract

Indigenous medical systems across Latin America involve concepts of health and illness that can be seen as spiritual at their core. Well-being, in these traditions, is often understood as an all-encompassing state, conditioned upon healthy relationships between humans and their natural environment. Moreover, underlying these systems is a conception of nature as sentient, and as multi-dimensional, i.e., made of material (e.g., bodily) as well as non-material (e.g., spiritual) aspects and inhabitants. Peru, a country particularly rich in ancient traditional medical systems, holds distinctive healing knowledge and techniques specifically around the ritual usage of psychoactive plants, which are said to promote healing and well-being integrally on the aforementioned dimensions. The present contribution offers a brief overview of the traditional healing landscape of Peru, describing selected methods from its northern coastal mesa traditions and the Andean highlands, and focusing mainly on medical knowledge found in the Peruvian Amazon. Key features of traditional Amazonian medicine and their relevance to the spiritual dimension are presented. Particularly the Amazonian concept of teacher plants – where plants are viewed as sentient others who may offer mentorship and guidance to humans – is significant in this context. Finally, in view of the current international popularization of some of the Amazonian methods (mainly ayahuasca), a brief discussion of these developments is provided and related to a broader context of noticeably increasing efforts aiming to integrate traditional indigenous medicines with biomedical public health services around the globe.

// Keywords

Traditional medicine, Amazon, Peru, spirituality, psychoactive plants, ayahuasca, indigenous healing, Latin America.

Ilana Berlowitz, Dr. (PhD) ist klinische Psychologin und als Forscherin an den Universitäten Zürich (Medizinische Fakultät, Anatomisches Institut) und Fribourg (Departement für Psychologie, Lehrstuhl für Klinische und Gesundheitspsychologie) tätig, und untersucht dabei Grundlagen und klinische Anwendungen der traditionellen Heilkünste des Amazonas/Perus, insbesondere im psychosomatischen Bereich. Für Ihre Doktorarbeit in diesem Kontext erhielt sie den Inger-Salling Preis für hervorragende Leistungen in der klinischen und experimentellen Psychiatrieforschung.

Spiritual Care in muslimischen Kontexten. Ein Überblick über aktuelle Entwicklungen

Dilek Uçak-Ekinci

> «He spoke to me in Urdu. The only thing I knew was that Allah had blessed me with a new life. A nice lady in a headscarf held my hand and said, ‹*Asalaamu alaikum*›, which is our traditional Muslim greeting. Then she started saying prayers in Urdu and reciting verses of the Quran. She told me her name was Rehanna and she was the Muslim chaplain. Her voice was soft and her words were soothing, and I drifted back to sleep.»
>
> Auszug aus dem Buch «I Am Malala: The Girl Who Stood Up for Education and was Shot by the Taliban»[1]

Ziel des vorliegenden Beitrages ist es, exemplarisch anhand von vier Ländern aufzuzeigen, wie jeweils muslimische Spiritual Care organisiert ist. Es wird sich zeigen, dass sich islamische Seelsorge und Spiritual Care derzeit rasch und in vielfältiger Weise entwickeln. Die Länder, mit denen ich mich beschäftigen werde, nämlich die Türkei, der Iran, die Niederlande und Grossbritannien, sind exemplarisch ausgewählt. Es wurden zwei islamisch geprägte Länder und zwei weitere ausgewählt, in denen der Islam eine wachsende Minderheitenreligion darstellt.

---

1 Yousafzai, I am Malala, 275f.

Um den Vergleich zu strukturieren, lasse ich mich von folgenden Fragen leiten: Welche institutionalisierten Formen von Spiritual Care lassen sich in den betreffenden Ländern beobachten? Welche spezifischen bzw. qualifizierenden Ausbildungen werden durchlaufen? Welche Vorstellungen liegen dem Verständnis von islamischer Seelsorge und den Rollenprofilen in der Praxis zugrunde?

Der Beitrag wird auch auf die terminologischen Probleme eingehen, die sich in einer Suche nach geeigneten Bezeichnungen für eine muslimische ‹Krankenhausseelsorge› manifestieren. Es sei vorab bemerkt, dass ich selbst im Folgenden Spiritual Care als Überbegriff gebrauche, der sowohl die Tätigkeit einer spezialisierten Profession (‹muslimische Seelsorge›) als auch den Einbezug der spirituellen Dimension durch Gesundheitsfachpersonen bezeichnet.[2]

1. Türkei: Das Abenteuer der Institutionalisierung von Spiritual Care im Gesundheitswesen

Als erstes Beispiel werden Entwicklungen aus der Türkei dargestellt, einem Land mit überwiegend muslimischer Bevölkerung. Der Fokus liegt hier auf den Entwicklungen seit 1995. Derzeit wird Spiritual Care in der Türkei vor allem als eine Aufgabe konzipiert, die von einer spezialisierten Profession wahrgenommen werden soll, einer muslimischen Variante der Krankenhausseelsorge, wobei sich diese gegenwärtig in einem raschen Entwicklungsprozess befindet.

Seit Mitte der 1990er Jahre wird der Bedarf an professioneller Krankenhausseelsorge in verschiedenen türkischsprachigen Studien oder Aufsätzen wiederholt festgehalten.[3] Die herkömmliche Form muslimischer ‹Seelsorge›, die bis zu diesem

---

2 Diesem Verständnis liegt der Ansatz zugrunde, Spiritual Care als Terminus für ein gestaltungsoffenes Praxis- und Forschungsgebiet zu konzeptualisieren. Vgl. Peng-Keller, ‹Spiritual Care› im Werden.

3 Die wichtigsten dieser Veröffentlichungen bis heute sind Altas, Hastanelerde Dinî danışmanlık Hizmetleri; Ok, Dinsel Danışmanlığın Teorik Çatısı und Yenidünya, Hastalar İnsandır. Weiterhin wird 1993 in der ersten Religions-Ratssitzung der Türkei

Zeitpunkt fast ausschliesslich von Familie und Freunden übernommen wurde, scheint in dem sich schnell entwickelnden Land mit Urbanisierung und Modernisierung nicht mehr auszureichen. Somit beginnt die Suche nach einer institutionellen Lösung.

Es gibt in der Türkei zwei wichtige Protokolle für ‹Seelsorge› in Krankenhäusern. Für offizielle Bemühungen, Seelsorge in türkische Krankenhäuser einzuführen, sind diese beiden Dokumente zentral.

1995 wurde das erste Protokoll mit dem Namen «Religions- und Beistandsdienste» (Din ve Moral Hizmetleri),[4] vom türkischen Gesundheitsministerium und dem Präsidium für religiöse Angelegenheiten[5] unterschrieben. Das Präsidium, welches direkt dem Ministerpräsidenten untersteht, gab allen Provinzdienststellen vorgängig den Auftrag, den Bedarf von seelsorglichen Krankenhausbesuchen zu erheben. Nach Absprache mit der Krankenhausleitung sollten die Provinzvertretungen Imame oder Prediger auswählen und diese zu zweit entsenden, um Kranke zu besuchen. Diese Imame und Prediger hatten keine spezialisierte Seelsorgeausbildung. Etwa 50 der befragten 507 Krankenhäuser[6] bekundeten, dass sie keinen Imam im Krankenhaus brauchen. Weitere 54 Krankenhäuser antworteten nicht auf die Anfrage der Provinzdienststellen. Von anderen kam die Rückmeldung, dass sie bereits einen Imam haben. Diese waren jedoch lediglich für die Totenwaschung zuständig.

Nach elf Monaten scheiterte dieses Projekt und musste schliesslich nach eineinhalb Jahren vollständig eingestellt werden. Für diesen Misserfolg gibt es unterschiedliche Gründe. Neben der schlechten Vorbereitung und Kommunikation sowie fehlender Spezialausbildung waren die gesellschaftlichen, rechtlichen und ideologischen Rahmenbedingungen ungünstig für das Projekt. Nach heftigen Debatten und einer Klage des Präsidenten der Ärztekammer der Provinz Ankara beim Verfassungsgericht, dass diese Praxis nicht mit der laizistischen Verfassung

---

festgehalten, dass Krankenhäuser zu den Räumen des Religionsdienstes gehören und entsprechende gesetzliche Weisungen zu effektiverer Arbeit entwickelt werden müssen. Vgl. I. Din Şurası Tebliğ ve Müzakereleri, DİB Yayınları. Ankara 1995, 62–64.

4 Altaş, Hastanelerde Dinî, 599f. Die Arbeit von Altaş ist u.a. eine empirische Evaluation, die sich mit dem ersten Versuch ausführlich beschäftigt.

5 Auf Türkisch: Diyanet İşleri Başkanlığı.

6 Altaş, Hastanelerde Dinî, 609.

des Landes vereinbar sei, musste der Beschluss des Gesundheitsministeriums rückgängig gemacht werden.[7] Nicht zuletzt haben negative Erfahrungen mit «unqualifizierten Imamen und Predigern die Argumente der Gegner»[8] bestärkt.

Am 7. Januar 2015 wird erneut ein Protokoll zwischen dem Gesundheitsministerium und Diyanet unterschrieben.[9] Die neue Akzentsetzung machten sich bereits im Titel bemerkbar: «Spirituelle Unterstützungs- und Beratungsdienste» (Manevi Destek ve Rehberlik Hizmetleri).[10]

In der Literatur, die diesem Beitrag zu Grunde liegt, werden verschiedene Begriffe wie z.B. ‹Manevi Bakım› (spirituelle Pflege), ‹Manevi Rehberlik› (spirituelle Begleitung), ‹Manevi Danışmanlık› (spirituelle Beratung), ‹Dini Danışmanlık› (religiöse Beratung) und ‹Dini Rehberlik› (religiöse Begleitung) benutzt. Der Begriff ‹maneviyat›, welcher historisch im Zusammenhang religiöser, mystischer und ethischer Themen verwendet wurde, hat eine sehr alte Tradition. Diesem Begriff liegt das Wort ‹mana› zu Grunde, welches mit ‹Sinn› und ‹Bedeutung› übersetzt werden kann.

In der Forschung ab 2000 tritt der Begriff vermehrt in Texten auf, die im engeren oder weiteren Sinne mit Spiritualität zu tun haben. Neben ‹maneviyat› werden auch die verschiedenen (phonetisch angepassten) Formen des englischen ‹spirituality› benutzt wie zum Beispiel ‹spiritalizm, spiritüelite, spiritualite, spiritüalite›. Die inhaltliche Vielfalt der Bedeutungen der benutzten Termini spiegeln die Breite bzw. deren Unschärfe wider. So wird ‹Spiritualität› manchmal als ein das Religiöse umfassender Begriff oder als eine positive Facette von Religion betrachtet. Durch die Rezeption der westlichen Literatur zur Thematik gibt es auch die polarisierende Verwendung, die Religion und Spiritualität als sich gegenseitig ausschliessende Begriffe betrachtet.[11]

---

7 Vgl. Verweis von Doğan, Hastane Örneği, 1283.

8 Aslan et al., Islamische Seelsorge, 177.

9 Vgl. www.saglik.gov.tr/TR,558/hastanelerde-manevi-destek-sunmaya-yonelik-isbirligi-protokolu-imzalandi.html (letzter Zugriff: 19.06.2018).

10 Han, Diyanet İşleri, 94.

11 Vgl. Düzgüner, Manevi Danışmanlıkta, 30f. Da das Wort ‹manevi› aus dem Arabischen stammt, gibt es auch eine entarabisierte Variante des Begriffes, nämlich ‹tinsel/tinsellik›. Es ist ein Neologismus aus dem türkischen Wort ‹tin› (Seele).

Der Name des angestrebten Dienstes ist mit Bedacht ausgewählt worden. Damit wird deutlich die unterstützende Funktion dieser neuen Aufgabe markiert. Aufgrund der früheren Erfahrung wird die neue Profession klar von den bestehenden Gesundheitsberufen und anderen Religionsbeauftragten z.B. Imamen abgegrenzt.

Diesmal wurde vorsichtshalber eine Pilotphase von drei Monaten angesetzt.[12] Dieser ging eine Fortbildung von 18 freiwilligen Personen voraus, die aus über 1500 Bewerbern aus 81 Provinzen ausgewählt wurden.[13] Die meisten, die diese Fortbildung durchliefen, hatten entweder einen Master oder sogar einen PhD in Religionspsychologie, Religionssoziologie oder Religionspädagogik oder schon seelsorgliche Erfahrungen in anderen Einrichtungen.

Zwischen Februar und März 2015 fand eine Weiterbildung statt,[14] die fünf Wochen dauerte und insgesamt 200 Stunden umfasste. Die Referentinnen und Referenten dieser Fortbildung stammten aus verschiedenen Fachgebieten, z.B. Theologie, Religionspsychologie, Psychologie, Kommunikationswissenschaften und dem Gesundheitswesen. Zum Einsatz kamen die Teilnehmerinnen und Teilnehmer von Juli 2015 bis Oktober 2015 in zwölf Krankenhäusern in sechs Städten.[15]

Nach der dreimonatigen Pilotphase trafen sich Vertreter des Präsidiums und Gesundheitsministeriums sowie einige Wissenschaftlerinnen und Wissenschaftler (hauptsächlich aus der Religionspsychologie) und die Teilnehmerinnen und Teilnehmer des Projektes zu einem Evaluationstreffen des Pilotprojektes. Nachdem die Stärken und Schwächen des Projektes festgehalten wurden, wurde das Projekt um weitere sechs Monate verlängert und weitere Workshops wurden geplant. Das Projekt wurde seitdem auf mehrere Städte ausgedehnt. Bis 2018 wurden weitere 77 Personen für den spirituellen Unterstützungs- und Beratungsdienst ausgebildet, welche aktuell in 31 Städten in 115 Krankenhäusern tätig sind.[16]

---

12 Ebd., 101.

13 Ebd., 100.

14 Özkan, Hastanelerde Sunulan, 64.

15 Han, Diyanet İşleri. Nach den erhobenen Daten wurden in dem oben genannten Zeitraum von ca. drei Monaten über 4200 Patienten, Patientenangehörige oder Pflegepersonal von zwölf Teilnehmern spirituell begleitet oder punktuell unterstützt.

16 Han, Diyanet İşleri, 101.

Der Kooperation zwischen dem Ministerium und Präsidium ab dem Jahre 2015 gingen verschiedene Entwicklungen voraus. Zum Beispiel beschloss das Gesundheitsministerium im Jahre 1998, anlehnend an das Gesundheitsverständnis gemäss der WHO-Präambel[17] und an die Deklaration des Weltärztebundes zu Patientenrechten,[18] dass jeder Patient ein Recht auf Seelsorge aus den Reihen seiner eigenen Religion hat (1998-Patientenrecht-Artikel 38).[19]

Auch das Präsidium machte seine Hausaufgaben. Es empfahl dem Bildungsministerium, an den theologischen Fakultäten das Fach Seelsorge einzuführen.[20] Zudem förderte es Dissertationen[21] und Masterarbeiten zum Thema Seelsorge und ermöglichte dafür Studienaufenthalte in Europa und den USA.[22] Diese wissenschaftliche Auseinandersetzung mit der Thematik sollte eine konzeptuelle Lücke schliessen.[23] Sie verfolgte das Ziel, die in westeuropäischen und nordamerikanischen Kontexten entwickelten Konzepte an die Bedürfnisse der Türkei anzupassen.[24] Gleichzeitig fand in der Türkei auf wissenschaftlicher Ebene eine Auseinandersetzung zu der skizzierten Entwicklung statt, die sich u.a. in Workshops und Forschungstagungen manifestierte.[25] Verschiedene Akteure wie das Ministerium für

---

17 Vgl. World Health Organization. (2014). Basic documents, 48th ed. World Health Organization. http://www.who.int/iris/handle/10665/151605 (letzter Zugriff: 13.01.2019).

18 Vgl. Artikel 11 der Deklaration https://www.wma.net/policies-post/wma-declaration-of-lisbon-on-the-rights-of-the-patient/ (letzter Zugriff: 13.01.2019).

19 Vgl. www.mevzuat.gov.tr/Metin.Aspx?MevzuatKod=7.5.4847&MevzuatIliski=0& (letzter Zugriff: 16.10.2018).

20 Şahinöz, Seelsorge im Islam, 125.

21 In diesem Rahmen sind u.a. die folgenden Dissertationen entstanden: Şirin Turgay, Bilişsel Davranışçı Psikoterapi Yaklaşımıyla Bütünleştirilmiş Dini Danışmanlık İHSAN Modeli, Sakarya 2013; Ömer Faruk Söylev, Türkiye'de Dini Danışma ve Rehberlik: Alanları, İmkânları ve Yöntemleri (Diyanet İşleri Başkanlığı Örneği), Bursa 2014; Zuhal Ağılkaya Şahin, Federal Almanya Cumhuriyeti'nde Dini Danışmanlık: Teori – Eğitim – Uygulama, İstanbul 2014. Für Angaben über alle Arbeiten vgl. Doğan, Hastane Örneği, 1273.

22 Söylev, Psikolojik Yardım, 301.

23 Ebd., 299f.

24 Şahinöz, Seelsorge im Islam, 125.

25 Vgl. Söylev, Psikolojik Yardım, 303f. und Şahinöz, Seelsorge im Islam, 125f.

Familie und Sozialpolitik, der Verein für Psychologie und Gesellschaft sowie der Verein für Palliative Gesundheitsversorgung waren an diesen Tagungen beteiligt.[26]

Ebenso war man auf ideologisch-politischen Gegenwind 2015 besser vorbereitet.[27] Das Präsidium und das Ministerium konnten fundierter über das Projekt kommunizieren und die funktionale Differenzierung dieser neuen Rolle in den Krankenhäusern überzeugender begründen.

Analog zu diesen Initiativen haben sich die seelsorglichen Aus- und Weiterbildungsmöglichkeiten in der Türkei in den letzten Jahren stark entwickelt. An fünf Universitäten in Samsun, Erzurum, Konya, Sakarya und Izmir gibt es Master-Programme zu Religiöser Beratung und Begleitung oder zu Spiritueller Pflege und Beratung.[28] Drei dieser Universitäten bieten ein Aufbaustudium in Form eines Fernstudiums an. Die Aufbaustudiengänge umfassen zwei bis drei Semester.[29] Zusätzlich zu diesen Möglichkeiten gibt es eine Weiterbildung «Spirituelle Unterstützung in den Krankenhäusern». Diese Weiterbildung richtet sich an das (verbeamtete) Personal des Präsidiums für Religiöse Angelegenheiten und umfasst über fünf Wochen ein Pensum von 200 Stunden.[30] Teilweise haben die Absolventinnen und Absolventen dieser Weiterbildung schon ein Aufbaustudium an einer der genannten Universitäten besucht. Allerdings gibt es derzeit für die Absolvierenden der Aufbaustudien keine geregelten Strukturen, das heisst keine direkten Berufsbilder und somit keine Arbeitsgarantie.[31]

Schliesslich gibt es an der Universität Balikesir ein Zentrum,[32] das eigens für die theoretische und empirische Forschung auf diesem Gebiet gegründet wurde.

---

26 Şahinöz, Seelsorge im Islam, 126.

27 Han, Diyanet İşleri, 107.

28 Wichtig ist zu bemerken, dass das Masterprogramm der Katip Çelebi Universität Izmir ‹Manevi Bakım ve Danışmanlık›, also ‹Spirituelle Pflege und Beratung› genannt wird. An den weiteren vier Universitäten lautet die Bezeichnung der Masterprogramme ‹Dini Danışmanlık ve Rehberlik›, d.h. ‹Religiöse Beratung und Begleitung›.

29 Bakar, Dinî danışmanlık eğitimi, 273f.

30 Ebd., 273.

31 Ebd.

32 Der vollständiger Name lautet ‹Manevi-Psikolojik Danışmanlık Araştırma ve Uygulama Merkezi›.

Dieses Zentrum ist ausserdem Co-Partner des Präsidiums für Religiöse Angelegenheiten in der oben erwähnten Weiterbildung. Der Leiter des Zentrums, Mustafa Koç, ist Professor für Religionspsychologie und gehörte zum Organisationskomitee der ersten internationalen Tagung für spirituelle Beratung und Care (Manevi Danışmanlık ve Rehberlik Kongresi/International Congress on Spiritual/Religious Counselling and Care) im Jahre 2016.[33]

Mit den aktuellen Bemühungen um einen Berufsstandard für den Beruf der ‹Spirituellen Beraterin› bzw. des ‹Spirituellen Beraters› (Manevi Danışman[34]) scheint der erlebnisreiche Weg der Etablierung eines neuen praktisch-theologischen Berufes in der Türkei unter dem Präsidium für Religiöse Angelegenheiten trotz ersten Stolpersteinen gelungen zu sein.

2. Die Institutionalisierung einer gesundheitsberuflichen Spiritual Care in der Islamischen Republik Iran

In diesem zweiten Abschnitt wende ich mich der Islamischen Republik Iran zu, einem Land mit 99 % muslimischer Bevölkerung. Auch wenn ich im Folgenden lediglich das Ergebnis einer Spurensuche präsentieren kann, zeigen sich doch bemerkenswerte Entwicklungen, die sich deutlich von jenen in der Türkei unterscheiden. In dem sonst als verschlossen geltenden Land wird derzeit intensiv zum Thema Gesundheit und Spiritualität[35] geforscht. Autorinnen und Autoren aus

---

33 Vgl. mdrk.org/en (letzter Zugriff: 16.10.2018). Im November 2018 fand zum zweiten Mal die mehrtägige Konferenz in Istanbul statt.

34 Dieses Berufsprofil, welches nach nationalen Beamten-Berufsstandards ausformuliert wird, umfasst nicht nur spirituelle Berater in den Gesundheitseinrichtungen, sondern auch in anderen staatlichen Institutionen wie z.B. Gefängnissen, Altersheimen, Studentenwohnheimen, Katastrophenschutz etc. Vgl. https://dinhizmetleri.diyanet.gov.tr/Documents/manevi%20danisman%20ums.pdf (letzter Zugriff: 18.12.2018).

35 Laut Damari et al., Developing a Training Course, 146 belegt Iran den sechsten Platz in Publikationen zu Gesundheit und Spiritualität.

verschiedenen Disziplinen, wie z.B. Pflegewissenschaften, Medizin oder Sozial- und Rehabilitationswissenschaften führten seit den 2000er Jahren zahlreiche Studien durch, die zeigen, dass es im Iran hauptsächlich Pflegefachleute sind, die sich um den Einbezug der spirituellen Dimension bemühen.

Auffallend ist, dass in allen englischen Veröffentlichungen aus dem Iran immer die Bezeichnung ‹Spiritual Care› benutzt wird, ohne einen Hinweis auf die persische Bezeichnung. Erst durch den Vergleich der Artikel auf Persisch und eine Recherche im Internet wird klar, dass im Persischen die Begriffe مراقبت های معنوی / مراقبت معنوی murāqebathāy-e ma'nawī/murāqebat-e ma'nawī (wörtlich spirituelle Begleitung) benutzt werden. Laut einer Studie von Tigari et al. drücken die Patientinnen und Patienten im Iran ihre Spiritualität in erster Linie durch ihre religiösen Praktiken aus. Spiritualität scheint als Synonym zu religiösem Glauben gebraucht zu werden, dennoch kann für einige Befragte Spiritualität sich auch in Form von Harmonie, Frieden, Freude und Liebe zeigen.[36] Memaryan et al. definieren Spiritualität als eine Dimension des Menschen, die ihn zur Transzendenz führt, welche die Nähe zu Allah ist.[37]

Untersucht wurde beispielsweise das Bedürfnis von Patientinnen und Patienten nach Spiritual Care[38], die Haltung des Gesundheitspersonals zu Spiritualität[39] oder die Wirkung religiöser oder spiritueller Interventionen.[40] In den Pflegewissenschaften wird danach gefragt, wie die Pflege besser auf die religiös-spirituelle Dimension der Patientin und des Patienten eingehen kann.[41] In diesem Zusammenhang werden ebenfalls spirituelle Assessments, die in den USA entwickelt wurden, daraufhin überprüft, ob sie auch im Iran anwendbar sind.[42] Die Studien belegen die Bedeutung der spirituellen Begleitung in iranischen Krankenhäusern.[43]

---

36 Tigari et al., Meaning of Spiritual Care, 205.

37 Memaryan et al., Spirituality and Health Services. Eigene Übersetzung.

38 Z. B. Hatamipour et al., Spiritual needs of cancer patients oder Memaryan et al., Spiritual Care for Cancer Patients.

39 Z. B. Zakaria Kiaei, et al., Spirituality and Spiritual care.

40 Vgl. Hosseini et al., Spiritual and Religious Interventions.

41 Zakaria Kiaei, et al., Spirituality and Spiritual care.

42 Jafari et al.

43 Sajadi et al., Effect of spiritual counseling.

Sie zeigen allerdings ebenfalls auf, dass die Integration der spirituellen Dimension ins iranische Gesundheitswesen und die entsprechenden Pflegeprogramme erst ansatzweise vollzogen wurde.

Neben der auffällig interdisziplinär ausgerichteten Forschung ist auch das Nationale Krebs-Netzwerk darum bemüht, die religiös-spirituelle Dimension der Patientinnen und Patienten in die Behandlung einzubeziehen. Obwohl die verschiedenen Akteure sich einig sind, was die Bedeutung von Spiritual Care betrifft und diese Thematik ferner mit den Strategien des Landes und den vorherrschenden Werten übereinstimmt, wird sie noch nicht flächendeckend in die Praxis umgesetzt.[44] Die Vorschläge, dies zu verbessern, gehen in zwei Richtungen: Zum einen wird gefordert, in die jetzigen Curricula der Pflegeausbildung diese Thematik in Form eines Trainings einzubauen, und zusätzlich sogenannte spirituelle Beraterinnen und Berater (‹spiritual counselors›[45]) in manchen Stationen miteinzubeziehen. Zum anderen wird vorgeschlagen, im Gesundheitsministerium eine spezielle Organisationseinheit dafür zu schaffen, welche sich um die Überprüfung vorhandener Strukturen in diesem Bereich kümmert und die Weiterbildung und die Qualitätsüberprüfung regelt. In eine andere Richtung weist die Anregung, in religiösen Institutionen spezialisierte Stellen zu schaffen bzw. Verantwortliche zu bestimmen, die für gesundheitsrelevante Themen zuständig sind.[46] Im Umkehrschluss lässt sich vermuten, dass es solche Personen oder Stellen im Allgemeinen noch nicht gibt.

Dennoch sind in den Studien ebenso Beispiele anzutreffen, die auf eine bereits vorhandene Praxis im Krankenhausalltag hinweisen. Als Beispiel sei das Shahid Behesti Krankenhaus mit einem Zentrum für Krebspatienten in der Stadt Hamedan genannt. In der Begleitung von Krebspatientinnen und -patienten werden hier zugleich spirituelle Beraterinnen und Berater eingesetzt, die eine theologische Grundausbildung haben.[47] Im Internet findet man zudem einige Vereinigungen, die Hinweise für eine Spiritual Care-Praxis veröffentlicht haben.[48]

---

44 Vgl. Damari et al., Developing a Training Course.

45 Im Text wird die persische Bezeichnung für die Beratungsrolle nicht verwendet.

46 Damari et al., Developing a Training Course, 148.

47 Vgl. Sajadi et al., Effect of spiritual counseling, 80.

48 Z.B. www.spiritualhealth.ir/nodes/12 oder http://macsa.ir/fa (letzter Zugriff: 16.10.2018).

Anders als in der Türkei kommt der Anstoss, Spiritual Care zu institutionalisieren, deutlich stärker aus den Gesundheitsberufen, insbesondere aus der Pflegewissenschaft und der Medizin. Während man in der Türkei mit den Protokollen auf ministerialer Ebene und der Schaffung neuer Rollen und Strukturen von einem Top-down-Prozess sprechen kann, sind es im Iran hauptsächlich Mediziner und Pflegewissenschaftler, die sich für einen diesbezüglichen Strukturwandel einsetzen und das Gesundheitsministerium zu überzeugen suchen. Was die Entwicklungen in beiden Ländern miteinander verbindet, sind gemeinsame Legitimationsmuster. Sowohl in der Türkei als auch im Iran argumentieren die Wortführer der neuen Entwicklung mit empirischen Studien, die die Relevanz von Spiritual Care belegen sollen.

3. Islamische Spiritual Care-Angebote in Grossbritannien: Von ‹Visiting Ministers› zu ‹Muslim Chaplains›

Auch wenn die Anfänge der so genannten ‹muslim chaplaincy› in Grossbritannien nicht zeitlich genau festgelegt werden können, beginnt die Beteiligung der Muslime in seelsorgerischen Tätigkeiten bereits in den 1970er Jahren.[49] Bis in die 1990er Jahre waren die Muslime lediglich als so genannte ‹visiting ministers›, das heisst als ehrenamtlich arbeitende religiöse Begleitpersonen in den Krankenhäusern vertreten. Diese ehrenamtlichen Mitarbeiter waren lokal zufällig und lose organisiert und hauptsächlich für die Versorgung der religiösen Grundbedürfnisse der Kranken zuständig, wie zum Beispiel dem Sicherstellen von Halal-Nahrung oder der Suche nach Möglichkeiten für die Durchführung des Gebets allgemein oder zu den Festtagen.[50] Diese Aufgaben wurden ehrenamtlich, in zeitlich begrenztem Umfang und punktuell geleistet. Es waren Imame aus den Moschee-Gemeinden oder auch eigenes Personal der Institutionen wie muslimische Ärzte

49 Gilliat Ray, From ‹Visiting Minister›, 146.

50 Ebd.

oder ehrenamtlich tätige Freiwillige, die im Gegensatz zu den damaligen Imamen gut Englisch konnten und bereit waren, sich Zeit für diese Sache zu nehmen.

Die Professionalisierung der muslimischen Seelsorge beginnt Mitte der 1990er Jahre.[51] An verschiedenen Institutionen im Gesundheitswesen werden Teilzeit- oder Vollzeitstellen geschaffen. Es ist zugleich die Entstehungsstunde einer neuen muslimischen Rolle in Grossbritannien, welche durch neue Entwicklungen innerhalb und ausserhalb der muslimischen Gemeinschaft bedingt war. Neben der Zunahme der Anzahl muslimischer Patientinnen und Patienten erhoben verschiedene Stellen den Anspruch, die öffentliche Dienstleistung im Land zu verbessern und Standards zu heben. Dies brachte im Gesundheitskontext 1991 die Patient's Charter hervor. Diese Charta legte fest, dass die religiösen und spirituellen Bedürfnisse *aller* Patienten unabhängig ihrer religiösen Traditionen zu berücksichtigen seien.[52] Mit der Zunahme muslimischer Patientinnen und Patienten nahmen ebenfalls die Herausforderungen zu. Die Themen, mit denen sich die muslimische Seelsorge und die Institutionen beschäftigen mussten, wurden komplexer. Sie beschränkten sich nicht mehr nur auf religiöse Grundbedürfnisse. Die ehrenamtlichen Mitarbeiter spielten eine immer grössere Rolle für Patientinnen und Patienten im Angesicht einer unheilbaren Krankheit oder dem Tod, gerade wenn die familiäre Unterstützung fehlte.

Eine Reihe von neuen komplexen Fragen zeigte auf, dass es erforderlich war, eine sachkundige Person für die Beratung solcher Fragen bereitzustellen. So entstanden auf lokaler und nationaler Ebene neue Stellen. Der Nationale Gesundheitsdienst NHS stellte nach 2005 Mittel bereit, um die Einstellung und Weiterbildungen muslimischer Seelsorgepersonen zu unterstützen. Die Dachorganisation ‹Muslim Council of Britain› und das Gesundheitsdepartment[53] (NHS Trust) organisierten im Jahr 2007 erstmals den Weiterbildungskurs ‹Muslim Healthcare Chaplaincy

---

[51] Ebd., 151.

[52] Vgl. ebd., 147.

[53] ‹NHS Trust› wurde von mir hier als Gesundheitsdepartement übersetzt. Die NHS Trusts sind innerhalb des NHS geographische wie fachspezifische Organisationsformen. Da es im deutschsprachigen Raum dafür keine Entsprechung gibt, scheint in diesem Zusammenhang diese Bezeichnung zweckmässig.

Training Course›.[54] Der NHS stellt seitdem teil- und vollzeitbeschäftigte Seelsorgerinnen und Seelsorger ein. Nach der Fachzeitschrift ‹The BMJ› sind im Jahre 2015 4.6% Seelsorgerinnen und Seelsorger in England Muslime.[55]

Im englischsprachigen Raum wird die Bezeichnung ‹Muslim Chaplaincy› oder zuweilen ‹Islamic Chaplaincy› für die muslimische Seelsorge allgemein, aber auch für die Spitalseelsorge konkret benutzt. Auffallend ist, dass es kaum Diskussionen über die Benutzung dieses christlich geprägten Begriffes gibt. Selbst muslimische Seelsorge-Vereinigungen in Grossbritannien, USA und Kanada benutzen für die Bezeichnung ihrer Tätigkeit den Begriff ‹Chaplaincy›. Sie weisen darauf hin, dass diese Bezeichnung eine christliche ist, und finden dies dennoch wichtig, um den Unterschied zum Beruf des Imams deutlich zu machen und die Möglichkeit zu bieten, die Tätigkeit des ‹chaplain› den Frauen zu eröffnen.[56] Auch wenn Muslime in Kanada diese Bezeichnung benutzen, ist zu bemerken, dass die Wissenschaftlerin Nazila Isgandarova[57] selber in ihrer Forschung immer von ‹islamic spiritual care› spricht.

Zur relativ schnellen Entwicklung trug[58] auch bei, dass eine wachsende Zahl geeigneter Personen für diese Aufgabe zur Verfügung stand. Es handelt sich hierbei mehrheitlich um in Grossbritannien geborene Studierende, die eine Langzeit-Weiterbildung entweder in britisch-islamischen Seminaren oder an den dar-ul ulooms (Haus des Wissens) der Deobandi-Bewegung[59] absolviert hatten. Obwohl diese Studierenden dort keine Beratungs- und Gesprächsführungskompetenzen trainierten,

---

[54] Vgl. Gilliat Ray, From ‹Visiting Minister›, 149. Der erste Weiterbildungskurs hatte 25 Absolventen.

[55] Vgl. www.bmj.com/content/363/bmj.k5223 (letzter Zugriff: 18.12.2018). Laut einem Zeitungsartikel sind im Jahre 2015 bei der NHS insgesamt 916 Seelsorgerinnen und Seelsorger Vollzeit oder Teilzeit angestellt. Vgl. www.theguardian.com/healthcare-network/2017/apr/04/hospital-chaplains-nhs-waste-taxpayers-money (letzter Zugriff: 16.10.2018).

[56] Vgl. z.B. https://associationofmuslimchaplains.org/what-is-islamic-chaplaincy (letzter Zugriff: 18.12.2018).

[57] Isgandarova ist selbst Theologin und registrierte Psychotherapeutin in Toronto und doziert am Emmanuel College der University of Toronto in Kanada.

[58] Gilliat Ray, From ‹Visiting Minister›, 149.

[59] Eine islamische Hochschule in der Kleinstadt Deoband in Indien; eine der grössten theologischen islamischen Hochschulen mit vergleichbarem Einfluss wie die al-Azhar Universität in Kairo. Sie hat weltweit Häuser für die Lehre, sieben Lehrhäuser davon in

erwarben sie fundiertes Wissen über ihren Glauben und sie beherrschten oft neben Englisch die Sprachen verschiedener Gemeinschaften. Zudem verfügten sie über eine Sensibilität für die Arbeit in öffentlichen Institutionen.

Seit 2003 bietet das Markfield Institute of Higher Education (MIHE) in Leicester einen Zertifikatkurs ‹Certificate in Muslim Chaplaincy› an, der verteilt über ein Jahr acht Kurstage umfasst.[60] Dieses muslimische Angebot soll die Teilnehmer darin unterstützen, ein Grundwissen und praktische Kompetenzen im Bereich islamischer Seelsorge zu erlangen. Der Kurs ist nicht primär theologisch ausgerichtet. Mit einem 60-stündigen Praktikum bietet er die Möglichkeit, in Begleitung von erfahrenen Seelsorgerinnen und Seelsorgern praktische Erfahrungen zu sammeln.[61] Im Jahr 2004 wurde die ‹Association of Muslim Chaplains› gegründet, um die Absolventen der MIHE-Weiterbildung zu vernetzen. 2007 folgte die Gründung der ‹Muslim Chaplain Association›[62], welche die Interessen der Seelsorgenden vertreten und deren berufliche Entwicklung unterstützen soll. Schwerpunktmässig ist diese Vereinigung derzeit auf die islamische Gefängnisseelsorge ausgerichtet. Das ‹Muslim Health Care Chaplaincy Network› wirkt umgekehrt federführend als Berufsvereinigung für Seelsorgerinnen und Seelsorger im Gesundheitswesen.

4. Spiritual Care als ‹Geestlijke Verzorging›: Der etwas andere Ansatz in den Niederlanden

Die Entstehung von islamischer spiritueller Begleitung in den Niederlanden wurde ebenfalls durch die wachsende Zahl muslimischer Patientinnen und Patienten angestossen. Dennoch sind die Umstände gänzlich andere. Seit den 1980er

---

Grossbritannien. Die Bewegung hat einen grossen Einfluss unter den aus Südostasien stammenden und in Grossbritannien lebenden Muslimen. Die Hälfte der Moscheen in Grossbritannien steht unter ihrem Einfluss. Vgl. Gilliat Ray, Educating the 'Ulama; Metcalf, «Deobandīs» und www.daruliftaa.com.

60 Gilliat Ray et al., Understanding Muslim Chaplaincy, 64

61 Ebd., 65.

62 Ebd.

Jahren besuchen ehrenamtliche Mitarbeiter aus muslimischen Gemeinschaften Einrichtungen wie Krankenhäuser und Gefängnisse auf Anfrage hin, insbesondere bei Ereignissen wie dem plötzlichen Tod oder anderen Krisensituationen. Darüber hinaus sandten die Moscheen ehrenamtliche Mitarbeiter und Imame an Festtagen und im Monat Ramadan zum Krankenbesuch. Da am Anfang viele Imame kein Niederländisch sprechen konnten, beschränkten sich die Besuche auf die eigenen Landsleute.[63] 1993 wird erstmals ein sogenannter ‹Laien-Imam›[64] in einem Psychiatriezentrum in Den Haag eingestellt. Diesem Beispiel folgte die Universitätsklinik der Freien Universität Amsterdam 1995 und ein Jahr danach auch die Universitätsklinik Utrecht.[65] Hierbei handelte es sich um Teilzeitanstellungen.[66]

Die Seelsorge bzw. die Spiritual Care (‹Geestlijke Verzorging›) ist in den Niederlanden seit 1996 fest verankert im Gesetz zur Qualitätssicherung im Gesundheitswesen[67] und wird von den jeweiligen Institutionen selbst organisiert und finanziert.[68] Durch bewusste sozialpolitische Entscheidungen ist in den Niederlanden ein

---

63 Karagül, Islamische Seelsorge, 161.

64 Ebd. Karagül kritisiert, dass diese ersten Angestellten keine Imame aus den Gemeinschaften waren.

65 Seit 2003 arbeitet auch die erste muslimische Begleiterin im Gesundheitswesen. Van Buuren, Muslimische Krankenhausseelsorge, 391.

66 Im Jahre 2010 sind in der Universitätsklinik in Utrecht (University Medical Center UMC) ca. 10.000 Mitarbeiter angestellt und die UMC-Abteilung für Seelsorge (Levensorientatie) hat zehn Mitarbeiter, zwei davon sind Muslime. Van Buuren, Muslimische Krankenhausseelsorge, 392. Laut Karagül sind im Jahre 2012 in 100–150 Gesundheitseinrichtungen insgesamt um die 950 Seelsorger tätig, davon sind 14–15 Muslime, Karagül, Islamische Seelsorge, 149.

67 Artikel 3 des Gesetzes zur Gesundheitsqualität lautet: «Der Staat ist verpflichtet ‹Patienten›, die länger als 24 Stunden in Einrichtungen des Gesundheitswesens verweilen, wenn möglich einen seelsorgerischen Dienst mit Beauftragten ihrer Religion und ihres Glaubens anzubieten.» Kwaliteitswet Zorginstellingen. Van Buuren, Muslimische Krankenhausseelsorge, 391.

68 Van Buuren, Muslimische Krankenhausseelsorge, 391, Van Buuren weist darauf hin, dass die ‹Spirituelle Begleitung›, die von der jeweiligen Institution angestellt wird, als Mitarbeiter des Krankenhauses für alle Patienten in einer bestimmten Station verantwortlich arbeitet. Dies führt auch dazu, dass sie organisatorisch eng mit den anderen Gesundheitsberufen zusammenarbeitet.

Modell entstanden, in dem religiöse oder humanistische ‹Geestlijke Verzorger› nach Bereichszuständigkeiten arbeiten. Dies bedeutet, dass jede und jeder einzelne für eine Station oder Abteilung im Krankenhaus arbeitet und die Patientinnen und Patienten nicht nach ihrem religiösen Hintergrund besucht werden. Obwohl dieser interreligiöse und interkulturelle Ansatz den Normalfall darstellt, arbeiten die muslimischen und hinduistischen ‹Geestlijke Verzorger› ‹kategorial›, das heisst, sie begleiten nur ihre Mitgläubigen. Es ist jedoch zu erwarten, dass auch muslimische ‹Geestlijke Verzorger› im Laufe der weiteren Entwicklung sich diesen interreligiösen Ansatz aneignen werden, da dies als Ziel seelsorglicher Professionalisierung in den Niederlanden gesehen wird.

Die Aus- und Fortbildung findet gegenwärtig an zwei Institutionen statt: der Freien Universität Amsterdam auf universitärem Niveau und der Islamischen Universität Rotterdam auf Fachhochschulniveau. Seit dem Jahre 2010 wird eine Masterausbildung auf Hochschulniveau angeboten.[69] Nach einem Grundstudium von drei Jahren in Islamischer Theologie wird ein ein- bis zweijähriges Masterstudium verlangt, welches auch ein vier- bis sechsmonatiges Praktikum beinhaltet.[70] Neben der Vermittlung von Kommunikations- und Beratungskompetenzen fördert dieses Masterstudium insbesondere Kenntnisse in Religionspsychologie.

Auch wenn es im Prinzip keine entsendende Institution für eine Anstellung als ‹Geestelijke Verzorger› in den Krankenhäusern bräuchte, weil die Einrichtungen selber die Stellen ausschreiben und eigenständig besetzen, gibt es eine ‹zendede instatie› – eine Berufungsinstitution – für muslimische Begleitpersonen.[71] Dies ist das CMO ‹Contactorgaan Moslims en Overheid›, eine Kontaktstelle zwischen den Muslimen und der Regierung, welches seit 2007 besteht. Sie besteht aus zehn verschiedenen muslimischen Dachorganisationen, welche 380 Moscheen (84% aller Moscheegemeinden) umfassen. Für die Krankenhäuser ist es im Gegensatz zu Gefängnissen zwar nicht obligatorisch, ihre Mitarbeiter aus dem CMO zu wählen, trotzdem werden Kandidatinnen und Kandidaten aus dieser Organisation in der Regel bevorzugt.[72]

---

69 Karagül, Islamische Seelsorge, 159. Für mehr Details zu Seelsorgeausbildung in den Niederlanden siehe Karagül, Islamische Seelsorge, 159f.

70 Karagül, Mânevî Bakım, 24.

71 Karagül, Islamische Seelsorge, 148.

72 Ebd.

5. Schlussbemerkungen und Ausblick

Dieser Beitrag bot eine recht zügige Reise durch verschiedene Länder und ihre Ansätze einer islamischen Spiritual Care. Dennoch sind bestimmte Entwicklungen gut erkennbar. In allen vier Ländern wurde die Entwicklung sowohl durch soziodemographische Veränderungen als auch durch Transformationsprozesse im Gesundheitswesen angestossen und geformt. In der Türkei und im Iran trifft man auf ausgeprägt forschungsbasierte Ansätze, die in den letzten Jahren eine rasche Entwicklung begünstigten. Obwohl die Strukturen für Spiritual Care im Gesundheitswesen dieser Länder erst im Aufbau sind, zeichnen sich doch deutliche länderspezifische Unterschiede ab. In der Türkei befindet man sich schon in einem relativ fortgeschrittenen Prozess. In Krankenhäusern übernehmen muslimische Theologinnen und Theologen die Rolle von ‹spirituellen Unterstützern und Beraterinnen›, wozu es inzwischen Berufsstandards und Ausbildungswege gibt. Im Iran wird Spiritual Care derzeit stärker als gesundheitsberufliche Aufgabe gesehen. Ob sich hier wie in der Türkei eine spezifisch seelsorgliche Spiritual Care ausbilden wird, ist derzeit noch nicht absehbar. Die wissenschaftlichen Diskussionen in der Türkei und im Iran, aber auch die sie begleitenden praktischen Entwicklungen werden sicher die islamische Seelsorge in Europa bereichern.

Am Beispiel der Niederlande und Grossbritanniens konnte demgegenüber gezeigt werden, dass die Anfänge islamischer Seelsorge in europäischen Ländern in der ehrenamtlichen Tätigkeit liegen. Als gute Muslime möchten die ehrenamtlichen Mitarbeiterinnen und Mitarbeiter ihrer Gemeinschaft bzw. den kranken muslimischen Patientinnen und Patienten dienen, indem sie diese hauptsächlich darin unterstützen, ihren religiösen Verpflichtungen nachzukommen. Durch förderliche Entwicklungen innerhalb der öffentlichen Gesundheitsversorgung kam es seit den 1990er Jahren in beiden Ländern zu einer sukzessiven Professionalisierung dieses Engagements. Innerhalb der muslimischen Gemeinschaft versuchte man, den neuen Gegebenheiten dadurch gerecht zu werden, dass man die erforderlichen Organisationsstrukturen schuf und Fachpersonen ausbildete.

Die nachgezeichneten Prozesse der Professionalisierung im Bereich der islamischen Seelsorge in den untersuchten Ländern lassen gespannt den zukünftigen

Entwicklungen entgegen sehen. Es wird sich zeigen, wie sich die wissenschaftlichen Diskussionen und weitere Reflexionen über die Erfahrungen bei der organisationellen Implementierung der islamischen Seelsorge im Gesundheitswesen international gegenseitig beeinflussen werden. Es ist zu erwarten, dass es in Zukunft nicht mehr nur um die Frage der Etablierung, sondern mehr um die Fragen des inhaltlichen Profils und der Gestaltung der Tätigkeit im multikulturellen und multiprofessionellen Umfeld gehen wird.

Literatur

Ağılkaya Şahin, Zuhal, Federal Almanya Cumhuriyeti'nde Dini Danışmanlık: Teori – Eğitim – Uygulama, unveröffentlichte Dissertation, Marmara Universitesi İstanbul 2014.

Altaş, Nurullah, Hastanelerde Dinî danışmanlık Hizmetleri: Türkiye Uygulaması Üzerine Deneysel Bir Araştırma, in: Ankara Üniversitesi İlahiyat Fakültesi Dergisi, 39 (1999), 599–660.

Aupers, Stef/Houtman, Dick, The Spiritual Turn and the Decline of Tradition: The Spread of Post-Christian Spirituality in 14 Western Countries, 1981–2000, in: Journal for the Scientific Study of Religion, 46/3 (2007), 305–320.

Aslan, Ednan/Modler-El Abdaoui, Magdalena/Charkasi, Dana, Islamische Seelsorge. Eine empirische Studie am Beispiel von Österreich. Wiesbaden 2015.

Damari, Behzad/Hajebi, Ahmed/Bolhari, Jafar/Heidari, Alireza, Developing a Training Course for Spiritual Counselors in Health Care: Evidence from Iran, in: Indian Journal of Palliative Care, 24/2 (2018), 145–149.

DIB, I. Din Şurası Tebliğ ve Müzakereleri, DİB Yayınları. Ankara 1995, 62–64.

Doğan, Mebrure, Hastane Örneği Üzerinden Manevî Danışmanlık ve Rehberlik Hizmetlerine Genel Bir Bakış. A General Over View of Spiritual Counselling and Guidance Services Based on Hospital Sample (2017), in: Cumhuriyet İlahiyat Dergisi 21, 1267–1304. 10.18505/cuid.347681.

Düzgüner, Sevde, Manevi Danışmanlıkta Kullanılan Bazı Dini Kavramların Anlam Alanı ve Fonksiyonelliği, in: Ayten, Ali/Koc, Mustafa/Tinaz, Nuri (Hg.), Manevi Danışmanlık ve Rehberlik. İstanbul 2016, Bd. 1, 17–43.

Gilliat Ray, Sophie, Educating the 'Ulama: Centres of Islamic Religious Training in Britain, in: Islam and Christian&Muslim Relations, 17/1 (2006), 55–76.

Gilliat Ray, Sophie, From ‹Visiting Minister› to ‹Muslim Chaplain›. The Growth of Muslim Chaplaincy in Britain 1970–2007, in: Barker, Eileen (Hg.), The Centrality of Religion in Social Life: Essays in Honour of James A. Beckford. Hampshire, UK 2008, 145–157.

Gilliat Ray, Sophie/Ali, Muhammed Mansur/Pattison, Steffen, Understanding Muslim Chaplaincy. Burlington 2013.

Han, Abdurrahman, Diyanet İşleri Başkanlığının Hastanelerde Yürüttüğü Manevi Destek Hizmetleri, in: Ayten, Ali/Koç, Mustafa/Tinaz, Nuri (Hg.), Manevi Danışmanlık ve Rehberlik: Teori ve Uygulama Alanları. İstanbul 2017, Bd. 2, 91–107.

Hatamipour, Khadijeh/Rassouli, Maryam/Yaghmaie, Farideh/Zendedel, Kazem/Majd, Hamid Alavi, Spiritual Needs of Cancer Patients: a Qualitative Study, in: Indian Journal of Palliative Care, 21/1 (2015), 61–67.

Hosseini, Mohammadali/Davidson, Patricia/Fallahi-Khoshknab, Masoud/Green, Anna, Spiritual and Religious Interventions in Health Care: An Integrative Review, in: Iranian Rehabilitation Journal, 11 (2013), 87–93.

Jafari, Najmeh/Zamani, Ahmadreza/Lazenby, Mark/Farajzadegan, Ziba/Emami, Hamid/Loghmani, Amir, Translation and validation of the Persian version of the functional assessment of chronic illness therapy – Spiritual well-being scale (FACIT-Sp) among Muslim Iranians in treatment for cancer, in: Palliative and Supportive Care, 11 (2013), 29–35.

Karagül, Arslan, Mânevî Bakım: Anlamı, Önemi, Yöntemi ve Eğitimi (Hollanda Örneği), in: Dini Araştırmalar, 15/40 (2012), 5–27.

Karagül, Arslan, Islamische Seelsorge in den Niederlanden. Vom Laientum zur Professionalität, in: HIKMA, 6 (2015), 147–170.

Kaya, Mualla, Muslimische Krankenhausseelsorge mit Frauen und Kindern. Erfahrungen aus den Niederlanden, in: Weiss, Helmut/Federschmidt, Karl/Temme, Klaus (Hg.), Handbuch Interreligiöse Seelsorge. Neukirchen-Vluyn 2010, 380–389.

Metcalf, Barbara D., «Deobandīs», in: Esposito, John L. (Hg.), The Oxford Encyclopedia of the Islamic World. 6 Bde. Oxford 2009, Bd. 2, 61b–64a.

Memaryan, Nadereh/Ghanbari Jolfaei, Atefeh/Ghaempanah, Zeinab/Shirvani, Armin/Doos Ali Vand, Hoda/Ghahari, Shahrbanoo/Bolhari, Jafar, Spiritual Care for Cancer Patients in Iran, in: Asian Pacific Journal of Cancer Prevention, 17/9 (2016), 4289–4294.

Memaryan, Nadereh/Ghahari, Shahrbanoo, Spirituality and Health Services in Iran, in: Iranian Journal of Psychiatry and Behavioral Sciences, 12/4 (2018) e12516. http://dx.doi.org/10.5812/ijpbs.12516.

Peng-Keller, Simon, «Spiritual Care» im Werden. Zur Konzeption eines neuen interdisziplinären Forschungs- und Praxisgebiets, in: Spiritual Care, 6 (2017), 187–193.

Ok, Üzeyir, Dinsel Danışmanlığın Teorik Çatısı, Basılmamış doktora tezi, Üniversitesi Sosyal Bilimler Enstitüsü. Ankara 1997.

Özkan, Aysun, Hastanelerde Sunulan Manevi Danışmanlık ve Rehberlik Hizmetleri Üzerine Bir Araştırma, in: Ayten, Ali/Koç, Mustafa/Tinaz, Nuri (Hg.), Manevi Danışmanlık ve Rehberlik: Teori ve Uygulama Alanları. İstanbul 2017, Bd. 2, 61–101.

Ramezani, Monir/Ahmadi, Fazlollah/Mohammadi, Easa/Kazemnejad, Anorshirvan, Spiritual care in nursing: A concept analysis, in: International Nursing Review, 61/2 (2014), 211–219.

Sajadi, Mahbobeh/Niazi, Naimeh/Khosrav, Sharareh/Yaghobi, Abolghasem/Rezaei, Mahboubeh/Koenig, Harold G., Effect of Spiritual Counseling on Spiritual Well-being in Iranian Women with Cancer: a Randomized Clinical Trial, in: Complementary Therapies in Clinical Practice, 30 (2018), 79–84.

Söylev, Ömer Faruk, Türkiye'de Dini Danışma ve Rehberlik: Alanları, İmkânları ve Yöntemleri (Diyanet İşleri Başkanlığı Örneği), unveröffentlichte Dissertation, Uludağ Üniversitesi Bursa 2014.

Söylev, Ömer, Psikolojik Yardım Hizmetleri Bağlamında Türkiye'de Dinî Danışma ve Rehberlik. Pastoral Guidance & Counseling in Turkey in the Context of Psychological Support Services, in: Journal of Islamic Civilization Studies, 1/2 (2015), 287–308.

Şahinöz, Cemil, Seelsorge im Islam: Theorie und Praxis in Deutschland. Wiesbaden 2018.

Şirin, Turgay, Bilişsel Davranışçı Psikoterapi Yaklaşımıyla Bütünleştirilmiş Dini Danışmanlık İHSAN Modeli, unveröffentlichte Dissertation, Sakarya Üniversitesi, Sakarya 2013.

Tigari, Batool/Iranmanesh, Sedigheh/Cheraghi, M. Ali/Arefi, Ali, Meaning of Spiritual Care: Iranian Nurses' Experiences, in: Holistic Nursing Practice, 27/4 (2012), 199–206.

Uğurlu Bakar Havva Sinem, Dinî danışmanlık eğitimi: AAPC akreditasyon kriterlerinin Türkiye açısından değerlendirilmesi, in: Ayten, Ali/Koc, Mustafa/Tinaz, Nuri (Hg.), Manevi Danışmanlık ve Rehberlik. İstanbul 2016, Bd. 1, 259–280.

Van Buuren, Ari, Muslimische Krankenhausseelsorge mit Frauen und Kindern. Erfahrungen aus den Niederlanden, in: Weiss, Helmut/Federschmidt, Karl/Temme, Klaus (Hg.), Handbuch Interreligiöse Seelsorge. Neukirchen-Vluyn 2010, 390–395.

Yenidünya, Mehmet Oğuz, Hastalar İnsandır. İstanbul 1996.

Yousafzai, Malala/Lamb, Christina, I am Malala: The girl who stood up for education and was shot by the Taliban. New York 2013.

Zakaria Kiaei, Mohammed/Salehi, Nasim/Moosazadeh Nasrabadi, Alireza/Whitehead, Dean/Azmal, Mohammed/ Shahbahrami, Elham, Spirituality and Spiritual Care in Iran: Nurses' Perceptions and Barriers, in: International Nursing Review, 62/4 (2015), 584–592.

Zusammenfassung

Die muslimische Spiritual Care macht gegenwärtig in verschiedenen Ländern eine starke Entwicklung durch. Der Beitrag untersucht exemplarisch vier Länder, zwei muslimisch geprägte Länder: die Türkei und den Iran, sowie zwei Länder mit einer wachsenden Bevölkerungszahl von Muslimen: Grossbritannien und die Niederlande. Im Rückblick auf die letzten zwei Jahrzehnte wird die Entwicklung jeweils rekonstruiert und es werden unterschiedliche Modelle muslimischer Spiritual Care näher beleuchtet. Der Ländervergleich führt zu einem bemerkenswert eindeutigen Ergebnis. Das in allen untersuchten Ländern festzustellende Bedürfnis nach spiritueller Begleitung wird in unterschiedlicher Weise beantwortet, wobei kulturspezifische und historische Faktoren eine zentrale Rolle spielen. In den Niederlanden und Grossbritannien integriert sich die muslimische Seelsorge in die historisch gewachsenen Strukturen christlicher Seelsorge, wobei ein phasenweiser Übergang von einer ehrenamtlichen zu einer professionellen Seelsorge zu beobachten ist. Die Beispiele Türkei und Iran zeigen auf, dass durch den gesellschaftlichen Wandel der Bedarf an spiritueller Begleitung auch in muslimischen Ländern gewachsen ist und man sich diesem Bedürfnis dadurch stellt, dass neue Modelle muslimischer Spiritual Care entwickelt werden. In der Türkei wird die Krankenhausseelsorge auch mit gesundheitspolitischen Ansätzen von staatlichen Stellen zentral gefördert und implementiert. Im Iran hingegen ist es stärker die Pflege(wissenschaft), die eine spezifisch muslimische Spiritual Care entwickelt und einfordert.

Schlüsselwörter

Muslimische Spiritual Care, muslimische (Krankenhaus)Seelsorge, muslimische spirituelle Begleitung, Länderbeispiele, islamische Seelsorge.

Abstract

The Muslim spiritual care is currently undergoing rapid and substantial developments in various countries. The article examines the spiritual care in four countries by way of example: two Muslim countries, i.e. Turkey and Iran, and two countries with growing Muslim populations, i.e. Great Britain and the Netherlands. Looking back to the last two decades, the development will be analyzed and different models of Muslim spiritual care will be examined in more detail. The international comparison leads to remarkable insights. The need for spiritual guidance in all countries studied is answered in different ways, dependent on the cultural and historical factors. In the Netherlands and the United Kingdom, Muslim pastoral care is integrated into the historically developed structures of Christian pastoral care, with a phased transition from voluntary to professional pastoral care. The examples of Turkey and Iran show that social change has increased the demand for spiritual guidance in Muslim countries as well, and this need is addressed by developing new models of Muslim spiritual care. In Turkey, the pastoral care in hospitals is promoted and implemented by public authorities. In Iran, on the other hand, it is more the developments of the nursing care that demand a specifically Muslim spiritual care.

Keywords

Islamic spiritual care, muslim spiritual care, muslim chaplaincy, spiritual guidance, practice of muslim spiritual care.

Dilek Uçak-Ekinci studierte an der Justus-Liebig-Universität Giessen in Deutschland Islamwissenschaft, Soziologie und Turkologie (MA) und war langjährig als Referentin, Koordinatorin und Projektleiterin in interreligiösen Bildungsprojekten für Hochschulen und (inter-)religiöse Institutionen in Zürich und der Schweiz tätig. Sie ist seit September 2017 Doktorandin.

Spiritual Care in India

Joris Gielen/Komal Kashyap

Most people ask themselves spiritual questions across their entire lifespan. Children who are told about God wonder what He or She would be like and what all this God would be able to do for them. Adults wonder why they live and what could be the meaning of life. Yet, at no point in life do spiritual questions arise with such a compelling force as when people are confronted with life's very end. When people face death, either their own or that of a family member or close friend, they wonder about such things as purpose in life and what will happen after death. In terminally ill patients, unresolved spiritual issues can become so dominant that they will have a detrimental impact on quality of life. It is, therefore, no coincidence that in palliative care, spiritual problems are considered at the same level of urgency as problems related to physical pain.[1]

Since its beginning in the first decades after the Second World War, palliative care has become a global movement with palliative care services operating in every inhabited continent of the world.[2] Thus, palliative care professionals in various cultures are confronted with the spiritual problems of their patients and their family members and friends. In this chapter, we will be looking at spiritual care in palliative care in one particular country: India. From the perspective of spiritual care at the end of life, India is an interesting case for two reasons. First, India is a multireligious country. As per the most recent census data, 79.8% of the Indian population is Hindu, 14.2% Muslim, 2.3% Christian, 1.7% Sikh, 0.7% Buddhist, 0.4% Jain, and 0.9% belongs to other religions or did not state any religion on the

1 World Health Organization, WHO Definition of Palliative Care.

2 Lynch/Connor/Clark, Mapping levels of palliative care development.

census form.[3] These different religions shape the spiritual responses of patients and their relatives to illness and disease. In this way, the multireligious nature of Indian society requires palliative care providers in India to adopt an approach to spiritual care that accommodates these different religions. Second, Indian religiosity in its diversity has developed profoundly philosophical responses to suffering that require an elevated level of intellectual maturity. However, there are, also, pastoral approaches to suffering that focus more on religion as it is lived and experienced in everyday life including by people who may not necessarily grasp or be acquainted with those philosophical responses. These pastoral approaches constitute indigenous forms of spiritual care.

In this chapter, we will, first, have a look at such an indigenous form of spiritual care in order to illustrate that spiritual care is not at all foreign to Indian culture. Palliative care may even learn from indigenous spiritual care as it further establishes itself in healthcare in India and as it seeks to appropriately respond to the spiritual needs of its patients. To this end, we will briefly study spiritual care in the city of Varanasi. From there, we will turn our attention to spiritual care in palliative care in India. We will analyze the meaning of spirituality within that context and explain how it differs from spirituality in Western healthcare contexts. In the next section, we will describe how spiritual distress presents itself in palliative care in India. We will end our analysis with presenting how spiritual distress among palliative care patients in India can be addressed through spiritual care.

1. Spiritual Care in the City of Varanasi

Varanasi is a very relevant place to start our exploration of spiritual care in India, because, in Varanasi, two aspects coincide that are, too, at the heart of this chapter: end of life and the spiritual search for meaning. Varanasi is situated on the bank of the river Ganges in the North-Indian state of Uttar Pradesh. It is a city that holds special significance to the adherents of several religions of Indian origin.

3 Office of the Registrar General & Census Commissioner, Data on Religion.

Buddhists associate Varanasi with the first sermon that the Buddha gave after reaching enlightenment. The Buddha is believed to have given this sermon in Sarnath, some ten kilometers north-east of Varanasi. For Jains, Varanasi is the place where their twenty-third *tīrthaṅkara*, or spiritual teacher, was born. But, Varanasi is most important to Hindus.

In Hindu stories it is told that Varanasi is far from an ordinary city. Its religious importance is associated with the fact that the river Ganges flows along the city. This river is sacred in Indian religiosity and is believed to wash away sin. Yet, this is not the only thing that makes Varanasi special. As per Hindu stories, Varanasi is the place itself where creation began. People also tell that, in the city, time does not progress, that Varanasi hoovers in the air or that it is of gold. Hindus are obviously not oblivious to reality. They see that, in reality, Varanasi does not seem to match these blissful portrayals. Therefore, it is argued that the stories refer to the city's true spiritual nature, which is only visible to those who have progressed on the spiritual path.[4]

Such persons may also believe that Varanasi is the city where the god Śiva and his consort, the goddess Pārvatī, settled after their marriage. It was no coincidence that Śiva chose Varanasi to become the new home of his family. Besides a husband, Śiva is believed to be an ascetic who likes to meditate upon the meaning of life, death, and the afterlife. Varanasi happened to be an excellent place to do so because of the presence of cremation grounds on the banks of the river Ganges, which are in use 24 hours a day seven days a week. Many Hindus want to be cremated in Varanasi because of the city's special religious status. That special status, which is illustrated by the above-mentioned sublime depictions of the city, rests upon the belief that Varanasi is a gateway towards liberation from the cycle of death and rebirth.

Most Hindus believe that after the current life, another life will follow. The nature of that life will be determined by a person's karma: the effect of all the deeds a person has done in the current life and in preceding lives. If a person has done many good deeds, then he or she may expect a good next life, but if many bad deeds have been committed the future life may not be so good. The prospect of rebirth may not be very appealing to Hindus for two reasons. First, human beings

4 Parry, Death and cosmogony in Kashi, 106–108; Parry, Death in Banaras, 19.

may never be absolutely sure of a good rebirth, because they cannot know whether the total karmic balance of deeds of this life and preceding lives will be good or bad. Second, any life, even the happiest one imaginable, will contain some amount of suffering, because ultimately all human beings will be confronted with their own death and that of others. Therefore, the ultimate goal in Hinduism is release from the cycle of death and rebirth. Many believe that Varanasi is a place where that release can be more easily obtained under the right circumstances.

The belief that Varanasi grants that release, or *mokṣa* or *mukti* as it is called in Indian languages, is based on a Hindu myth of creation. As per this story, at the very beginning of time Śiva and Pārvatī created Varanasi and the god Viṣṇu. After being created Viṣṇu dug out a basin in Varanasi and started to fill that basin with his own sweat. This sweat was the transpiration resulting from the extreme ascetic practices that he undertook near that basin. When Śiva saw the spiritual efforts that Viṣṇu was undertaking, he felt so pleased that he granted Viṣṇu a boon. In response, Viṣṇu requested that Varanasi would bestow *mokṣa*. And so it happened.[5]

There are various theories on how *mokṣa* can be achieved in Varanasi. Some Hindus argue that it suffices that the ashes of a diseased person are scattered over the river Ganges. Others, however, have argued that it is at least necessary for the body to be cremated in Varanasi. Still others believe that it is essential to die within the city. Driven by this last belief, Hindus have been traveling to Varanasi to die within the holy city since time immemorial.[6] By and large, people do not come to Varanasi with the intent to commit suicide. They, rather, live out their life until a natural death ensues. Some people come and live in Varanasi when death seems distant and well before they become frail. Others, however, come to Varanasi at the very end of their life when death is imminent and it is clear that they have only a few weeks or even just days to live.[7] These people need special care, because they tend to be weak and need help with nearly everything, including eating and drinking.

---

5 Lannoy, Benares, 177–178; Parry, Death and cosmogony in Kashi, 103–104; Parry, Death in Banaras, 13–15.

6 Eck, Banaras city of light, 80.

7 Eck, Banaras city of light, 329; Parry, Death and cosmogony in Kashi, 110; Parry, Ghosts, greed and sin, 180; Parry, Death in Banaras, 23.

For these dying people, there are two particular institutions in Varanasi that provide care. It are charitable institutions, which means that they are largely free of cost and even the poor can access them. These institutions are specifically meant for people who are in the final phase of the dying process and have come to Varanasi with the hope of obtaining *mokṣa* through dying within the city. The focus on *mokṣa* in these institutions is also obvious from how these institutions are called in Varanasi: *lābh-bhavan*. *Bhavan* means home and *lābh* means benefit. A *lābh-bhavan* is, thus, a home of benefit or a home where a benefit can be obtained. That benefit is obviously *mokṣa*. This emphasis on *mokṣa* indicates that the care that is provided within these institutions is based on a spiritual approach to the dying process. The goal of care is to bring the dying person in the right mental mood for *mokṣa*. To this end, the caregivers in these institutions attempt to stimulate religious feelings and emotions in the dying. For instance, they sing religious songs. They offer water from the sacred river Ganges to drink and they read from important Hindu texts, such as the famous *Bhagavad-Gītā*.[8]

The fact that these institutions are intended for the dying, implies that those who opt to stay there are expected to have accepted that they are dying and are no longer undergoing treatment aimed at cure. Many of them will even have stopped eating and drinking. Consequently, a majority of the people who stay in these institutions die there within a short period of time, usually two weeks or less.[9] This does not necessarily mean that they are eager to die. Forgoing nutrition and hydration may, sometimes, indeed accelerate dying, but it can, also, be part of the natural dying process when people are so close to death that eating and drinking is not meaningful anymore. From a religious or spiritual perspective, forgoing nutrition and hydration is interpreted as fasting that spiritually prepares the body for death and mokṣa afterwards.[10]

If death is not eagerly wanted by the people dying in these institutions, at least, death is accepted. The whole environment that these institutions create is one in which death is not to be feared because it leads to *mokṣa* in Varanasi. Death is seen as a gate to a better condition. This spiritual approach towards dying and the

---

8 Justice, Dying the good death.

9 Justice, Dying the good death, 59–61, 89.

10 Justice, The «Natural» Death.

entire context of spiritual care that is associated with it may make acceptance easier for Hindus who have faith in the liberating potential of dying in Varanasi.[11] In this way, the houses for the dying in Varanasi can serve as a source of inspiration when care providers in other end of life contexts, such as palliative care, are confronted with Hindus who are struggling to accept their terminal diagnosis. However, Varanasi presents a particular religious context in India. Not all Hindus may share the belief that dying in Varanasi leads to *mokṣa* or find that belief reassuring in the face of death. Therefore, it would be wrong to think that there is no spiritual distress among Hindu patients because they believe in rebirth and *mokṣa.* Some Hindu beliefs may actually obstruct acceptance and can at times lead to spiritual distress.

To better understand this, we need to, first, study what spirituality means at the end of life in India. This will require us to, also, look beyond Hinduism and include the experiences of religious minorities. In our analysis, we will focus on spirituality in palliative care, because, as indicated above, spiritual care is considered an integral part of holistic palliative care and the study of the palliative care context can illuminate how spiritual care can be provided in Indian healthcare at large.

2. Meaning of Spirituality in Palliative Care in India

Palliative care was introduced in India in the second half of the 1980s. Since then, palliative care programs have been developed all over India, although coverage of palliative care in India still remains a huge problem. Most of these programs focus on cancer patients.[12] In India, palliative care is mainly provided at home by professional palliative care teams, and trained volunteers and in hospices, pain clinics

---

11 Gielen/Kashyap, Belief in Karma and Mokṣa, forthcoming.

12 International Observatory on End of Life Care, India country report; Rajagopal, Palat, Kerala, India; Shanmugasundaram/Chapman/O'Connor, Development of palliative care in India.

and palliative care units in hospitals.[13] Organizations providing palliative care in India rely on various sources of funding and generally the charges made to patients for palliative care are limited.

A review on spirituality in palliative care in India has found that spirituality in this context consists of three dimensions: the relational dimension, the values dimensions, and the existential dimension.[14] These three dimensions are obviously not particular to spirituality in palliative care in India. Spirituality elsewhere, including in the West, may include these dimensions besides, possibly, others. What is particular to the Indian palliative care context, however, is the persisting dominance of religion in these three dimensions. The context of spirituality in palliative care is decidedly determined by the religion to which individual patients belong. The connection and overlap between religion and spirituality in palliative care in India is much stronger and dominant than in Western countries where spirituality is more likely to be, also, associated with non-religious areas of meaning in life.[15]

This does not mean that spirituality in Indian palliative care is absolutely restricted to religion. This is illustrated by the relational dimension. A relation connotes a connection. When a relation malfunctions, there is disconnection. Connectedness refers to «actions and feelings that make human beings to bond

---

13 International Observatory on End of Life Care, India country report; McDermott/Selman/Wright/Clark, Hospice and palliative care; Seamark et al., Palliative care in India; Shanmugasundaram/Chapman/O'Connor, Development of palliative care in India.

14 These dimensions have been more elaborately described in: Gielen/Bhatnagar/Chaturvedi, Spirituality as an ethical challenge. In this section, we provide an analytical summary of these findings.

15 See, for instance, Walter, Spirituality in Palliative Care: Opportunity or Burden, for a critical analysis of this issue within the context of palliative care. The emphasis on non-religious areas of meaning in life is also visible in the consensus definition of spirituality in healthcare developed in 2009 under the impulse of the George Washington Institute for Spirituality and Health. Although this definition does not exclude religion as a source of spirituality, it does not explicitly mention it. Spirituality was defined as «the aspect of humanity that refers to the way individuals seek and express meaning and purpose and the way they experience their connectedness to the moment, to self, to others, to nature, and to the significant or sacred.» (Puchalski/Ferrell/Virani/Otis-Green/Baird/Bull/Handzo/Nelson-Becker/Prince-Paul/Pugliese/Sulmasey, Improving the quality of spiritual care as a dimension of palliative care, 887).

and, in this sense, transcend their limited self».[16] In the Indian context, most people highly value a healthy connection with the extended family. The family will, also, be involved when important decisions regarding treatment are being made and will often take over decision-making from the patient. Yet, the relationship with a higher transcendent reality such as God is of equal importance. A large majority of Indian palliative care patients, whether they are Hindu, Sikh, Muslim or Christian, believe in a personal God who has the power to cure any disease. The use of the concept «God» in singular is appropriate here because, even in Hinduism, which is sometimes described as polytheism, most believers actually focus on one personal God and all other «gods» are seen as representations or aspects of that one God. The commonly held belief is that this God will grant cure if the believer remains devotedly attached to God. Such attachment implies a connection that can be sustained through religious practices, such as prayer or divine worship. In this way, notwithstanding the diversity of religious beliefs and practices within India, there are, also, particular convictions that are shared across religions in India and that have become an integral part of Indian religiosity. Some of these convictions are of particular significance to palliative care. The belief in a powerful God who responds to his or her devotees is such a conviction.

When patients are in a dysfunctional relationship, they experience disconnectedness and they may go through feelings of loneliness, anger, guilt, and blame. While all these emotions can be felt towards persons, in Indian spirituality, they will often be directed towards God. When Indian palliative care patients have remained devoted to God throughout their life and even in illness, they may feel abandoned by God when God does not grant them the cure they had been praying for. They may wonder whether God has left them and when He or She may finally come to their rescue. When patients experience spiritual anger, that anger will not rarely be directed towards God. God is believed to always support his or her devotees and when the hope for cure does not materialize, patients may feel angry and betrayed because God did not respond in the way they expected him or her to respond. Based on religious theories, patients may feel guilt or blame themselves for their disease. Across religions in India there is the belief that illness may be a punishment for sin.

---

[16] Gielen/Bhatnagar/Chaturvedi, Spirituality as an ethical challenge, 572.

The concept of karma reinforces that belief, particularly within Hinduism, Sikhism, and Buddhism, by providing a theoretical basis for that belief.

Religious ideas such as the karma theory may help patients to give meaning to their illness. The search for meaning is part of the existential dimension, in which patients wonder why the illness has happened to them. Answers provided by Indian religiosity may help patients accept their condition. Patients may see the illness as part of God's plan. In that sense, the illness could be a lesson intended to teach the patients something about life or it could be a punishment for sin. As explained above, karma is a belief that could be applied to support the idea that illness is punishment. If bad deeds lead to bad karma, a severe illness might very well be the outcome. Further, religion may convince patients that death may not be an end that is to be feared. Beliefs in an afterlife, such as rebirth or *mokṣa*, may give them hope for something better after death.

However, the potential of Indian religiosity to provide answers to existential issues does not mean that Indian palliative care patients accept death and dying without problems. Very often, these answers are considered unsatisfactory. When this happens, patients may feel that they are losing control of their life. Fear may start setting in. Patients may start dreading death or may extremely worry about what will happen to them or their family as the disease progresses.

Worries about what will happen to the family are an indication of the importance of family as a value to Indian palliative care patients. Together with religious faith, family constitutes a large share of the values dimension. These values guide patients as they make decisions throughout their illness trajectory and determine how they cope with their disease. If the patients do not cope well, they may face spiritual distress.

3. Spiritual Distress in Palliative Care in India

Spiritual distress has been defined as a «state of suffering related to the impaired ability to experience meaning in life through connectedness with self, others, world, or a Superior Being»[17]. Although this definition of spiritual distress has

---

17 Caldeira/Carvalho/Vieira, Spiritual distress, 82.

been developed from a Western understanding of spirituality,[18] it is nevertheless helpful as a point of departure to analyze spiritual distress among Indian palliative care patients, because it includes two out of the three dimensions of spirituality that we described above: the relational dimension in the inclusion of connectedness in the definition, and the existential dimension in the reference to the experience of meaning in life. The values dimension is not directly present in this definition, but in our analysis, too, the values dimension merely reinforced the centrality of certain aspects of spirituality and, in particular, family and religion. These two are present in the definition when it refers to «others» and «a Superior Being». From the perspective of Indian religiosity, it may have been better to write about «a Superior Principle», because the Supreme need not be a Being. However, it is also true that for most of the palliative care patients the Supreme, in fact, means a personal God.

This became clear from a study among 300 cancer patients attending the pain clinic of a tertiary hospital in New Delhi. In that study, the participants were asked to what extent they agreed with each of 36 spirituality items. These items had been specifically developed for the Indian palliative care patient population on the basis of an extensive literature review, consultation of specialists, and a pilot study of a provisional version of the questionnaire containing the spirituality items.[19] In their responses to the items, the patients massively indicated their belief in God. For instance, 88.3% agreed with the statement «God is with me». 87% said that they had a belief in God that gave them strength.[20] These statements show that, indeed, most patients are convinced that God will support them throughout their illness. Yet, these percentages should not make us oblivious of a substantial minority of patients who are facing serious spiritual issues and even distress.

In the same survey, 25% agreed with the statement «When I think of God, I feel agitated.» An equal 25% felt that «God had abandoned» them. This means that for one in four patients, the mere thought of God causes distress. This distress is based on the conviction that God, who is expected to support his or her devotees, had failed to cure the patient and, in that sense, had abandoned him or her. In the

18 Gielen/Bhatnagar/Chaturvedi, Prevalence and Nature of Spiritual Distress, 531.

19 Bhatnagar/Noble/Chaturvedi/Gielen, Development and Psychometric Assessment.

20 Bhatnagar et al., Signs of Spiritual Distress.

study, the frequent prevalence of spiritual distress was further illustrated when the patients were divided into groups as per their spiritual profiles.[21] By using statistical modelling, three clusters emerged: «trustful patients» (46.4% of all patients), «spiritually distressed patients» (17.4%), and «patients clinging to divine support» (36.2%).

The cluster of trustful patients contained the patients who had trust in the future and God. These patients were convinced that God still supports them. They were not entirely free of worries about the future, be it their own or that of their family members, but they were substantially less worried about it in comparison to the patients in the two other clusters. Overall, these patients seemed to be at peace with their condition and feelings of anger were rare. The second cluster grouped patients who were clearly spiritually distressed. Their spirituality was characterized by anger, worry, and fear. They considered their medical condition unfair and a reason for anger. Existential answers such as the karma theory did not pacify their mind. They were severely worried about what would happen to them and their family in the future. Loss of faith in God and loss of interest in religion overall were common among these patients. The third cluster is an intermediate cluster in between the trustful attitude of the first cluster and the spiritual distress of the second. It is the cluster of «patients clinging to divine support». In these patients, we observe contradictory spiritual feelings and emotions. They had not lost their faith in God and believed that God was supporting them. Still, they were asking themselves existential questions and the answers that they were finding did not seem to be entirely satisfying, as was obvious from their view that their illness was unfair. Loneliness and fear about the future further characterized patients in this group. These patients clung to divine support in the sense that they wanted to believe that God was with them, but this belief was being strongly challenged by the reality of their disease.

Spiritual counseling would have been appropriate for people in the cluster of the spiritually distressed patients, but it would most likely also have been beneficial for the patients in the intermediate group whose belief in a supportive God was on shaky grounds. If we sum the percentages of these two groups, we can conclude that 53.6% or more than half of the studied population would definitely

---

[21] Gielen/Bhatnagar/Chaturvedi, Prevalence and Nature of Spiritual Distress.

benefit from spiritual counseling. This is obviously not to say that spiritual counseling would be fruitless for the «trustful patients». The need for spiritual counseling in this latter group may be less urgent, but these patients may still be facing particular spiritual issues for which they may want support. We did observe, for instance, that patients in this group were not free from worries about the future. Overall, we could say that there is a strong need for spiritual care among the studied palliative care population. In the context of the houses for the dying in Varanasi, spiritual needs seem to have been met much better and peaceful acceptance of the dying process was the norm. This triggers the question how spiritual counseling or spiritual care can be provided to palliative care patients in India.

4. How to Address Spiritual Distress in Palliative Care in India?

Palliative care in India is provided through a diversity of programs in hospitals, clinics, and at home. Most of these programs do not have access to spiritual care specialists. For instance, chaplains, who could look after the spiritual needs of patients, are normally not part of palliative care teams in India. This does obviously not mean that palliative care programs in India do not provide spiritual care. Many palliative care programs include counselors who do pay attention to spiritual issues and concerns, although the area of expertise of these counselors is not religion or spiritual care per se as is the case with chaplains.[22] Moreover, physicians, nurses, and other medical care providers on the palliative care team, such as physical therapists, can provide some degree of spiritual care, too, if they have been adequately trained. Palliative care training programs in India normally do include spiritual care and the topic also receives attention in relevant journals, particularly the Indian Journal of Palliative Care, and, every year, there are sessions dedicated to spiritual care at the annual conferences of the Indian Association of Palliative Care (IAPC).

---

22 See, for instance, Yeager et al., CanSupport.

A problem that educators and healthcare professionals interested in the provision of spiritual care in palliative care in India have to face is that most of the available literature on spiritual care has originated in the West and is not entirely applicable to Indian spirituality, which is strongly determined by Indian religiosity as well as the broader Indian socio-cultural context.[23] As a consequence, some of the models and vocabulary that are suggested to use in the international literature on spiritual care may not work very well among palliative care patients in India. Even concepts such as spirituality, faith, and belief, for which there is no unambiguous equivalent in Indian languages, may confuse not only patients, but, also, the healthcare providers who want to offer spiritual care. Consequently, models of spiritual care that heavily rely on such vocabulary may not be effective in India. This, however, should not discourage healthcare providers in that country to provide spiritual care, because, as shown in the preceding paragraph, spiritual distress is a reality that needs to be addressed in palliative care in India. To this end, it is necessary to find appropriate language and approaches to discuss spiritual issues and concerns with patients.

The available research on spirituality among palliative care patients in India, although limited, does provide insights about how this can be done.[24] For instance, for Indian palliative care patients, belief in a God who will support his or her devotees is often central. Therefore, while, exploring spiritual issues, healthcare professionals could ask questions regarding belief in God as it relates to illness. Patients could, also, be asked whether or not they wonder why the illness has happened to them. This could be an opportunity to explore the ways in which patients give meaning to their life with illness. Within the context of Indian spirituality, answers that could be expected include karma, and illness as punishment for sin. Through careful probing, the palliative care provider can determine to what extent the identified spiritual issues are a source of distress.

Given the limited means that most palliative care programs in India have available, including in the area of spiritual care, it is important that the palliative care provider explores ways with the patient to address spiritual distress outside the palliative program. They have to find appropriate channels – persons or

---

23 Gielen/Bhatnagar/Chaturvedi, Spirituality as an ethical challenge, 587.

24 Bhatnagar et al., Signs of Spiritual Distress.

organizations – that can help the patient to overcome this distress. Depending on the patient's religious background this can be priests, religious teachers, or even family members or friends.

5. Conclusion

The example of Varanasi illustrates how people within Indian religions such as Hinduism, have well understood the need to provide spiritual care at the end of life. The care that is provided in the houses for the dying in Varanasi is focused on a spiritual acceptance of the dying process through an emphasis on *mokṣa* that will undoubtedly follow after dying within the city. Unfortunately, as in religions elsewhere in the world, Indian religious beliefs and practices are not always able to guide the dying towards acceptance of their terminal condition. On the contrary, at times religious beliefs may make acceptance even harder. This is particularly the case when patients have pinned their hopes on an all-powerful God who always supports his or her devotees and when, in the end, the hoped for cure does not materialize. Patients may, also, not be satisfied with existential answers provided by Indian spirituality, such as theories on karma and *mokṣa*. When patients feel troubled by this, they may experience spiritual distress. Spiritual distress requires the attention of the palliative care team, because it can have a tremendous detrimental impact on quality of life. Although, in palliative care in India, the resources that are available for the provision of spiritual care are limited, palliative care providers in India can take steps to support their patients who are suffering from spiritual distress. They need to pay particular attention to those spiritual issues and concerns that are prevalent among their palliative care patients. If the palliative care providers are able to integrate the profound impact that Indian religiosity has on their patients' spirituality in their approach to the patient, they will succeed in providing effective context specific spiritual care to their patients.

References

Bhatnagar, Sushma/Noble, Simon/Chaturvedi, Santosh K./Gielen, Joris, Development and Psychometric Assessment of a Spirituality Questionnaire for Indian Palliative Care Patients, in: Indian Journal of Palliative Care, 22/1 (2016), 9–18.

Bhatnagar, Sushma/Gielen, Joris/Satija, Anchal/Singh, S. P./Noble, Simon/Chaturvedi, Santosh K., Signs of Spiritual Distress and its Implications for Practice in Indian Palliative Care, in: Indian Journal of Palliativ Care, 23(3) (2017), 306–311.

Caldeira, Silvia/Carvalho, Emilia C./Vieira, Margarida, Spiritual distress – proposing a new definition and defining characteristics, in: International Journal of Nursing Knowledge, 24/2 (2013), 77–84.

Eck, Diana L., Banaras city of light. New Delhi 1983.

Gielen, Joris/Bhatnagar, Sushma/Chaturvedi, Santosh K., Spirituality as an ethical challenge in Indian palliative care: A systematic review. in: Palliative & Supportive Care, 14/5 (2016), 561–582.

Gielen, Joris/Bhatnagar, Sushma/Chaturvedi, Santosh K., Prevalence and Nature of Spiritual Distress Among Palliative Care Patients in India, in: Journal of Religion & Health, 56/2 (2017), 530–544.

Gielen, Joris/Kashyap, Komal, Belief in Karma and Mokṣa at the End of Life in India, in: Selin, H./Rakoff R. M. (Eds.), Death Across Cultures: Death and Dying in Non-Western Cultures. Berlin (forthcoming).

International Observatory on End of Life Care, India country report, 2007. Retrieved from http://www.eolc-observatory.net/global analysis/pdf/india country report.pdf.

Justice, Christopher, The «Natural» Death While Not Eating. A Type of Palliative Care in Banaras, India, in: Journal of Palliative Care, 11/1 (1995), 38–42.

Justice, Christopher, Dying the good death. The pilgrimage to die in India's holy city. New Delhi 1997.

Lannoy, Richard, Benares: A world within a world. The microcosm of Kashi yesterday and today. Varanasi 2002.

Lynch, Thomas/Connor, Stephen/Clark, David, Mapping levels of palliative care development: a global update, in: Journal of Pain and Symptom Management, 45/6 (2013), 1094–1106.

McDermott, Elizabeth/Selman, Lucy/Wright, Michael/Clark, David, Hospice and palliative care development in India. A multi-method review of services and experiences, in: Journal of Pain and Symptom Management, 35/6 (2008), 583–593.

Office of the Registrar General & Census Commissioner, I., Ministry of Home Affairs, Government of India, Data on Religion, 2011. Retrieved from http://www.censusindia.gov.in/2011census/Religion PCA.html.

Parry, Jonathan. P., Death and cosmogony in Kashi, in: Singh, Rana. P. B. (ed.), Banāras (Vārāṇasī): Cosmic order, sacred city, Hindu traditions: Festschrift to Prof. R.L. Singh. Varanasi 1993, 103–121.

Parry, Jonathan. P., Ghosts, greed and sin: The occupational identity of the Banaras funeral priests, in: Singh, Rana. P. B. (Ed.), Banāras (Vārāṇasī): Cosmic order, sacred city, Hindu traditions: Festschrift to Prof. R.L. Singh. Varanasi 1993, 179–196.

Parry, Jonathan P., Death in Banaras. Cambridge 1994.

Puchalski, Christina/Ferrell, Betty/Virani, Rose/Otis-Green, Shirley/Baird, Pamela/Bull, Janet/Handzo, George/Nelson-Becker, Holly/Prince-Paul, Maryjo/Pugliese, Karen/Sulmasey, Daniel, Improving the quality of spiritual care as a dimension of palliative care: the report of the Consensus Conference, in: Journal of Palliative Medicine, 12/10 (2009), 885–904.

Rajagopal, M. R./Palat, Gayatri, Kerala, India. Status of cancer pain relief and palliative care, in: Journal of Pain and Symptom Management, 24/2 (2002), 191–193.

Seamark, David/Ajithakumari, K./Burn, Gilly/Saraswalthi Devi, P./Koshy, Rachel, Seamark, Clare, Palliative care in India, in: Journal of the Royal Society of Medicine, 93(6) (2000), 292–295.

Shanmugasundaram, Sujatha/Chapman, Ysanne B./O'Connor, Margaret, Development of palliative care in India. An overview, in: International Journal of Nursing Practice, 12/4 (2006), 241–246.

Walter, T., Spirituality in palliative care: opportunity or burden?, in: Palliative Medicine, 16/2 (2002), 133–139.

World Health Organization, WHO Definition of Palliative Care, 2018. Retrieved from http://www.who.int/cancer/palliative/definition/en.

Yeager, Alyssa/LaVigne, Anna W./Rajvanshi, Ambika/Mahato, Birbal/Mohan, Ravender/Sharma, Reena/Grover, Surbhi, CanSupport: a model for home-based palliative care delivery in India, in: Annals of Palliative Medicine, 5/3 (2016), 166–171.

Abstract

At the end of life, spiritual issues and concerns can have a very profound impact on quality of life. Therefore, spiritual care is considered an integral part of holistic palliative care. This is not different in India, where palliative care was introduced in the 1980's. Yet, the provision of spiritual care at the end of life has been part of Indian culture since time immemorial. This is illustrated by the spiritual beliefs and practices regarding dying and the afterlife in Varanasi. The care that is provided in houses for the dying in Varanasi is focused on a spiritual acceptance of the dying process through an emphasis on liberation from the cycle of death and rebirth. That liberation is believed to follow after dying within the city. Yet, Indian religious beliefs and practices do not always lead to peaceful acceptance of the dying process. Sometimes, religious or spiritual beliefs may even obstract acceptance. Research has shown that spiritual distress is a frequent problem among palliative care patients in India. Unfortunately, in Indian palliative, the resources that are available for the provision of spiritual care are limited. However, palliative care providers will be able to provide effective context specific spiritual care if they develop awareness of those spiritual issues and concerns that are prevalent among their palliative care patients and apply an approach that heeds the profound impact that Indian religiosity has on Indian patients' spirituality.

Keywords

India, Spiritual Care, Hinduism, Palliative Care, Varanasi.

Zusammenfassung

Am Ende des Lebens können spirituelle Themen und Anliegen einen sehr großen Einfluss auf die Lebensqualität haben. Daher wird Spiritual Care als integraler Bestandteil der ganzheitlichen Palliativmedizin betrachtet. Dies ist in Indien nicht anders, wo die Palliativmedizin in den 1980er Jahren eingeführt wurde. Die Bereitstellung von spiritueller Betreuung am Lebensende ist jedoch seit jeher Teil der indischen Kultur. Dies wird durch die spirituellen Überzeugungen und Praktiken in Bezug auf das Sterben und das Jenseits in Varanasi veranschaulicht. Die Betreuung in den Sterbehäusern von Varanasi konzentriert sich auf eine spirituelle Akzeptanz des Sterbeprozesses mittels der Betonung der Befreiung aus dem Kreislauf von Tod und Wiedergeburt. Es wird angenommen, dass diese Befreiung nach dem Tod in der Stadt erfolgt. Doch nicht immer führen religiöse Überzeugungen und Praktiken in Indien zu einer friedlichen Akzeptanz des Sterbeprozesses. Manchmal können religiöse oder spirituelle Überzeugungen die Akzeptanz sogar behindern. Untersuchungen haben gezeigt, dass spirituelle Not ein häufig anzutreffendes Problem unter Palliativpatienten in Indien ist. Leider sind in der indischen Palliativmedizin die Ressourcen, die für die Bereitstellung von spiritueller Betreuung zur Verfügung stehen, begrenzt. Palliativmedizinische Dienstleister werden jedoch in der Lage sein, eine effektive kontextspezifische spirituelle Betreuung anzubieten, wenn sie das Bewusstsein für die spirituellen Themen und Anliegen entwickeln, die bei ihren Palliativpatienten weit verbreitet sind, und einem Ansatz folgen, der die tiefgreifenden Auswirkungen der indischen Religiosität auf die Spiritualität indischer Patienten berücksichtigt.

Schlüsselwörter

Indien, Spiritual Care, Hinduismus, Palliative Care, Varanasi.

Joris Gielen, MA PhD is director of the Center for Healthcare Ethics at Duquesne University in Pittsburgh. In his research, he focuses on religion, spirituality and ethics in palliative care from a global perspective. He has conducted research projects in Belgium, the US, and India. A special area of interest is the role of religion in the experiences of patients, their family members, physicians and nurses in palliative care in North India.

Komal Kashyap, MPT PhD(c) is working as a physiotherapist at the Department of Onco-Anaesthesia & Palliative Medicine of the Dr. B.R. Ambedkar Institute Rotary Cancer Hospital of the All India Institute of Medical Sciences in New Delhi. There, she is also working on a three-year research project on spirituality in patients suffering from cancer-related pain. She has co-authored several studies on pain management in cancer patients through therapies such as yoga and Scrambler Therapy.

Who Cares? Health, Religion, and «Spiritual Care» in the People's Republic of China

Fabian Winiger

In 2006, WHO researchers published a cross-cultural study on spirituality, religiousness and personal beliefs and quality of life (WHOQOL-SRPB). Respondents were asked 132 questions and scored across six domains.[1] The questions were very broad, ranging from the general («How hopeful do you feel?») to secular sources of inspiration («To what extent do you feel spiritually touched by beauty?») and relationships with specific divine figures («To what extent does any connection to a spiritual being help you to get through hard times?»).[2] The authors found that SRPB contributed to overall reported quality of life, and plead for their inclusion in routine assessments. But on one account, the results were skewed: over 77% of Chinese respondents considered themselves «not at all» or «only slightly» religious – the highest score of religious affinity, positive or negative, reported by any surveyed country.[3]

1 See Winiger, The «Spiritual Dimension of Health» and the WHO's Quality of Life Measurement Instrument (WHOQOL-SRPB).

2 Department of Health and Substance Dependence, WHOQOL Spirituality, Religiousness and Personal Beliefs (SRPB) Field-Test Instrument.

3 WHOQOL SRPB Group, A Cross-Cultural Study of Spirituality, Religion, and Personal Beliefs. For an evaluation of the applicability of the WHOQOL-SRPB among ethnic Chinese communities, see Chan/Verplanken/Skevington, Cross Cultural Application of the WHOQOL-SRPB in the Chinese Community.

If Chinese irreligiosity is equated with a lack of interest in «spiritual» questions more generally, there appears little space for a spiritual dimension to healthcare in the PRC. At least one recent cross-cultural study on the importance of religious and spiritual meaning in among elderly Chinese seems to confirm this: just over half reported that they contemplate the «purpose of life»; among respondents older than 60 years, a mere 37.5% did so. With a mean of over 75%, Chinese respondents again scored much lower than those in other countries.[4] Indeed, unlike Hong Kong and Taiwan, where health professionals recognise and to a certain extent meet demands for spiritual care,[5] in the People's Republic of China (PRC), the influence of this discourse in public healthcare is practically non-existent.

The following chapter proposes that, if spirituality encompasses not only an orientation towards «something higher and more powerful» which «exists beyond the physical and material world», but may be compared to what the survey termed «personal beliefs» in a «scientific theory, a personal way of life, a particular philosophy or a moral and ethical code»,[6] then a different picture emerges of the role played by spirituality in Chinese healthcare. Unlike spirituality *sensu stricto*, «personal beliefs» may be understood to partly overlap with spirituality, but do not necessarily differentiate between the «material» and «moral parts of man» – a distinction introduced into WHO discourse in 1983, somewhat arbitrarily, via reference to the Oxford dictionary.[7] The relevance of Euro-American spiritual care discourse to Chinese healthcare, it is argued, however ought to be qualified by two complicating circumstances: firstly, notwithstanding the harrowing waste of life wrought by the Great Leap Forward (1958–1961) and the Cultural Revolution (1966–1976), the PRC helped pioneer a form of horizontal healthcare delivery that inspired the Primary Healthcare movement which, supported by Muslim and Christian interest groups, would pave the way for a vastly more holistic conception of health. Yet, despite the enormous strides taken since the 1950s towards eliminating infectious disease and

---

4 Zimmer et al., Spirituality, Religiosity, Aging and Health in Global Perspective.

5 Tzeng/Yin, Demands for Religious Care in the Taiwanese Health System; Chan, Is Religious and Existential Well-Being Important; Lee et al., Integrative Body-Mind-Spirit Social Work.

6 Department of Health and Substance Dependence, WHOQOL Spirituality, Religiousness and Personal Beliefs (SRPB) Field-Test Instrument, 20.

7 Peng-Keller, Die Aufnahme der «Spirituellen Dimension» durch die WHO, 7; WHO Social Change and Mental Health Cluster, WHO/MSAIMHP/98.2, 3, 5, 7.

reducing mortality rates and pioneering efforts in healthcare reform, for a large majority of the Chinese population, healthcare provision remains inadequate and precarious.

Secondly, the discourse of spiritual care stands vis-à-vis the Communist Party's wariness of religion: in the PRC, religious life is not allowed to flourish publicly, and the Party-state monopolises and politicises the sacred and has a long history of active hostility towards most forms of public religiosity. Integrating into state-run institutions spiritual care workers whose loyalty may lie with a religious denomination rather than the Communist Party contradicts the Party's atheist ideology and stokes fears of religious infiltration. Nonetheless, it is an over-simplification to say that Chinese society, if such a term can be usefully applied to what constitutes a fifth of the world's population, operates with a reductive view of health. On the contrary, if the notion of «spirituality» is understood more broadly, traditional Chinese culture has long cultivated a highly spiritual conception of health, which continues, albeit in a different form, to this day.

1. «Spirituality» as a cross-cultural analytical concept

In contemporary Euro-American usage, the «spiritual» commonly refers to a private affair: an individual, existential quest for meaning and self-actualisation in connection with something larger – «higher», «underneath» or perhaps «behind» the consumption and production that defines life in late-capitalist society. Often, this quest is perceived to be unrelated to churched religious life, or even explicitly pursued in defiance of institutionalised religion – a «religion of no religion».[8]

Perhaps the most widespread source of contemporary associations with the term «spirituality» outside theological discourse derives from the New Age movement.[9] Here, the disinterested or defiant relationship with institutional religion

8 Kripal, Esalen.

9 Fuller, Spiritual, But Not Religious.

has transformed into the mimicry, appropriation and rearticulation of the methodological conventions and rhetorical devices of scientific modernity.[10]

Asian discourses of spirituality in particular have been approached as an explanandum rather than an analytical concept, partly due to their association with counter-cultural and epistemological heterodoxy, and partly, suggests Peter Van der Veer, due to «the false assumption that the spiritual is not political», and that «Eastern spirituality» somehow transcends «secular reality as well as the problems of institutionalised religion»[11] But at least in the PRC, the term «spirituality» is not private nor apolitical, and neither does it signify a «marginal form of resistance against secular modernity».[12] Rather, Chinese spirituality is deeply connected with embodied yet collective processes of meaning-making.

Like «religion», itself a relatively recently invented notion alien to most cultural contexts,[13] «spirituality» is not a cross-culturally uniform term. In China its introduction conflicted with indigenous understandings of the body-mind,[14] and although today the term is increasingly used among affluent consumers of Chinese medicine,[15] a persuasive argument can be made that traditional Chinese culture knows no opposition between a «spiritual» and a material and secular domain.[16] In this sense, the term «spirituality» risks appearing as a canvas on which orientalist imaginaries are projected, for instance, in the portrayal of «Asian» spirituality as the supposedly more «peaceful», «ethical» and «natural» qualities of a reified «East».[17]

Attempts to locate spirituality in an otherworldly, morally elevated realm somehow separated or even antithetical to material life, it may be argued, echoes the

---

10 Hammer, Claiming Knowledge.

11 Van der Veer, The Modern Spirit of Asia, 168.

12 Van der Veer, The Modern Spirit of Asia, 7.

13 Engler/Miller, Daniel Dubuisson, The Western Construction of Religion; Dubuisson, The Western Construction of Religion.

14 Wielander, Christianity and Positive Psychology; Larson, From Ah Q to Lei Feng.

15 Zhan, Cosmic Experiments.

16 Jullien, The Propensity of Things.

17 This projection in turn was appropriated by early Chinese nationalist reformers, see Duara, The Discourse of Civilization, 108.

colonial «discovery» of Euro-American analytical concepts in the beliefs of the anthropological Other. This is particularly problematic in view of recent Chinese history. Early encounters with Christianity in the 7th century were relatively peaceful, but later contacts between both Catholic and Protestant missionaries often complemented the British, French and German colonial powers. Victorian readings of Chinese culture integrated China into an orientalist imagination that extended Judeo-Christian epistemological hegemony into Chinese territories. Although China was never fully colonised, the symbolic violence of this encounter left a trace in China's memory of past humiliations by foreign powers – a «cultural trauma» eagerly maintained by the ruling elite's attempt to maintain the legitimacy of one-party rule.[18]

The case of James Legge (1815–1897), the Scottish protestant missionary-scholar, first Professor of Chinese at Oxford University and known for his pioneering translations of Confucian and Daoist classics, is instructive. As a devout Christian, Legge's representation of Daoism closely mirrored his faith: Daoism had once been pure, authentic and philosophically sophisticated, and was located in a single sacred text – the *dao de jing*, written personally by Laozi – before it became ritualised and corrupted by «Taoist popes». In the Chinese concept of *tian* (heaven) Legge found evidence of a monotheistic «Chinese Sky God». The fact that just like the *dao de jing* the Gospel of Mark contained 81 paragraphs and 70 such paragraphs «were found to be present in texts certainly dating to the third and fourth century» in Legge's mind counted as a powerful confirmation of the truth of the old Gospel.[19]

It appears wise, then, to proceed with caution when discussing Chinese «spirituality». In Mandarin Chinese, the term «spiritual» is typically rendered as *jingshen*, a complex psycho-physiological notion consisting of the characters for (seminal) «essence» (*jing*) and «deity», «spirit» or «mind» (*shen*).[20] *Jingshen* may

---

18 Unschuld, The Fall and Rise of China; Alexander, Toward a Theory of Cultural Trauma; Gao, Revolutionary Trauma.

19 Girardot, «Finding the Way», 113.

20 To complicate this matter further, «mind» in turn is not simply a product of the brain. Human sentience rather emerges in a complex psychosomatic interplay between the *hun* soul (associated with the liver) which leaves the body after death, and the *po* soul (associated with the lung), which remains with the body after death. Some traditions

refer to «vitality» or «vigour» and can be used to describe a person's character. It is related to the «three treasures» (*sanbao*) of *jingqishen*, which includes *qi*, a quasi-material *tertium quid* used to describe gas, air, vital energy, morale or breath.[21] Strikingly, the same character (*shen*) can be used to refer to both «deity» (e.g. *shenming*) and to the human «mind» (e.g. *xinshen*), creating the impression that the *shen* of *jingqishen* refers to a form of embodied divinity akin to the Christian soul. Similarly, *qi* as a life-giving force seems to parallel the Holy Spirit and both carry pneumatic etymologies.[22] On the surface, the tripartite division of the «three treasures» in this sense resembles the Christian division of the corporeal (*jing*), the divine (*shen*) and the Holy Spirit (*qi*). But the resemblance, striking as it may be, does not lead much further: the Christian duality of spirit and flesh, and its contemporary Cartesian articulation of mind/body, nature/culture, secular/sacred and so on, inscribes a dualistic ontology alien to the religious (particularly Daoist), folk and medical traditions that gave rise to the notion of *jing*, *qi* and *shen*. In the Chinese context, the «spiritual» echoes a millennia-old understanding of the progressive refinement, complementarity, balance and integration of these aspects, rather than the opposition between this-worldly matters of the flesh – pain and suffering of all kinds – and the other-worldly realm of the divine. Like the discourse of Chinese individualism more generally, the «conditions of translation» that resulted in the nigh-equivalence of spirituality and *jingshen* in bilingual dictionaries demands serious investigation by comparative historians.[23]

The complexity of *jing*, *qi* and *shen* is not merely a pedantic matter of semantics. The attempt to introduce spiritual care into Chinese communities illustrates this. In a telling interaction between a chaplain and a 75-year-old Hong Kong female

---

in Daoism identify three *hun* and seven *po* (*sanhunqipo*). Emotions also are not simply produced by the mind but are seated in the five *yin* organs (*wuxing*) of the body, and *xin*, related to the heart organ, also figures as a seat of sentience.

21 Note that the understanding of these concept varied considerably between historical periods Catherine, Jing, Qi, Shen; 精 氣 神; Essence, Pneuma (Breath, Energy, Vital Force), Spirit.

22 For the Latin translation of «pneuma» as «spiritus», see Peng-Keller, Genealogies of «Spirituality»; Bodendorfer-Langer, Lexikon für Theologie und Kirche, Bd. 4, 370–371.

23 Liu, Translingual Practice.

Chinese patient in a local hospital,[24] a chaplain is introduced to the patient as a *lingxing guanguyuan*. Here, «spiritual care workers» are described using the Chinese term *lingxing* rather than the *jingshen* used to render «spiritual» in other contexts. As the author points out, *ling* refers to «spirit or soul», *xing* to «nature», and *guanguyuan* to «care giver». But the patient, perhaps drawing on the traditional association of *lingxing* with ghosts, exclaims that her disease is not terminal. The chaplain then explains that she merely wishes to «take care of your *xinling*», using a term referring to a person's soul or heart. The patient, even more confused, asks whether the chaplain is a psychologist – a homophonous term which also contains the character *xin* (heart). To complicate matters further, a nurse walks in and compliments the patient's *jingshen*, which she immediately understands as a relating to her bodily condition. Evidently, the polysemous and contextual nature of the Chinese language makes the cross-cultural practice of «spiritual care» a rather problematic affair.

2. The state of public healthcare in the PRC

The relevance of the spiritual care discourse to healthcare in the PRC first and foremost ought to be understood against the background of the PRC's still ongoing transformation from abject poverty into what Communist Party ideologues describe as a «moderately well-off society».

Amidst the widespread poverty, war and social upheaval that marked the waning days of the Qing empire, colonial administrators and Chinese political reformers saw in the population's poor health the reason for China's political weakness: the «sick man of Asia», emaciated and backwards, marred by poor hygiene and opium addiction, was too weak to fend for himself. Inspired by social evolutionist ideas of the time, the physical fitness of the Chinese population was seen to have caused it to lose the struggle for survival among nations. China, once a great empire, had become dominated by stronger and more advanced civilisations. Ill health, this narrative claimed, had contributed to what to this day remains a

24 Kwan, Negotiating the Meaning of Spirituality, 17, 18.

collective sense of humiliation by foreign powers.[25] Consequently, political reform was premised on collective physical restitution. In their attempts to forge a post-Qing Chinese nation, Republican-era reformers used public hygiene campaigns and physical education to improve and foster a new political subjectivity.[26]

Born of the reformist New Culture movement of the 1910s and 1920s, the Communist Party carried forth the same association of population health and political defeat: if China was to «stand up» (*qi lai*) against imperialism, it had to become physically strong. Sports, alien to traditional Chinese culture, was introduced by missionary schools and shaped by Soviet physical culture. It became an important stage on which to perform the «New China».[27] Under Mao, «patriotic health campaigns» took the form of the revolutionary mass-mobilisation which had swept the Party into power. Healthcare was nationalised, and the control of infectious disease in particular served to demonstrate the superiority of socialism and involved the «masses» in a nation-wide project of nation-building. In the early Mao period, public health became a «yardstick for measuring progress toward modernity».[28]

The results were mixed: the frenzied eradication of the «four pests» (1958–1962) – rats, flies, mosquitoes, and sparrows – has been suggested to have contributed to the great famine (1959–1961) which consumed the lives of some 45 million people.[29] On the other hand, breakthroughs in the eradication of schistosomiasis cemented the claim that the Communist Party had seized the destiny of the Chinese nation, and was leading a healthy, strong proletariat into a free and self-determined future.[30] Throughout the Mao-period, the Party-state continued with centrally-controlled top-down campaigns for the adoption of childhood immunisation, and centralised Soviet-inspired improvements in hygiene and water, nutrition and education. Basic health services were distributed through its Cooperative Medical System based in worker's communes. Notwithstanding the

---

25 Callahan, National Insecurities; Gries, Narratives to Live By.

26 Morris, Marrow of the Nation; Dirlik, The Ideological Foundations of the New Life Movement.

27 Brownell, Training the Body for China.

28 Gross, Farewell to the God of Plague, 18, 19.

29 Dikötter, Mao's Great Famine.

30 Gross, Farewell to the God of Plague.

unspeakable burden of suffering carried by the population throughout this era, the health of the population in the PRC gradually improved: while it is difficult to pinpoint the precise constellation of factors, life expectancy at birth increased from 35 years shortly after the Communist takeover (1952) to 68 in the early reform-period (1982), representing one of the «most rapid sustained increases in documented global history».[31]

The most well-known success of Chinese healthcare during the Mao-era became the «barefoot doctors»: rural health workers trained in basic traditional Chinese and Western methods who were deployed to the furthest reaches of the nation to deliver basic health services.[32] The «bottom-up» approach of community-based healthcare pioneered by barefoot doctors significantly contributed to the control of parasitic diseases and rose to the attention of public health experts. A similar programme in India, where rural doctors combined Ayurvedic and biomedical care was also noted. For policy makers looking to reform the top-down «fixing» of isolated disease epidemics which had informed public health paradigms, the Chinese and Indian cases began to point the way towards a participative, cost-effective and community-driven model of «health by the people». It demonstrated a form of «horizontal» healthcare based on broad multisectoral collaboration of medical professionals, community workers and policy-makers, where patient care begins with family planning and prevention and ends with the management of chronic conditions and palliative care. The PRC became a critical supporter of this emerging paradigm, which would find its full expression in the World Health Organisation's pivotal 1978 Alma-Ata declaration on Primary Healthcare.[33]

Since the early 1980s, breath-taking economic growth has turned the PRC from a largely agricultural society into a military, technological and geopolitical superpower. The Opening and Reform-period also brought with it the wholesale privatisation of the earlier state-run health-system, and the central government

31 Babiarz et al., An Exploration of China's Mortality Decline under Mao, 2; Blumenthal/Hsiao, Privatization and Its Discontents.

32 Fang, Barefoot Doctors.

33 Farmer et al., Reimagining Global Health, 76–78.

halved its share on national healthcare spending from 32% to 15%.[34] In metropolitan centres, hospitals are increasingly equipped with state-of-the-art medical technology that surpasses their Western equivalents. Famous hospitals in metropolitan centres pride themselves with impressive infrastructure and international medical staff. But despite the PRC's early promotion of a more horizontal, community-based approach to healthcare, nearly four decades of privatisation have once more made healthcare a privilege of relatively affluent urban populations. Today, receiving an appointment with an experienced doctor in a reputed hospital is extremely difficult without «connections» (*guanxi*) in the right places.[35] Patients and their family arrive as early as they can, and queues may be seen starting to form before five o'clock in the morning. Rural migrants and elderly patients who are unable to use the online reservation system have no choice but to wait in the queue. Even local residents face long waits, and it is easier to purchase a place in the line from scalpers who prey on patients in the vicinity of hospitals. Due to the scarcity of beds in many hospitals, it is not uncommon to see patients lying on sheets spread on the floor or getting summarily thrown out by hospital staff. Relationships between patients and doctors are marked by low trust and sometimes violence.[36] Meals given to patients are poor and overpriced, and it is normal for family members to bring food to hospitalised relatives. The giving of «red packets» (*hongbao*) containing financial incentives to medical staff is common; traditionally a blessing exchanged on special occasions such as Chinese New Year, the giving of *hongbao* becomes a way of expressing gratitude to the doctor, but just as easily, a socially-sanctioned way of assuring preferential treatment from nurses and administrators, or encouraging a surgeon to pay special attention during a surgery.[37]

A visit to a typical suburban clinic presents a similarly dire picture. At the frontline of primary healthcare, rows of patients may be seen sitting in large halls, waiting for an appointment. Hallways overflow with oxygen masks, stretchers and

---

34 Blumenthal/Hsiao, Privatization and Its Discontents.

35 Fu/Chan, The Hippocratic Dilemmas.

36 Tucker et al., Rebuilding Patient-Physician Trust in China.

37 Chan, A Market of Distrust.

chairs. Patients are contained until a bed becomes available. A forest of intravenous drips, sometimes held up by the patient rather than suspended from a fixture, may be seen everywhere. Here, doctor's salaries are low, and consultation is typically as quick as practicality allows. Infusions and injections are routinely prescribed even for minor conditions such as the common cold – partly due to traditional beliefs regarding the therapeutic efficacy of needles and partly due to financial incentives given to medical staff.[38] Half of healthcare spending goes to drugs, compared with 10% in the U.S.[39] Despite a desire of public health officials to move towards primary care, for most ordinary Chinese, treatment focusses narrowly on the «curing» of «disease», i.e., abnormal physiological states, rather than the emphatic, patient-centred exploration of the patient's illness-narrative.[40] Biopsychosocial considerations expected in contemporary patient-centred medicine give way to the most pragmatic course of action, and resources are monopolised by the realpolitik of ensuring affordable access to the country's vast population.

In this context, the «spiritual» understandably remains a low priority in the delivery of healthcare to the PRC's enormous population. Even in relatively more affluent societies with a widely-recognised need for broad, long-term and holistic treatment strategies and long traditions of Christian pastoral care, spiritual care workers are pressed to defend their services against cost-savings measures. It comes as no surprise that in the PRC, with no established tradition of institutional pastoral care and where many people do not receive even adequate basic medical care, the delivery of healthcare remains bound up with the struggle for «bare life».[41]

---

38 Reynolds/McKee, Serve the People or Close the Sale?

39 Blumenthal/Hsiao, Privatization and Its Discontents, 1167.

40 Kleinman, Illness Narratives.

41 Agamben, Homo Sacer: Sovereign Power and Bare Life.

3. Between *Heil* and *Heilung*

If understood in terms of a deeply personal existential quest facilitated through a professional relationship between a patient and a religious expert working within an institutional context, one would be forgiven to conclude that spirituality has no place in Chinese healthcare. But this could not be further from the truth when considering Chinese conceptions of healthcare in a broader historical perspective.

For centuries, Chinese social and political life understood individual health as tied to a far larger problematic – the fate of the collective. In Confucian political philosophy, correct (i.e., ritually-sanctioned) conduct produced harmony between self and family, family and society. For followers of China's indigenous religion of Daoism, the attainment of harmony implied not merely a socio-political ideal, but the transcendence of ill health, and ultimately, the limitations of human life itself. Ordinary people were ground-dwelling, fettered by infirmity and ever victims of circumstance; accomplished Daoist adepts attained perfect health and could heal others, ride on clouds and master their destiny. Healing illness was a stepping stone towards the attainment of the *dao*.[42]

In traditional Chinese medicine, too, medicine was closely connected with an expanded order of life – that of the collective. The body of the subject reflected the hierarchy of the imperial bureaucracy; not unlike Michel Foucault's description of state-power before the 18th century, the head of state literally reigned over a body politic made up of political subjects. By extension, the health of the people was inextricably tied up with the fate of the empire and its ruler. Indeed, the healing of illness was expressed in terms of political relationships: the heart was the emperor, the lung a minister, the liver a general,[43] while the network of *qi* (vital force) that criss-cross the traditional Chinese medical body were likened to the «conduits of empire, enabling the free passage of troops, provisions, the thoroughfares of

[42] Penny, Immortality and Transcendence.

[43] See the «Basic Questions» (*su wen*) in the Inner Canon of the Yellow Emperor (*huangdi neijing*).

bureaucratic administration». Vice-versa, obstructions were associated with disorder and illness.[44] This was not a mere metaphor, for an individual's moral quality was expressed in physical health through its effect on the body's *qi*: poor morals created evil *qi* (*xieqi*) and resulted in illness, while correct conduct produced «upright» *qi* (*zhengqi*) and resulted in good health and a long life. When the body was weak, *xie* could «pour in» (*xie zhu*) much like evil forces invaded an empire.[45] To be sure, Han-dynasty medical theories explicitly compared the flow of *qi* (vital force) in the body with the principle of government, and the term *zhi* refers to both healing (*zhiliao*) and governance (*zhengzhi*).[46]

Moreover, in Chinese religious and medical traditions, existential questions were not so much matters of abstract metaphysical speculation, but practical concerns embodied in the medical knowledge with which literati and medical specialists understood health and wellbeing.[47] They were less interested in speculation regarding a transcendental ideal and unchanging order that is often understood to underpin Abrahamic religious cosmologies, but spun threads of relationality woven into the very fabric of bio-socio-political life.[48]As Paul Unschuld has argued, even before the introduction of biomedicine to China, drug-based medical interventions posed a peculiar problem, as they severed the individual from its «body-

---

44 Unschuld, Medicine in China, 99, 100, see Lo/Schroer, Deviant Airs in «Traditional» Chinese Medicine, 47.

45 Lo/Schroer, Deviant Airs in «Traditional» Chinese Medicine, 47, 48.

46 Palmer, Qigong Fever, 10; Winiger, Curing Capitalism, 18, 35, 55, 82.

47 Note that the existence of a «Chinese metaphysics» is subject to considerable debate among comparable philosophers. Yu, Is Chinese Cosmology Metaphysics?; Weber, Why Talk about Chinese Metaphysics? Here, the metaphysical is understood as supersensible, transcendent and unchanging ideal realm. Li/Perkins, Introduction, 10.

48 Here too, this dichotomy should not be absolutized, for Christianity has its own, although much less prevalent, articulation of the body as microcosmos of a larger order of life and a means for religious attainment. Many examples are found in the writings of Hildegard von Bingen, Teilhard de Chardin, or the anonymous, 14th century Franciscan «Stairway to Divine Love» (Ruh, Scala Divini Amoris). Moreover, contemporary Chinese Christianity has hybridised with indigenous Daoist and folk-tradition, emphasising the corporeal experience and the healing of the body. Estimates suggest that between 50–90% of Chinese conversions to Christianity followed experiences of such healing. Gänßbauer, Heilungsverfahren in christlichen Gruppierungen Chinas.

ecological»[49] constitution: «If personal health could be secured by means of drugs», suggested Unschuld, «the link with social health was severed and social order was no longer guaranteed because what better stimulus could be thought of to compel an individual to follow a strict code of moral norms than the reward of personal health!»[50] The disenchanted, compartmentalised and routinised curing of diseases described in the previous section – the wide-spread over-prescription of antibiotic infusions comes to mind – in this sense reflects a peculiarly Cartesian approach to healthcare which privileges pharmacological intervention.

The introduction of this approach began during the Chinese encounter with Western modernity. Whereas in many Western contexts, Christianity long carried the gospel into healthcare, medical missionaries who in the 19th and early 20th centuries introduced biomedicine to China were met with considerable suspicion and resistance. Missionary hospitals were quickly secularised, and Western medical knowledge only gained widespread acceptance after ties with Protestant missionaries were cut.[51] In the Mao-period, the newly-founded «People's Republic» was thrust into the grip of a militantly atheist worldview derived from dialectical materialist political ideology. In Sino-Marxist historiography, religion figured as a remnant of feudal history and thus complicit with China's former weakness, jeopardising the PRC's attempt to become a strong, modern nation-state. Traditional Chinese medicine was reinvented in the image of secular modernity.[52] Christian missionaries were expelled, and any ideas not sanctioned by scientific socialism were decried as «idealism» and their proponents persecuted.

In the PRC, where religion and modernity continue to constitute an inescapable zero-sum game, religious life has become sequestered into state-controlled associations, its presence banished from media and public life. Although the death of Mao was followed by a revival of religious life, the Communist Party has not given up control of religion: the enormous, nation-wide crack-down on Falun Gong in

49 Hsu, Transmission, 78; Hsu, The Biological in the Cultural.

50 Unschuld, Medicine in China, 99.

51 Tian, Relocating Science.

52 Lei/Lei, Neither Donkey Nor Horse.

1999;[53] the decade-long suppression of Tibetan Buddhists; the systematic persecution of millions of Muslims in vast «re-education camps» in the PRC's Western frontier, and the ongoing struggle with the catholic church over the appointment of bishops – to name but a few – are powerful reminders that the Party-state continues to view religion as a threat to its power.

Concurrent with the extreme controls placed on religious life, the Party-state has begun to transform outright hostility into a curious form of political appropriation: in the early 1980s the campaign for the «construction» of «socialist spiritual civilisation» (*shehui zhuyi jingshen wenming*) laid out the ideological framework with which the Party-state in the coming decades would appropriate popular cultural and religious impulses and integrate them into a cultural-nationalist project of participative statecraft. In the four decades since the Opening and -Reform period, *jingshen* has become an exceptionally broad signifier of all things «essentially» Chinese, ranging from traditional medicine to martial arts and political philosophy.[54] Phrases such as «embody the spirit of the Chinese people» (*xianti le zhonghua minzu de jingqishen*) are part and parcel of political language, and in this case retain the moral-physiological connotation of *jing*, *qi* and *shen*. The Communist Party, ironic as it may appear considering its militant atheism, has become increasingly sacralised, turning itself into a bulwark against what is perceived as the profanation of society by the vices wrought by the capitalist reforms. Society, this narrative suggests, is in the midst of a moral crisis, and only the Party, purified of the occasional corrupting influence, remains a transcendent force of Good.[55]

Still, the imposition of secular ideology on public life ought not imply the irrelevance, or cultural incommensurability, of an enlarged conception of health prevalent before China's encounter with Euro-American modernity. Privately, these ideas continue to play an important role in Chinese health-seeking practices. Following the death of Mao, the age-old tradition of «nurturing life» (*yangsheng*) with food, traditional medicine, the practice of *qigong* and *taiji*, the study of

53 Penny, Falun Gong; Ownby, Falun Gong.

54 Winiger, Curing Capitalism; Goossaert and Palmer, Spiritual Civilization and Political Utopianism; Palmer and Winiger, Neo-Socialist Governmentality.

55 Palmer/Winiger, Secularization, Sacralization and Subject Formation in Modern China.

fengshui and the playing of instruments has seen a broad revival. The practice of *qigong* turned into an enormous, nation-wide preoccupation: the Chinese *qigong* «fever» became the largest non-political social movement to have swept the PRC to-date and revolved around the rediscovery and practice of traditional meditation and self-cultivation-practices. It went far beyond the mere healing of illness: though it was rooted in the practicality of healing the body, many groups of *qigong* practitioners expanded their practice into a larger, utopian vision of a renewed Chinese scientific and socio-political modernity.[56]

The *qigong* movement may have run its course, but urban bookstores continue to contain shelves filled with a thriving literature of «self-health» advice, and collective disco dancing, photography, language-learning, the study of religious and medical classics and various popular fads such as walking backwards are omnipresent in practically every town and public square in the PRC.[57] A new, entrepreneurial generation of Chinese medical doctors is moving beyond the dialectical materialism which once figured as the infallible political safeguard of traditional medicine, and is re-enchanting medical practice «outside the establishment» (*tizhiwai*).[58] Again, these individual pursuits do not end with the «absence of disease or infirmity», to cite the famous definition of health coined by the WHO, but often only just begin with the attainment of a relatively healthy state of life seen as a perquisite of a larger collective renewal.[59] The deeply-embedded connection between «physical wholeness» (*Heil*) and «salvation» (*Heilung*) continues to frame the health-seeking practices of ordinary Chinese[60] – albeit not in the institutional contexts of public healthcare where one might look for spiritual care workers.

---

56 Palmer, Qigong Fever; Winiger, Curing Capitalism.

57 Farquhar/Zhang, Ten Thousand Things.

58 Zhan, Cosmic Experiments.

59 Iskra/Winiger/Palmer, Disciplines of Self-Cultivation; Iskra, Strengthening the Nation through Self-Discovery; Farquhar/Zhang, Ten Thousand Things.

60 Stein, Zwischen Heil und Heilung.

4. Discussion

Returning to the puzzling finding introduced at the outset – that Chinese respondents scored much lower on the WHO's survey of «religiosity» than those of any other nationality – a first qualification may be in order. As suggested in the preceding sections, Chinese healthcare, though in some respects it pioneered the paradigm of «horizontal», community-driven medical services, remains a long way from making spiritual care a priority. But the oftentimes shocking state of healthcare and the ongoing assault on religion ought not imply that the WHO's definition of health as «not the mere absence of disease or infirmity» is a lost cause in the PRC.

Discussions in the WHO during the early to mid-1980s described the spiritual dimension of health as something which is «not corporeal, or is not material, and does not belong to the physical world but rather to the world of ideas».[61] To many Chinese, this notion of spirituality appears like an «abstract concept», and possibly related to ghosts. A profound sense of meaning is rather found in the «fulfilment of personal responsibilities», the «integration of mind and spirit» and «harmony with self and nature».[62] The moral life of many Chinese people, especially the post-reform generation of affluent and educated urban dwellers, is changing quickly.[63] But for many Chinese, spirituality, if this term is to be used, remains pragmatic and this-worldly; less about the discovery or construction of an authentic self but interested in harmonious relationships between family members, communities and ultimately the fate of the collective; not confined to monastic, medical or other institutional settings, but a part of daily life, particularly in old age. It is less preoccupied with the search of metaphysical truth and more

61 Resolution and Decision Annexes, 23; cf. Peng-Keller, Die Aufnahme der «Spirituellen Dimension» durch die WHO.

62 Mok/Wong/Wong, The Meaning of Spirituality.

63 Hansen/Svarverud, iChina; Kleinman et al., Deep China.

concerned with a moral course of action. Such a this-worldly and materialist relationship with «something higher and more powerful» diverges from conventional understandings of spirituality as relating to the transcendent and the metaphysical and is only captured with the inclusion of what from a Euro-American vantage point may appear like «personal beliefs». Much of it thus appears lost in the psychometric literature on spiritual and religious wellbeing, which tends towards a conception of spirituality as relating to an otherworldly, divine realm contacted through faith, hope and contact with a religious figure of some kind.[64]

Although this this-worldly and materialist mode of spirituality emerged in traditional Confucian, Daoist and traditional medical contexts, it is still omnipresent in matters of health: privately, it is found in the myriad *yangsheng* beliefs and practices found everywhere in the PRC. Publicly, the connection between the individual and the collective was transposed into contemporary politics of statecraft, as demonstrated by the preoccupation of Republican-era nationalist reformers with hygiene and fitness and the role played by physical training and public health under Mao. This may be understood as a form of this-worldly spirituality expressed through a political soteriology of collective liberation – «ennobling ideas» of the kind which Halfdan Mahler (1923–2016), director of the WHO during the Alma-Ata declaration of 1978, cited as secular examples of the spiritual dimension of health: «All men are born free», «Liberty, equality, fraternity» and indeed, «Workers of the world, unite».[65] The finding that Chinese society is less interested in religious matters, then, ought to be relativized through an appreciation of the culturally-specific relationship with that «something higher and more powerful» which constitutes Chinese spirituality – and the politically fraught conditions of possibility of «religion» in the PRC.

---

64 For an overview of this literature, which as of 2008 had produced over 100 psychometric instruments, see Hall/Meador/Koenig, Measuring Religiousness. For the German context, see Zwingmann/Klein/Höfling, Messung von Religiosität/Spiritualität.

65 Resolution and Decision Annexes, 23.

References

Agamben, Giorgio, Homo Sacer: Sovereign Power and Bare Life. Meridian. Stanford, Calif 1998.

Alexander, Jeffrey, Toward a Theory of Cultural Trauma, in: Toward a Theory of Cultural Trauma, ed. by Eyerman, Ron/Alexander, Jeffrey C./Giesen, Bernard/Smelser, Neil J./Sztompka, Piotr. Berkeley, CA 2004, 1–30.

Babiarz, Kimberly Singer/Eggleston, Karen/Miller, Grant/Zhang, Qiong, An Exploration of China's Mortality Decline under Mao: A Provincial Analysis, 1950–80, in: Population Studies, 69/1 (March 2015), 39–56. https://doi.org/10.1080/00324728.2014.972432.

Blumenthal, David/Hsiao, William, Privatization and Its Discontents – The Evolving Chinese Health Care System, in: New England Journal of Medicine, 353/11 (15 September 2005), 1165–1170. https://doi.org/10.1056/NEJMhpr051133.

Bodendorfer-Langer, Gerhard, Lexikon für Theologie und Kirche, ed. by Kasper, Walter/Baumgartner, Konrad/Bürkle, Horst/Ganzer, Klaus/Kertelege, Karl/Korff, Wilhelm/Walter, Peter. Vol. 4. Freiburg, Basel, Wien 2006.

Brownell, Susan, Training the Body for China: Sports in the Moral Order of the People's Republic. Chicago 1995.

Callahan, William A., National Insecurities: Humiliation, Salvation, and Chinese Nationalism, in: Alternatives: Global, Local, Political, 29/2 (March 2004), 199–218. https://doi.org/10.1177/030437540402900204.

Chan, C. S. C. A, Market of Distrust: Unofficial Payments for Hospital Care in China, 2015. http://hub.hku.hk/handle/10722/218142.

Chan, Kitty, Is Religious and Existential Well-Being Important in Quality of Life in Hong Kong Chinese? in: The Social Science Journal, 55/3 (1 September 2018), 273–83. https://doi.org/10.1016/j.soscij.2018.02.012.

Chan, Kitty/Verplanken, Bas/Skevington, Suzanne, Cross Cultural Application of the WHOQOL-SRPB in the Chinese Community with Diverse Spiritual Affiliations, in: Social Indicators Research, 132/1 (1 May 2017), 291–312. https://doi.org/10.1007/s11205-016-1308-3.

Department of Health and Substance Dependence. ‹WHOQOL Spirituality, Religiousness and Personal Beliefs (SRPB) Field-Test Instrument›. WHO, 2002.

Despeux Jing, Catherine, Qi, Shen; 精 氣 神; Essence, Pneuma (Breath, Energy, Vital Force), Spirit, in: The Encyclopedia of Taoism, edited by Pregadio, Fabrizio. London 2008, 562–565.

Dikötter, Frank, Mao's Great Famine: The History of China's Most Devastating Catastrophe, 1958–1962. New York 2011.

Dirlik, Arif, The Ideological Foundations of the New Life Movement: A Study in Counterrevolution, in: The Journal of Asian Studies, 34/4 (August 1975), 945. https://doi.org/10.2307/2054509.

Duara, Prasenjit, The Discourse of Civilization and Pan-Asianism, in: Journal of World History, 12/1 (2001), 99–130.

Dubuisson, Daniel, The Western Construction of Religion: Myths, Knowledge, and Ideology. Baltimore, Md 2003.

Engler, S./Miller, D./Dubuisson, Daniel, The Western Construction of Religion, in: Religion 6/3, (2006), 119–178.

Fang, Xiaoping, Barefoot Doctors and Western Medicine in China. Rochester, NY 2015.

Farmer, Paul/Kleinman, Arthur/Kim, Jim/Basilico, Matthew, Reimagining Global Health: An Introduction. Berkeley, California 2013.

Farquhar, Judith/Qicheng, Zhang, Ten Thousand Things: Nurturing Life in Contemporary Beijing. New York 2012.

Fu, Longwen/Shun-Ching Chan, Cheris, The Hippocratic Dilemmas. Guanxi and Professional Work in Hospital Care in China, in: China Perspectives, 2016/4 (1 December 2016), 19–27.

Fuller, Robert C., Spiritual, but not Religious: Understanding Unchurched America. Oxford 2001.

Gänßbauer, Monika, Heilungsverfahren in christlichen Gruppierungen Chinas und deren Nähe zu volksreligiösen Praktiken, in: Präsenz und Implizites Wissen – Zur Interdependenz zweier Schlüsselbegriffe der Kultur- und Sozialwissenschaften, ed. by Ernst, Christoph/Paul, Heike. Bielefeld 2013, 405–419.

Gao, Rui, Revolutionary Trauma and Representation of the War: The Case of China in Mao's Era, in: Narrating Trauma: On the Impact of Collective Suffering, ed. by Eyerman, Roland/Alexander, Jeffrey C./Butler Breese, Elizabeth. 1 edition., Boulder, CO 2011, 53–77.

Girardot, N. J., «Finding the Way»: James Legge and the Victorian Invention of Taoism, in: Religion, 29/2 (1 April 1999), 107–21. https://doi.org/10.1006/reli.1999.0187.

Goossaert, Vincent/Palmer, David A., Spiritual Civilization and Political Utopianism, in: The Religious Question in Modern China. Chicago, London 2011, 167–198.

Gries, Peter Hays, Narratives to Live By – The Century of Humiliation and Chinese National Identity Today, in: China's Transformations: The Stories Beyond the Headlines, ed. by Jensen, Lionel M./Weston, Timothy B. Lanham, Maryland 2007, 112–128.

Gross, Miriam, Farewell to the God of Plague: Chairman Mao's Campaign to Deworm China. Oakland, CA 2016.

Hall, Daniel E./Meador, Keith G./Koenig, Harold G., Measuring Religiousness in Health Research: Review and Critique, in: Journal of Religion and Health, 47/2 (June 2008), 134–163. https://doi.org/10.1007/s10943-008-9165-2.

Hammer, Olav, Claiming Knowledge, Strategies of Epistemology from Theosophy to the New Age. Leiden, Boston 2004.

Halskov Hansen, Mette/Svarverud, Rune (Eds.), iChina: The Rise of the Individual in Modern Chinese Society (NIAS Studies in Asian Topics 45). Copenhagen 2010.

Hsu, Elisabeth, The Biological in the Cultural: The Five Agents and the Body Ecologic in Chinese Medicine, in: Holistic Anthropology: Emergence and Convergence, ed. by Parkin, David J./Ulijaszek, Stanley J. (Methodology and History in Anthropology 16). New York 2007, 91–127.

Hsu, Elisabeth, The Transmission of Chinese Medicine. Cambridge, U.K., New York 1999.

Iskra, Anna, Strengthening the Nation through Self-Discovery. The Body-Heart-Soul Movement in the PRC (Doctoral dissertation, The University of Hong Kong, forthcoming).

Iskra, Anna/Winiger, Fabian/Palmer, David A., Remaking the Self: Spirituality, Civilization, the Chinese Quest to «Live Well» in the Reform-Era, in: Religion in China, ed. by Feuchtwang, Stefan (Edward Elgar Publishing Ltd, forthcoming).

Jullien, François, The Propensity of Things: Toward a History of Efficacy in China. New York, Cambridge, Mass. 1995.

Kleinman, Arthur, The Illness Narratives: Suffering, Healing, and the Human Condition. New York 1988.

Kleinman, Arthur/Yan, Yunxiang/Jun, Jing/Lee, Dr Sing/Zhang, Everett/Tianshu, Pan/Fei, Wu/Guo, Jinhua, Deep China: The Moral Life of the Person. First Edition. Berkeley, CA 2011.

Kripal, Jeffrey J., Esalen. America and the Religion of No Religion. Chicago, IL 2007.

Kwan, Simon Shui-Man, Negotiating the Meaning of Spirituality in Holistic Health Care from a Chinese Perspective, in: Practical Theology, 11/1 (January 2018), 17–28. https://doi.org/10.1080/1756073X.2017.1413227.

Larson, Wendy, From Ah Q to Lei Feng: Freud and Revolutionary Spirit in 20th Century China. Stanford, CA 2008.

Lee, Mo Yee/Ng, Siu-man/Pui Yu Leung, Pamela/Lai Wan Chan, Ciclia, Integrative Body-Mind-Spirit Social Work: An Empirically Based Approach to Assessment and Treatment. Oxford 2009.

Lei, Sean Hsiang-lin/Lei, Xianglin, Neither Donkey Nor Horse: Medicine in the Struggle Over China's Modernity. Chicago 2014.

Li, Chenyang/Perkins, Franklin (Eds.), Introduction, in: Chinese Metaphysics and Its Problems, Cambridge 2015, 1–15. https://doi.org/10.1017/CBO9781316145180.001.

Liu, Lydia H., Translingual Practice: The Discourse of Individualism between China and the West, in: Positions, 1/1 (1993), 160–193.

Lo, Vivienne/Schroer, Sylvia, Deviant Airs in «Traditional» Chinese Medicine, in: Asian Medicine and Globalization, ed. by Alter, Joseph (Encounters with Asia). Philadelphia, Pennsylvania, 2011, 45–66.

Mok, Esther/Wong, Frances/Wong, Daniel, The Meaning of Spirituality and Spiritual Care among the Hong Kong Chinese Terminally Ill, in: Journal of Advanced Nursing, 66/2 (1 February 2010), 360–370. https://doi.org/10.1111/j.1365-2648.2009.05193.x.

Morris, Andrew D., Marrow of the Nation: A History of Sport and Physical Culture in Republican China. Berkeley, CA 2004.

Ownby, David, Falun Gong and the Future of China. Oxford, New York 2008.

Palmer, David A., Qigong Fever, Body, Science, and Utopia in China. New York, NY 2007.

Palmer, David A./Winiger, Fabian, Secularization, Sacralization and Subject Formation in Modern China, in: The Secular in South, East, and Southeast Asia. Basingstoke 2019, 83–105. https://doi.org/10.1007/978-3-319-89369-3_5.

Peng-Keller, Simon, Die Aufnahme der «Spirituellen Dimension» durch die WHO. Rekonstruktion der Diskussion in der 36. und 37. Weltgesundheitsversammlung, forthcoming.

Peng-Keller, Simon, Genealogies of «Spirituality – An Historical Analysis of a Travelling Term», forthcoming.

Penny, Benjamin, Immortality and Transcendence, in: Daoism Handbook, ed. by Kohn, L. Leiden, Boston, Köln 2000, 109–133.

Penny, Benjamin, The Religion of Falun Gong. Chicago, London 2012.

Resolution and Decision Annexes. Executive Board Seventy-Third Session. Geneva: World Health Organization, 11 January 1984.

Reynolds, Lucy/McKee, Martin, Serve the People or Close the Sale? Profit-Driven Overuse of Injections and Infusions in China's Market-Based Healthcare System, in: The International Journal of Health Planning and Management, 26/4 (October 2011), 449–470. https://doi.org/10.1002/hpm.1112.

Ruh, Kurt, Scala Divini Amoris – Ein mystischer Trakt in provenzalischer Sprache, ed. by Werner Besch, Werner/Steinecke, Hartmut, in: Zeitschrift für Deutsche Philologie, 113 (1994), 3–30.

Social Change and Mental Health Cluster, WHOQOL and Spirituality, Religiousness and Personal Beliefs (SRPB) [WHO/MSAIMHP/98.2], World Health Organization, 1998.

Stein, Stephan, Zwischen Heil und Heilung: Zur frühen Tradition des Yangsheng in China. Uelzen 1998.

Tian, Xiaoli, Relocating Science: Medical Missions and Western Medicine in Nineteenth-Century China. Chicago 2011.

Tucker, Joseph D./Wong, Bonnie/Nie, Jing-Bao/Kleinman, Arthur, Rebuilding Patient-Physician Trust in China, in: The Lancet, 388/10046 (20 August 2016), 755. https://doi.org/10.1016/S0140-6736(16)31362-9.

Tzeng, Huey-Ming/Yin, Chang-Yi, Demands for Religious Care in the Taiwanese Health System, in: Nursing Ethics, 13/2 (2006), 163–179.

Unschuld, Paul U., Medicine in China: A History of Ideas. Berkeley, CA 1985.

Unschuld, Paul U., The Fall and Rise of China: Healing the Trauma of History. London 2013.

Van der Veer, Peter, The Modern Spirit of Asia: The Spiritual and the Secular in China and India. Princeton, NJ 2014.

Weber, Ralph, Why Talk about Chinese Metaphysics?, in: Frontiers of Philosophy in China, 8/1 (2013), 99–119. https://doi.org/info:doi/10.5167/uzh-87222.

WHOQOL SRPB Group, A Cross-Cultural Study of Spirituality, Religion, and Personal Beliefs as Components of Quality of Life, in: Social Science & Medicine, 62/6 (1 March 2006), 1486–1497. https://doi.org/10.1016/j.socscimed.2005.08.001.

Wielander, Gerda, Christianity and Positive Psychology – Are «Western» Spiritual Practices Conquering the Chinese Spirit?, in: Eastspirit: Transnational Spirituality and Religious Circulation in East and West, edited by Borup, Jørn/Qvortrup Fibiger, Marianne. Leiden, Boston 2017, 172–191.

Winiger, Fabian, Curing Capitalism: «Zhineng Qigong» and the Globalisation of Chinese Socialist Spiritual Civilisation (Doctoral dissertation). Hong Kong 2018.

Winiger, Fabian/Palmer, David A., The End of «Post-Socialist» China: Spiritual Civilization, Neo-Socialist Governmentality and the China Dream, forthcoming.

Yu, Jiyuan, Is Chinese Cosmology Metaphysics? – A Greek-Chinese Comparative Study, in: Journal of East-West Thought, 1/1 (n.d.), 137–150.

Zhan, Mei, Cosmic Experiments: Remaking Materialism and Daoist Ethics? Outside of the Establishment?, in: Medical Anthropology, 35/3 (3 May 2016), 247–262. https://doi.org/10.1080/01459740.2016.1142543.

Zimmer, Zachary/Jagger, Carol/Chiu, Chi-Tsun/Ofstedal, Mary Beth/Rojo, Florencia/Saito, Yasuhiko, Spirituality, Religiosity, Aging and Health in Global Perspective: A Review, in: SSM – Population Health 2 (1 December 2016), 373–381. https://doi.org/10.1016/j.ssmph.2016.04.009.

Zwingmann, Christian/Klein, Constantin/Höfling, Volkmar, Messung von Religiosität/Spiritualität im Rahmen der Gesundheitsforschung. Ein Überblick über Deutschsprachige Fragebogenskalen, in: Gesundheit – Religion – Spiritualität. Konzepte, Befunde und Erklärungsansätze, ed. by Klein, Constantin/Berth, Hendrik/Balck, Friedrich. Weinheim, München 2011, 65–92.

Abstract

If the Chinese political regime and many of its critics are to be believed, religion plays almost no role in the People's Republic. Standardised surveys, such as the WHO's measure of spirituality, religiousness and personal beliefs, seem to confirm this. Moreover, public healthcare appears to be in a state of near-constant crisis. What, then, is the relevance of spiritual care to Chinese healthcare? This chapter argues that a spiritual orientation to health is not absent in the PRC; to the contrary, it plays a central role in Chinese society. Understood as a connection with «something higher and more powerful» than the self, this mode of spirituality is reflected in the relationship between the self and the collective, and throughout the 20th century been expressed in the political movements of the Republican-period and the Mao-era, and after Mao, in the re-enchantment of the Party-state through a populist brand of cultural nationalism. This spirituality, then, does not fit into the mould of the tradition of pastoral care that informs much of Euro-American spiritual care practice: it is less transcendental than immanent; it is concerned less with metaphysical truth and self-discovery than with moral action vis-à-vis the family and the collective and, critically, it is not found in institutions, where one might look for professional spiritual care practitioners, but is embodied by ordinary Chinese in the mundane course of daily life.

Keywords

WHO-SRPB, quality of life, spirituality, religion, health, spiritual care, nationalism, China, People's Republic of.

Zusammenfassung

Wenn man dem chinesischen politischen Regime und vielen seiner Kritikern Glauben schenken möchte, spielt die Religion in der Volksrepublik kaum eine Rolle. Standardisierte Umfragen, wie das WHO-Instrument zur Messung von Spiritualität, Religiosität und persönlichen Glauben, scheinen dies zu bestätigen. Überdies scheint das öffentliche Gesundheitssystem in einem Zustand der nahezu dauerhaften Krise zu sein. Welche Rolle könnte nun die Spitalseelsorge im Kontext der Gesundheitsversorgung in der Volksrepublik spielen? Dieser Beitrag legt dar, dass eine spirituelle Einstellung zur Gesundheit in der VR China keineswegs fehlt; im Gegenteil, eine solche spielt eine zentrale Rolle in der chinesischen Gesellschaft. Verstanden als eine Beziehung mit etwas «viel Grösserem» als sich selbst, spiegelt sich dieser Modus von Spiritualität im Verhältnis zwischen dem Selbst und der Gemeinschaft. Er hat sich während des 20. Jahrhunderts ausgedrückt in politischen Bewegungen der Republikanischen Periode und der Ära Mao, und nach Mao in der Wiederverzauberung des Parteistaates durch einen populistischen Kulturnationalismus. Eine solche Spiritualität passt also schlecht in die Gussform der seelsorgerischen Tradition Euro-Amerikanischer Provenienz. Sie ist weniger transzendent als immanent; sie interessiert sich nicht so sehr für metaphysische Wahrheit und Selbstfindung als für moralisches Handeln gegenüber der Familie sowie den Kollektiven und, dies ist entscheidend, wird nicht in Institutionen gefunden, wo man nach professionellen Spitalseelsorgern suchen würde, sondern wird im täglichen Leben von gewöhnlichen Chinesen verleiblicht.

Schlüsselwörter

WHO-SRPB, Lebensqualität, Spiritualität, Religion, Gesundheit, Spiritual Care, Nationalismus, Volksrepublik China.

Fabian Winiger, graduated with a PhD in Medical Anthropology from the University of Hong Kong. His doctorate focused on the convergence of political and religious utopianisms in China during the first twenty years of the Opening and Reform-period. His research interests include processes secularisation and institutional (re-)enchantment and the anthropology and contemporary history of «spirituality» and alternative medical beliefs. He is currently a postdoctoral fellow at the University of Zürich.

FSC
www.fsc.org
MIX
Papier | Fördert gute Waldnutzung
FSC® C083411

Zeitfracht Medien GmbH
Ferdinand-Jühlke-Straße 7
99095 Erfurt, Deutschland
produktsicherheit@kolibri360.de